CAMÕES

COMEMORAÇÃO DO CENTENÁRIO
DE «OS LUSÍADAS»

JOSE FILGUEIRA VALVERDE

Catedrático de Literatura
Director do Museu de Pontevedra

CAMÕES
COMEMORAÇÃO DO CENTENÁRIO DE «OS LUSÍADAS»

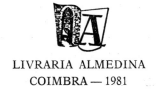

LIVRARIA ALMEDINA
COIMBRA — 1981

Título original: «Camoens — Conmemoracion del Centenario de "Os Lusiadas"»

© José Filgueira Valverde
Editora Nacional. Madrid (España) — 1975

Tradução de
ALBINA DE AZEVEDO MAIA

Direitos reservados para todos os países de língua portuguesa pela
LIVRARIA ALMEDINA — COIMBRA — Portugal

Toda a reprodução desta obra, seja por fotocópia ou outro qualquer processo, sem prévia autorização escrita do Editor, é ilícita e passível de procedimento judicial contra o infractor.

Camões parece hoje ausente das letras espanholas: quase não se traduz, pouco se lê, cada vez é menos citado. Para os leitores espanhóis, Shakespeare ou Goethe são mais familiares e, a seu lado, Camões é por eles classificado de estrangeiro. E, no entanto, Camões não é um escritor estranho às letras espanholas: é nada menos que um clássico espanhol. Se alguma tese se defende na minha obra, é esta: que ele é igualmente motivo de glória para ambos os povos peninsulares, cujo sangue traz nas veias e em cujas línguas exerceu a sua arte. Mas nem a ascendência galega, nem o bilinguismo, nem sequer o ter-se ele próprio definido como «hespanhol»... seriam suficientes para classificá-lo entre os nossos clássicos. A razão é muito mais profunda. Camões constitui um elo na áurea cadeia da lírica peninsular, cujo estudo não é possível fragmentar e, sobretudo, é ele quem leva a épica ao seu apogeu. *Os Lusíadas*, como afirmou Ramiro de MAEZTU, são a nossa epopeia, e «neles se encontra a expressão conjunta do génio hispânico no seu momento de esplendor... Onde acabam os *Lusíadas* começa o *D. Quixote*»[1]. Estas frases, que servem de acorde inicial ao mais sólido dos livros portugueses contemporâneos sobre a obra de Camões, têm que ser também o lema do nosso. Porque Camões, que fixa a língua portuguesa e «recria» toda uma consciência colectiva na crise mais grave da vida nacional da sua Pátria, que canta a sua personalidade e exalta o seu antagonismo político e a sua independência, poderia gritar, com melhores títulos que ne-

---

2 MAEZTU, *Don Quixote, Don Juan y la Celestina,* 1926.

nhum outro, à semelhança de certa personagem de Juan de GRAJALES [2]: — Sou português espanhol!

Pelo seu valor de símbolo de uma superior unidade espiritual, pela sua qualidade cimeira, porque na sua obra confluem as mais profundas e vivificantes correntes da poesia do Ocidente e porque nele bebem novos veios, por dominar uma encruzilhada de povos, de línguas, de tempos e de ideias, Camões merece ocupar na história das nossas letras e na estima dos nossos leitores um lugar imediato ao de Cervantes.

Foi para resgatá-lo do ficheiro morto da Literatura Universal, e trazê-lo ao doce convívio das nossas letras que se escreveu este livro, mero guia para novos leitores de Camões. Ninguém espere encontrar revelações ou novidades nestas páginas. Não é obra de investigação directa nem tem, como hoje se diz, a preocupação de ser exaustiva. Se conseguir atingir os seus fins, apesar de ser tão pouco significativa e de tão curto fôlego, terá feito algo de grande em benefício dos seus leitores. O autor espera ser retribuído com a sua indulgência.

J. F. V.

---

2 GRAJALES, *El Bastardo de Ceuta*, III BR. XLIII, p. 430

Capítulo I

PORTUGAL, c. 1524-1579

A vida de Luís de Camões, o poeta que ergue a língua portuguesa ao seu ponto mais alto, coincide com o «planalto» formado pelo reinado de D. João III e pelo prolongamento do seu império na menoridade e no breve reinado do seu destemido e visionário neto, D. Sebastião. Toda a obra do poeta reflecte a experiência de uma assombrosa herança, não só literária e artística, mas também, e sobretudo, histórica. Do mesmo modo, aqueles dois reinados beneficiaram do usufruto de tudo quanto, desde a morte de D. Afonso V, Portugal tinha possuído: uma consciência nacional, uma visão do mundo, vastos e longínquos domínios, toda uma cultura... Porque ao povo português tinha sido dado realizar feitos que são «uma das maravilhas da História», na «dramática transição da Idade Média para os tempos modernos, e do limitado campo de acção do Mediterrâneo para uma visão que abraçava todo o globo» (BOWRA). Camões é uma figura inseparável da circunstância em que aparece inserido. São frequentes os casos de artistas que se situam à margem da vivência colectiva, que chegam até a criar uma vivência própria pretendendo subtrair-se ao curso dos factos, que, se os envolvem, é bem a seu pesar. O cantor de *Os Lusíadas*, pelo contrário, vimo-lo sempre como que arrastado pela vida de Portugal: na corte, na campanha de África, na navegação, na

9

Índia... Uma das mais fortes individualidades das letras europeias do Renascimento apresenta-se-nos, assim, como representação da ideia romântica do artista que incarna o espírito do seu povo. Mas erram os que o vêem como um condutor, inflamando com as suas estrofes o inexperiente fervor do jovem rei, para levá-lo ao desastroso sonho africano que, em 1578, cortou verticalmente o curso da história portuguesa; não se apercebeu que o poeta compartilhava e incarnava nas suas exortações uma heróica hiperestesia nacional.

Porque se viu em Camões um símbolo da nação e da época é que se teceram à volta da sua figura, e com os precários dados que restam da sua vida, densas fantasias: o universitário, o soldado, o exilado, os «amores reais» e os «baixos amores», a ingratidão... Tudo isso é, afinal, «compadecimento» que atribui ao poeta situações e sentimentos colectivos. Nada mais doloroso, na verdade, do que vê-lo morrer quando se desmorona o Portugal manuelino. Mas ele próprio se enganou se afirmou que, não contente com morrer na Pátria, morria com ela. Porque Portugal já não podia morrer. Ele tinha imortalizado, na língua de D. Dinis e de D. Duarte, a «mundividência» do Príncipe Perfeito, o Império do Venturoso...

Qual era a herança histórica que a geração do Camões tinha colhido? Qual o perfil do seu tempo?

A Idade de Ouro do Reino tinha-se iniciado na segunda década do século anterior. Quando, em 1411, D. João I de Portugal faz tratado de paz e aliança com D. João II de Castela, encerra-se a etapa de lutas pela independência e fica livre o caminho para uma projecção do génio nacional fora de fronteiras; começa então o que se chamou «a formação orgânica da expressão portuguesa»[1]. É à dinastia de Avis que cabe realizá-la, como à alfonsina tinha correspondido a tarefa de dar à nação uma base geográfica continental e de assegurar-lhe uma vida livre. Poucos países terão beneficiado de uma tão contínua série de chefes que juntem a dedicação

---

[1] JOÃO DE CASTRO OSÓRIO, *Inclita Geração*, Lisboa, 1945.

intelectual e a capacidade de acção. O saber e a eficiência. Já em D. Dinis (1261-1325) se dera essa felicíssima união, como se pudessem fundir-se, numa só alma, o espírito do seu avô D. Afonso X e o de seu pai, o Bolonhês. Agora, D. Filipa de Lencastre vai trazer ao mosaico racial que D. João I representa (Borgonha, Castela, Itália, Catalunha, Leão, Aragão...) um elemento novo: o do seu sangue inglês. Deste tronco surgirá a «Inclita Geração», a dos «Altos Príncipes» [2] e, ao mesmo tempo, uma promoção de valores excepcionais chegará à vida pública.

O grande historiador deste momento, Fernão Lopes, regista a presença daquilo que ele (em texto importante e não citado na história das gerações) denomina «nova geração de gentes». Assim permanece, completa e perfeita, dentro do humanamente possível, a comunidade de chefes e vassalos que há-de actuar na «Era das Descobertas...» [3]. Na primeira linha, para o combate, o saber e o «serviço de Deus», os Infantes, educados num lar espelho de virtudes: D. Duarte, futuro rei (entre 1433 e 1438), autor do *Leal Conselheiro*; D. Pedro, destemido viajante, autor da *Virtuosa Benfeytoria*; D. Henrique, o Navegador, o D. Fernando, o Príncipe Constante de Cálderon, que se imola para que o reino não perca as suas primeiras conquistas africanas. A seu lado, entre os nobres e os novos «Juízes de Povo», aqueles «legistas» que João das Regras personificou, em busca do rumo e da norma para os novos destinos do Estado.

A gesta portuguesa começa com a tomada de Ceuta (1415), mediante uma campanha decidida após madura deliberação, em que o Rei sopesa «honra» e «siso». Portugal domina então o Estreito e pode explorar as costas africanas. Preparam-se as navegações com científica minuciosidade; não é, de modo nenhum, uma aventura improvisada. No sé-

---

2 O «topos», «inclita geração» foi glosado em *Os filhos de Dom João I*, por Oliveira MARTINS.

3 Consideram-se precursoras das navegações do século XV as expedições às Canárias organizadas por D. Afonso IV em 1336 e 1341. Ver os estudos de Henrique Quirino da FONSECA *A Caravela Portuguesa* e *Prioridade Técnica das Navegações Henriquinas*; Fontoura da COSTA, *A Marinha dos Descobrimentos* e BENSAÚDE, *Histoire de la Science Nautique Portugaise*.

11

culo XVI, o matemático Pedro NUNES (que deu o nome ao «nónio») fazia notar que a empresa dos portugueses nos mares tinha sido realizada por gente destra, bem provida de instrumentos e sobre «cartas muito particularmente rumadas». O *Regimento do Astrolábio* da Biblioteca de Munique é o mais antigo manual de náutica conhecido: os portugueses devem figurar, portanto, entre os iniciadores da navegação astronómica[4]. A escola de Sagres, fundada pelo Infante D. Henrique («Talant de bien faire» é o seu lema e ele um perfeito humanista), leva a cabo esta preparação. Nessa gigantesca empresa, chamando a si homens entendidos em navegação e Cosmografia, com dispêndio das grossas rendas da Ordem de Cristo, de que era Mestre, vencendo os medos e preconceitos que obsessionavam as mentes dos navegadores, empenhou D. Henrique a força do seu génio e da sua perseverança, afirmou LOPES DE MENDONÇA[5].

Enquanto outros povos europeus se consumiam em lutas estéreis, Portugal ia formando o seu império, expedição após expedição, com tenacidade sobre-humana: Porto Santo (1418), Madeira (1420), a frustrada conquista das Canárias (1424), Açores (1432)... preparam a passagem do temível Bojador; em 1433 chegam a Sagres as «rosas de Santa Maria» colhidas para além do promontório coberto de lendas tenebrosas. Logo a seguir, Rio do Ouro, Guiné, Cabo Verde, S. Miguel, Serra Leoa, Porto Príncipe, o Congo... Mas Por-

---

4 Ver Pereira da SILVA, «A Arte de Navegar dos Portugueses», in *História da Colonização Portuguesa do Brasil*, 1921; Pedro José CUNHA, *A Astronomia, a Náutica e as Ciências afins*, Lisboa, Imprensa Nacional, 1929; Armando CORTESÃO, *Cartografia e Cartógrafos Portugueses dos Séculos XV e XVI*, Lisboa, 1935; «L'astronomie nautique au Portugal pendant les Découverts», in *Revue d'Histoire Moderne*, 1939; e as monografias de BARBOSA.

5 Quanto ao que viria a ser a cultura de Portugal no século XVI, pode dar uma ideia a presença das Ciências Exactas e da Natureza na vida universitária: em 1513 foi fundada em Lisboa a primeira cátedra de Astronomia, transferida depois para Coimbra. Quanto à matéria estudada informa-nos o *Proemal do Curso de Sciencias Mathematicas*, do P. Francisco da COSTA (MS. na Biblioteca Conimbricense) que abrange desde a teoria dos planetas e das esferas até à arte de navegar, passando pela Música. Portugal encarava a Ciência numa orientação prática e legava à Humanidade «um enorme acervo de factos observados no mundo moderno e na vida de sempre» (Hernâni CIDADE, *Luís de Camões*, I, p. 12).

tugal vê em África apenas um caminho para as Índias prometidas [6].

A dinastia, após o trágico reinado de D. Afonso V, vai culminar em D. João II, o «Príncipe Perfeito» (1481-1495), que trabalha «pela Lei e pela Grei», um dos mais justos lemas que um governante possa escolher. Dele dizia Rui de PINA que, «enquanto o corpo havituaba o Reino por bem o gobernar, o espírito andava sempre por fora com vountade de o aumentar». Conseguiu-o após reflectido esforço. É a ele que cabe a glória de ter sabido dar o arranque decisivo na obra de desvendar o caminho do Oriente.

Em 1486 chegam à metrópole as primeiras notícias da Etiópia e duas expedições se organizam para lá chegar: uma, mediterrânica, de aspecto meramente comercial, e outra, africana. Pero da Covilhã chega à Índia na primeira, para ficar para sempre na Abissínia; Bartolomeu Dias dobra o cabo das Tormentas, e D. João II muda então o seu nome para cabo da Boa Esperança: o caminho para as Índias estava aberto.

Frustrada a unidade peninsular que, sob o ceptro do malogrado Infante D. Afonso (casado com a Infanta D. Isabel de Castela) sonharam, com D. João II, os Reis Católicos; descoberta a América, para a Espanha, em navegação para Ocidente, que já os portugueses, em segredo, haviam iniciado muito antes, era forçoso que os dois reinos repartissem entre si o mundo das possíveis descobertas e das conquistas: é essa partilha que o Tratado de Tordesilhas, assinado em 1494, representa, e que D. Manuel, o Venturoso (1495-1521), que casou sucessivamente com três princesas espanholas, já

---

6 Entre a vastíssima bibliografia das navegações portuguesas, além dos historiadores portugueses das Índias Orientais (Barros, Castanheda, Correia, Mendes Pinto...), podem ver-se: Gomes da COSTA, *Descobrimentos e Conquistas;* F. M. da Costa LOBO, *Portugal, a Acção Marítima dos Portugueses,* Imprensa Nacional, 1929; Henrique Quirino da FONSECA, *Os Portugueses no Mar* e *História da Expansão Portuguesa no Mundo;* Castro OSÓRIO, *O Além-Mar na Literatura Portuguesa;* e as monografias de Gago COUTINHO e outros autores que citamos na bibliografia do capítulo X. Sobre o significado das «Descobertas» na História Universal, J. CORTESÃO, *L'Expansion des Portugais dans l'Histoire de la Civilisation;* e Hernâni CIDADE, «A contribuição portuguesa para a mundividência de Quinhentos, in *Revista da Faculdade de Letras,* Lisboa, XVII, 1-3, 1951.

13

vai aplicar. Sua filha foi a Imperatriz Isabel, mulher de Carlos V, irmã de D. João III de Portugal [7].

Ao Venturoso cabe a glória de organizar a expedição que entrega à Europa a soberania do Oriente. Foi seu capitão Vasco da Gama, que utilizou os instrumentos náuticos do catedrático de Salamanca Abraão Zacut e cartas preparadas por Diego Ortiz de Villegas, Bispo de Tânger. Partiu em 8 de Julho de 1497; pelo Natal, passado o extremo limite das navegações de Bartolomeu Dias, chegava à Costa do «Natal»; e a 2 de Março chegava a alturas de Moçambique, daí seguindo para Mombaça e Melinde... e a 18 de Maio estava em frente de Calcutá. Pela primeira vez, chega-se à Índia por mar partindo da Europa [8].

Em 1500 sai a armada de Pedro Álvares Cabral; um dos seus barcos aporta ao Brasil, talvez já anteriormente descoberto, segundo THORKE [9]. Assim, Portugal terá também um domínio no Extremo Ocidente. Mais ainda, em navegação para o Norte, Corte Real há-de descobrir a Terra Nova. Novas expedições hão-de consolidar a posse do Índico perante árabes, turcos e venezianos. Estão nas mãos de Portugal, como chaves do Extremo Oriente: Moçambique, em frente de Madagáscar, na costa oriental da África do Sul; Ormuz, na entrada do Golfo Pérsico; Goa, na foz do Malabar, e Malaca, no Estreito, em frente de Sumatra. Estas bases permitem uma irradiação militar e diplomática, mas também comercial e religiosa. Mérito inegualável dos portugueses foi o terem assim conseguido penetrar na clausura das nações herméticas do Extremo Oriente, abrindo os seus portos às relações com o mundo cristão [10].

---

7 J. BENSAÚDE, «O Tratado de Tordesilhas», in *Anais*, Academia Portuguesa de História, II série, vol. I.

8 Para se fazer uma ideia do que representaram as navegações portuguesas, basta recordar que, de início, a perigosa viagem a Calcutá, partindo da metrópole, levava mais de um ano.

9 C. V. Gago COUTINHO, «Primeiras travessias atlânticas», in *Anais*, Academia Portuguesa de História, II série, vol. II.

10 Ver, por exemplo, SCHURHAMMER, «Descobrimento do Japão pelos portugueses no ano de 1543», in *Anais*, Academia Portuguesa de História, II série, volume I.

14

Os dois primeiros vice-reis representam duas tendências distintas, que são como duas fases sucessivas da técnica imperial. D. Francisco de Almeida, o vencedor de Diu, homem do mar, é o criador da rede de feitorias defendidas daquela praça. Afonso de Albuquerque, o «Terrível», conquistador de Ormuz, tende a criar uma metrópole ultramarina (Goa) e realiza uma verdadeira política de colonização. Afirmou-se, com razão, que, «quando Albuquerque morre, em 1515, deixa lançados os alicerces da soberania europeia no Oriente; a sua acção tem uma importância especial na história do Mundo, porque os portugueses, depois de vencerem aquele receio dos mares desconhecidos que mantinha a Europa separada da Ásia, estabeleceram um modelo que os seus sucessores mais ou menos imitaram...».

No entanto, os homens novos das navegações, como que moldados pelo cunho conimbricense, olham-se ao espelho da Antiguidade: Afonso de Albuquerque é forte, hábil e cruel como um pretor. João de Castro cultiva simultaneamente, como Séneca, a sobriedade estóica e o luxo romano; para encontrarmos uma morte austera como a sua, será necessário sairmos do padrão dos políticos do Renascimento, mas a sua «apoteose», com louros e escravos, gémea dos «triunfos» de Afonso V e de Carlos I, revela leituras clássicas. Os rostos das gentes deste Portugal cheio de vida e de aventura são os que Nuno Gonçalves plasmou no chamado «Retábulo de S. Vicente» [11], cheio de tensão, denso, robusto, espelho de toda uma concepção de vida e vigorosa lição de verdade para a arte ocidental.

Enquanto a política e a guerra acontecem ao ritmo da história antiga e os heróis moldam o seu perfil nos clássicos, um fenómeno novo agita a estrutura social: o comércio ultramarino. Agita-a e abala-a:

---

[11] Além da vastíssima bibliografia sobre a obra de NUNO GONÇALVES, podem ver-se, sobre o aspecto concreto do seu significado espiritual, os estudos de FIGUEIREDO, Lopes VIEIRA, SANCHEZ, CANTÓN, JIRMOUNSKY, Reynaldo dos SANTOS, J. COUTO, REIS SANTOS, KAFTAL e SARAIVA.

De India se nos pegou
tratar e mercadoria
Dantes não se costumou;
por baixeza se havia,
em alteza se tornou.

Assim se lê na *Miscelania* de Resende.

O sumptuoso Oriente das lendas, fragrante de raros perfumes e deslumbrante de sedas e pedrarias, chegava por mar e subia o estuário do Tejo, e entrava na Europa, por uma Lisboa trepidante, aonde afluíam todas as indústrias e as artes da Cristandade para invadir o Oriente.

Oliveira MARTINS evoca assim o tráfego mercantil da Lisboa manuelina:

«O comércio traduzia um sério movimento da inteligência. Calculava-se que os livreiros vendiam para cima de mil cruzadas por ano; e o valor do papel recebido de França, de Veneza e de outros lugares, não importava em menos. De toda a Europa acudiam a Lisboa os produtos das suas várias indústrias (...). Todos os géneros da Europa e os produtos do reino, o vinho, o azeite, os panos, vinham a Lisboa, para embarcarem para o Oriente» [12].

A Corte do Rei Venturoso foi a Sevilha das Índias Orientais, mas mais sumptuosa e mais dada ao exotismo e às novidades do que a porta do comércio americano. O contacto com o fausto dos povos do Índico deu aos portugueses um insaciável amor pela teatralidade e pela exibição da riqueza. O cortejo real era semelhante ao de um rajá: D. Manuel atravessava Lisboa precedido de um rinoceronte, cinco elefantes e um cavalo da Pérsia, e seguido pelas bandas de timbales e clarins. A embaixada ao papa Leão X, presidida por Tristão da Cunha, em 1514, foi um espectáculo único na vida do Ocidente. Ao lermos a sua descrição na *Chronica do Felicíssimo Rei dom Emanuel* de Damião de Góis, penetramos num aspecto novo do renascimento orientalista: temos de imaginar, percorrendo as ruas de Roma, em singular e

---

12 Oliveira MARTINS, *História de Portugal*, Lisboa, 1886, vol. II, pp. 23-24.

inigualável cortejo, centenas de cavalos ajaezados de brocado e metais preciosos, cavaleiros e pajens com faustoso aparato (plumas, ouro, pérolas, diamantes, damasquinados...); um elefante conduzido por um «naire» da Índia, carregava em torre o pontifical que o Rei oferecia ao Papa; seguia-o um caçador de Ormuz que levava à garupa uma onça domesticada; havia leopardos que rugiam e cavalos da Arábia... Em Sant'Angelo esperava Leão X com o Sacro Colégio. Aí apresentaram ao elefante uma taça com água de cheiro onde ele meteu a tromba e aspergiu três vezes: primeiro ao Papa, a seguir aos cardeais e finalmente ao povo que, em massa, se aglomerava para presenciar um espectáculo nunca visto desde os triunfos do Império.

A este estilo de vida corresponde a mais característica de todas as criações de Portugal: a arte manuelina, que D'ORS lucidamente interpretou como precursora do barroco, e Maria Luisa CATURLA, como um «romantismo», e na qual podem até notar-se coincidências com o «surrealismo», como fez Reynaldo dos SANTOS, que lhe consagrou um extenso estudo [13].

No manuelino, os temas marítimos, mouriscos, marroquinos e orientais, sumptuosos, «vivos» e naturalistas, sobrepõem-se a esquemas que mantêm estruturas do gótico tardio, riquíssimo em Portugal, ou abrem-se, adaptando-as à gramática das formas renascentistas. Os grandes monumentos integram-se na história dos descobrimentos e evocam-nos. São marcos desta arte, a que foi possível chamar «atlântica», as janelas do Convento de Cristo em Tomar, «fruto de uma obsessionante visão da terra e dos mares, cheia de heterogéneas evocações», a Torre de Belém, traçada por F. de Arruda ao regressar de África; a nave dos Jerónimos, onde se respira o ambiente de um povo imerso na sua ventura: as Índias.

---

[13] Maria Luisa CATURLA, «Arte de épocas inciertas», in *Revista de Occidente*, Madrid, 1944; Élie LAMBERT, *L'Art Manuélin*, Lisboa, 1949; e Reynaldo dos SANTOS, *A Arte Manuelina*, Lisboa, 1952. Ver também de Virgílio CORREIA, «A Arte do ciclo manuelino», in *Estudos de História de Arte*, vol. II, p. 188, útil, se bem que já revista pela obra monumental do insigne médico historiador da arte portuguesa.

Tal é a faustosa herança administrada pelos dois monarcas que Camões pôde conhecer: D. João III (que reina desde 1521 a 1557) e D. Sebastião, seu neto, apenas com três anos quando morre o avô. Camões nasce aproximadamente quando D. João III sobe ao trono; vive no Oriente a sua plenitude vital e artística quando morre o rei, e assiste em Lisboa aos últimos dias da Casa de Avis, pondo, como toda a nação, as mais altas esperanças no último dos herdeiros portugueses do Império.

Quanto ao primeiro destes monarcas, D. João III (filho de D. Manuel e neto dos reis católicos), na sua formação concorre tudo o que de cortesania, gentileza e humanismo podia juntar-se na época de Carlos de Europa. Foram qualidades suas: sossego, gravidade, mesura... herança do ramo inglês dos Lencastre. Mas tinha também o directo e, por vezes, cru realismo do castelhano, a tenacidade aragonesa, e aliava pietismo e audácia, perspicácia e reserva.

Mereceu ficar envolvido numa polémica histórica. Um prolongado reinar deu-lhe ocasião de ir provando variados recursos de governante e de mecenas sobre um povo na sua plenitude histórica: «fez que florecessen nelle con grandes avantagens todas as boas letras». Mas já não estamos na risonha corte de Gil Vicente. Tudo é grave: os autos de fé sucederam às tragicomédias, e a própria Corte mais parece — no testemunho do P. Baltasar TELES — escola de religiosos penitentes do que palácio de cortesãos seculares. Porque a Corte portuguesa é a primeira da Cristandade que adopta uma «reforma católica». Se na arte manuelina se tinha anunciado o barroco, no estilo de vida de D. João III viveu-se antecipadamente o espírito de Trento.

O Rei pôde orgulhar-se de hábeis pactos com Espanha, de pôr ordem na Índia (sublevada desde a morte de Afonso de Albuquerque e onde a política portuguesa vai culminar na figura ascética de D. João de Castro); do estabelecimento de relações comerciais com a China e da consolidação da feitoria de Macau; do desenvolvimento de uma política colonial nas imensas e riquíssimas terras do Brasil, onde, após o regime de capitanias autónomas, se inicia a duradoira unificação representada pelo Governo Geral, assim como do apogeu da vida académica (o Rei transfere para Coimbra a Universidade, em 1536, cedendo-lhe o seu próprio palácio da Alcáçova) e a manutenção e exaltação da unidade religiosa (lema régio: «In hoc signo vinces»).

O reverso desta face radiante que reflecte ainda as gestas da «Inclita Geração», formam-no duas crises paralelas e contidas: uma, íntima, profunda, social, que afecta a própria vida e cujo alcance e efeitos minarão os últimos anos da dinastia; outra, exterior, a quebra da expansão portuguesa, que há-de produzir-se no Norte de África.

Manter as praças conquistadas (Ceuta, Tânger, Maçagão...) é exigência da «honra»; abandonar a maior parte delas seria política de «siso». De novo, como nos tempos de D. João I, quando se abriram os primeiros sulcos do Império, há-de esboçar-se o dilema que cada uma das tendências que convivem no carácter dos Avis tinha querido resolver com distinta solução. Mas as circunstâncias impõem-se: entre 1541 e 1550, Portugal perde todas as suas bases africanas, à excepção de Ceuta.

A pesada carga que, para a honra nacional e para as universais empresas do espírito português, representavam estes reveses veio a cair sobre os tenros ombros de um menino de três anos, D. Sebastião, o Desejado. Para que isto sucedesse, tiveram de acumular-se várias desgraças coincidentes, como no caso da subida ao trono de D. Manuel. Se aí os factos se vão encaminhando para que o Venturoso ocupe o trono, aqui, no momento em que vão cruzar-se sobre Portugal os seus dois problemas, o de Espanha e o de África, tudo conduz à mais perigosa situação. Mortos os nove filhos que D. João III teve de D. Catarina, irmã de Carlos V, recai a sucessão no seu neto, filho do Príncipe D. João, casado com uma filha do Imperador, D. Joana [14]. A Regência, que primeiro a mãe quer partilhar com o Cardeal Infante a quem logo a

---

14 Para conhecer a política matrimonial entre as casas reais da Península, desde a morte de Henrique IV até à regência de D. Catarina, veja-se a excelente obra de Queiroz VELOSO, *Estudos Históricos do Século XVI*, Lisboa, Academia Portuguesa de História, 1950.

19

entrega plenamente, surge cheia de perigos: de um lado, a reacção nacional contra qualquer suspeita de intervenção castelhana; do outro, a subtil política unionista, que o Imperador, já em Yuste, e Filipe II desenvolvem ante as perspectivas que o futuro de Portugal lhes oferece.

A Regência não significa ainda decadência do Império lusitano. Testemunham-no: um grande vice-rei no Oriente (D. Constantino de Bragança); uma vitória sem par, que Pio IV celebra em pleno concílio de Trento (a de Maçagão), e a fácil dissolução dos intentos franceses, calvinistas, no Brasil e na Madeira. Mas continua a agravar-se, durante toda esta etapa, e inevitável transformação interna, social, que determina o predomínio da burguesia sobre a aristocracia, e de um estilo de vida antropocêntrico face ao «divino serviço», ascético, que presidiu à formação do imenso bloco de povos que Lisboa governa. Em 1568, com catorze anos, sobe ao trono D. Sebastião, que reinará apenas um decénio; no seu escudo, como lema, o verso de Petrarca: «Un bel morir tutta la vita honora». Formado no mesmo ambiente de exaltação bélica que Os Lusíadas reflectem, vive, desde criança, com a ideia fixa de recuperar, como Capitão de Cristo, as praças africanas perdidas. Acompanha-o a aura popular; mas o próprio facto de se exaltarem e cantarem tanto, nesses momentos, as atitudes gloriosas, indica bem claramente que todo o país está ferido, na sua capacidade, por um lado, pelos reveses sofridos e pelo perigo imediato, por outro, pela crise do seu radical medievalismo [15]. Herculano intuiu admiravelmente a disparidade de rumos que existia entre a mentalidade da Corte, adormecida pela moleza, e o heróico ideal que presidia aos actos do Rei: «Era uma alma nobre e teve uma inspiração de política da Idade Média; quis ser descendente dos

---

15 Definindo as constantes do espírito português, Gonzaga de REYNOLDS vê no Mosteiro da Batalha um triplo símbolo (religioso, político e artístico) do seu radical «medievalismo», e afirma: «Le caractère profond de la civilisation portugaise est d'avoir pris forme dans le moyen âge, de s'être unifiée, nationalisée dans le moyen âge, d'avoir été moderne dans le moyen âge, d'avoir fait jaillir l'esprit nouveau de l'esprit ancien». Para uma visão de conjunto, ver a obra do Cardeal CEREJEIRA, O Renascimento em Portugal.

reis cavaleiros, dos reis municipais, dos reis chefes da reacção cristã, no meio de uma nação de bufarinheiros, de sobrecargas, de judeus-agiotas, de cortesãos, de tartufos...». Mas este povo vivia naturalmente apegado — compreendamo-lo — às custosas satisfações que o presente imperial podia entregar--lhe. Enganosas aparências de uma exaltação tanto maior quanto mais superficial. Confiado nelas, o jovem Rei, temerário, impetuoso, impaciente... imagina e prepara o seu ataque ao Sultão de Marrocos. A entrevista de Guadalupe (1756), em que se encontra com Filipe II, é uma das cenas históricas mais carregadas de significado. Filipe, o Prudente, representa o «siso» («sossegai-vos» era a sua saudação ao visitante nas audiências), o sentido burguês, a astúcia, face à exaltação cavalheiresca do seu sobrinho, que não aceita compromissos, tréguas nem aprazamentos. São duas épocas que se contrapõem: a actual está representada pelo homem maduro e pelo ancião que o acompanha, o duque de Alba; a passada, pelo jovem. (Teremos ocasião de referir um anacronismo análogo, mas feliz, na inspiração de Camões). O jovem que pede a mão da princesa Isabel Clara Eugénia, fala em ir na vanguarda do exército português (pondo em risco a sucessão ao trono):

— «Contra milhares de mouros?», insinua Alba.

— «De que cor é o medo?».

— «Da cor da prudência».

Há outra frase, talvez imaginária, mas que traduz o que o povo celebrava como pensamento do Rei Prudente; tê-lo-ia dito quando o Rei Moço abandonou Guadalupe:

— «Vá em boa hora, que se vencer, bom reino teremos; e se for vencido, bom reino nos virá».

E o reino, o império, veio às suas mãos. O sobre--humano esforço de D. Sebastião no campo de batalha só servia para deixar Portugal sem monarca — o herdeiro foi o idoso Cardeal Infante, que não chegou a durar dois anos — e sem a flor da nobreza, que lá ficou [16]. E para oferecer, para-

---

16 Ver a biografia de D. Sebastião em: Queiroz VELOSO, *A Perda da Independência;* a de Antero de FIGUEIREDO (Lisboa, 1934), e a de António SÉRGIO, *Camões e D. Sebastião,* Lisboa, 1945.

doxalmente, aos árabes uma reparação pelas vitórias alcançadas sobre eles pelos homens da Cristandade. Mas a derrota de Alcácer-Quibir (1578) é uma das mais belas páginas da história de uma Europa heróica e cavalheiresca que se extingue, e o nascimento de um mito, a esperança no regresso do «Piedoso e Desejado», que surge do fundo da alma lusitana e a alimenta, de então para cá, «saudosamente», resgatando-a para uma Idade Média de sonhos e canções. O Herói não podia morrer. Pouco importa que tenham ou não dado sepultura ao seu corpo nas areias africanas. Também consta vagamente que, pouco depois, diante da porta do Mosteiro de Santana, a terra lisboeta recebia o corpo de Luís de Camões. Mas os poetas também não morrem. «A Pátria fugia da Terra para a região etérea da poesia e dos mitos» [17].

---

[17] Acabavam, ao mesmo tempo, com a pátria portuguesa, os dois homens (Camões, D. Sebastião) que na sua agonia tinham incarnado, em si e numa quimera, o plano da ressurreição. Nesse túmulo que encerrava, com os cadáveres do Poeta e do Rei, o da Nação, havia dois epitáfios: um foi o sonho sebastianista; o outro é o poema *Os Lusíadas* — Oliveira MARTINS, *História de Portugal*, vol. II, cap. II.

Capítulo II

OS CAMÕES

O topónimo «Camos», que dá origem ao nome «Camões», aparece unicamente, em todo o nordeste da Península, numa freguesia e torre feudal do belíssimo Vale Miñor, entre o Monte Parada, Nigrán e Bayona, em terras de Pontevedra[1]. Documentos medievais tardios (o mais antigo é de 1228) registam-no nas formas «Camones»[2] e «Camunes»[3], antepondo o hagiotopónimo, muito arcaico, Santa Eulália. Supôs-se, e é aceitável, que «Camos» tenha sido primitivamente oxítono [como «Lanzós»[4] e outros topónimos] e que o acento se deslocou mais tarde, ou ao incluir-se na locução «Camos de Miñor», ou por uma revisão erudita, curialesca. Na forma oxítona aparece também na Catalunha: «Camós», Gerona.

---

1 Desde os *Discursos Vários e Políticos* de SEVERIM DE FARIA (1624), em que pela primeira vez se fala de Vasco Pires de Camoens como ascendente do autor de *Os Lusíadas*, tem vindo a repetir-se que o Castelo de Camões se encontrava junto de Finisterre. SILVEIRA, estudando o assunto, encontrou a origem do erro numa confusão entre este topónimo e Caione, o Chinon de Tours, confusão derivada da absurda interpretação de um parágrafo referente ao S. Máximo. Argote de MOLINA difundiu outra versão disparatada: a de que procedia do Palácio de Camanda, em Navarra.

2 Em 1266 Afonso IX permuta em Pontevedra vários senhorios com o Mosteiro de Oya. Docs. de Oya, Arch. H.º Nac. Ver SANTIAGO e NOGUEIRA, *Bayona Antiga y Moderna*, p. 62.

3 ES. T. XXII.

4 A equação «Camós — Camões = Lanzós — Lanções» esclarece, melhor do que qualquer explicação, a origem do nome do poeta. Ainda em 1877 aparece a grafia Camós.

23

«Camos» vem de «calamus», no plural; «camoens», «camões» e «camúes», de «calamones», sobre «o-onis», colectivo ou aumentativo. Esta forma serve para denominar uma ave aquática, a «fulica» ou «gallinula prophyrio». Como lembra SILVEIRA[5] num estudo rigoroso, daí provêm, nos romances peninsulares: «caamon» (português medieval), «càmão» (português moderno), «calamón» (castelhano) e «galmón» (catalão). Canas e pernaltas abundam em Camos de Miñor, mesmo junto às marismas da Ramalhosa. O próprio poeta jogou com a palavra «càmão» numa das trovas:

> Experimentou-se alguna hora
> da ave que chaman Càmão,
> que se da casa onde mora
> vê adúltera a senhora,
> morre da pura paixão[6].

Os apelativos de lugar galegos, derivados por sua fixação de Camos, são «camoés» e «camoesa», e designam também variedades de peros e maçãs originários da região. Têm equivalência em castelhano, com o mesmo valor, em «camués» e «camuesa»[7] e em português em «camoês» e «camoesa».

Pode estabelecer-se uma longa série de nomes de lugar com a mesma origem. «Camoeiro», em Chantada, aparece justificado pela forte implantação de «camoés», assim como as «camoeiras» portuguesas foram herdadas dos «Camões». «Camoira» e «Camoeira», em Lugo, vêm de um locativo em «-oriu». Mediante o sufixo «-aneu», do Camos baionês e do Camán de Albeos, em Creciente, surge «Caamaño», tal como a série de formas gémeas «castreño», «Bicaño», «Paraño», «Graña»... Por isso, têm-se considerado sinónimos «Camoens» e «Caamaño», e os genealogistas imaginaram que os nomes correspondiam a dois ramos de uma mesma família.

---

[5] SILVEIRA, *Sobre o nome de Camões,* in «Biblos», III.

[6] *Carta a una dama,* est. XIX. Como salienta Hernâni CIDADE, é este o assunto do Emblema XLVII, de Alciato. .

[7] Que Caamaño pode vir de Camões e significar o mesmo que Camões, não quer dizer que Camoens possa derivar de Caamaño. Já Leite de VASCONCELOS o salientou (*Philologia Portuguesa,* ou «O Jornal do Comércio», Lisboa, 23 de Março de 1907), e SILVEIRA (*Op. cit.*) reafirma-o de modo concludente.

Sobre «-anicis» forma-se «carmanes» e sobre «-antiu» «Camanzo», nome de um mosteiro de Carbia; «-ontiu» dá «Camouzo», na Corunha; «-onites», «Camondes», em Bugarín, Pontevedra, e «-ale», o «Carmonal» de Langreo, nas Astúrias. Os mais antigos habitantes de Camos que têm o apelativo local, são uma mulher, «Maria Johannes de Camues, tudensis diocesis», que vem referida em 1258 nos *Miracula* de Fr. Pedro González TELMO [8] e um «Ferdinandus Ruderici de Camoes», que aparece num instrumento de S. Joan de Poyo, em 1270, citado pelo P. SARMIENTO. A forma «Camanes» aparece unida ao nome de um poeta do período dionisíaco, Joham Nunes ou Moniz Camanes [9], autor de três «cantigas de amor» (CA. 111 a 113, 207-209 CBN.) e «cinco de amigo» (CV. 252 a 256 e CBN 614).

Na grafia antiga era costume dobrar o «a» e o «e» do apelativo e marcar a presença da nasal, tanto em galego como em português, com um til sobre o «o». A Galiza, que reduziu primeiro as vogais geminadas, adiantou-se na simplificação, mas conservou o acento «Camoéns», deslocado na forma portuguesa, «Camões», por aproximação da origem etimológica e desconhecimento da relação com o nome de lugar [10].

No século XV encontramos os Camoens estabelecidos, como família possuidora de bens, em Baiona, muito perto do Solar de Camos, que lhes deu o nome, e em Pontevedra, então centro comercial e hoje capital administrativa da região a que pertence Vale Miñor. Os Camaños, pelo contrário, dominam sobretudo o Vale de Salnes, e, na Galiza de Trastámara, a vila de Noya [11].

---

8 ES. loc. cit.

9 Sobre Camanes, ver Carolina MICHAËLIS, *Cancioneiro da Ajuda*, II, p. 231 e J. J. NUNES, *Cantigas de Amigo*, I, pp. 329 e segs.

10 O P. SARMIENTO, no seu manuscrito *Sobre el Monasteiro de Samos y outros varios de Galicia*, supõe que a inscrição «Abas Kamaniensis», em 1140, corresponde ao Abade de Camanzo ou ao de Santa María de Camaño, cerca de Corrubedo. Poderia também ser o de Albeos ou o do próprio Camos. Sarmiento compara Samoés de Samos, com privilégio de Afonso X, com Camoés de Camos.

11 Ver: GÁNDARA, *Armas y Triunfos*, pp. 307 e 584; o folheto anónimo e raro, escrito em 1644 e impresso sem nome de A. posteriormente, *Família de Caamaño;* R. del VALLE, *Villagarcía*, «Ilust. Gall. y Ast.», 1880; além dos trabalhos do A. desta obra, ver também os de SEQUEIRA, FERNÁNDEZ VILLAMIL e outros apontados na bibliografia.

O mais conhecido dos de Pontevedra foi Gonçalo de Camoens, alcaide da vila em 1439, que assina actas no *Livro do Gonçello*, entre 1434 e 1445, data em que subscreve, entre os «clérigos vessinos e moradores en dicha vila de Pontevedra», o pacto do Concelho com Suero Gomez de Sotomayor, e que aparece relacionado com assuntos económicos de portugueses na Corte: encarregou-se de pagar certas somas aos «dagmificados de Portugal» em 1447[12]. Mas o mais famoso dos de Vale Miñor foi o que para aí levou o nome; chamava-se Vasco Pires de Camoes[13] e era tetravô do autor de *Os Lusíadas*; e, como ele, poeta e emigrado, homem de vasto saber e de profundas inquietações. Com Vasco foi um seu primo Airas Pires de Camoes, capitão de «galé», morto em Aljubarrota.

A presença dos primeiros Camões em Portugal justifica-se por terem sido partidários de D. Fernando I, contra D. Henrique, depois da morte de Pedro o Cruel, em 1369. Quase todos os nobres galegos, segundo a impressionante relação de Fernão Lopes, abraçaram o partido do lusitano, que chegou a entrar na posse do Reino da Galiza, abandonando-o depois precipitadamente, perante o risco de perder a maior parte do seu, invadido, em represália, pelo castelhano[14]. A acção principal da reconquista da Galiza tem por cenário Baiona; entre os nobres emigrados figuram os dois Camões, que serviram D. Fernando e foram beneficiados por ele e por Leonor Teles, a «Flor de Altura». Conhecemos bem as mercês outorgadas a D. Vasco, na década 1373-383[15], e sabemos que, por seu turno, D. Leonor o nomeou aio do

---

12 C. D. H., de Pontevedra, publ. por Soc. Arq. I (1896), p. 348; e Fernández VILLAMIL, artigo citado.

13 Fernão LOPES, *Crónica de D. Fernando*, cap. 124; *Crónica de D. João I*, caps. 125 e 186. Sobre Vasco Pérez de Camoens, a única biografia publicada é a de Vesteiro TORRES, na *Galería de Gallegos Ilustres, Poetas de la Edad Media*, Madrid, 1874, pp. 27 e segs.; Ulpiano NOGUEIRA, *Bayona Antigua y Moderna*, pp. 30 e segs.; e Fernández VILLAMIL, *Los Camoens en Pontevedra*.

14 Lopes FERREIRO, HICS, VI, pp. 176, 187 e segs.

15 Docs. da Chancelaria do rei D. Fernando. Ver referência em G. J. Carlos HENRIQUES, *Alenquer e seu Concelho*; e FONSECA, *Évora gloriosa*, p. 233.

conde de Barcelos [16]. Não é, portanto, de estranhar que ambos tivessem inclinação pela facção de D. Leonor e que apoiassem o galego Fernandes de Andeiro, contra o Mestre de Avis. Tal parcialidade custou a D. Vasco péssima fama nas crónicas portuguesas e duros qualificativos, que vieram a ter repercussão poética. Recorde-se um epigrama mirandino, que parece profético, porque, involuntariamente, liga dois nomes que, mais tarde, haveriam de unir-se na história das letras:

Ha de enfrear a sua pena
quem quiser ser mais medrado
que Camões e João de Mena [17].

Prisioneiro na batalha de Aljubarrota (onde, como dissemos, morreu o seu primo), se bem que logo fosse libertado, perdeu a maior parte dos seus bens, excepto as chamadas «Camoeiras», que continuaram vinculadas à família, e repatriou-se para a Galiza. Aqui ostentou, por pouco tempo, o senhorio de Baiona de Miñor, que caiu de novo, e sem resistência, nas mãos do Duque de Lancaster, em 1386 [18]. D. João I devolveu a vila ao senhorio real, culpando Camoens de tal perda, «por cuanto el dicho Vasco Peres non puso tan buena guarda como debía en el dicho lugar de Bayona, despues que ge lo nos dimos, por lo cual, por su culpa, los traidores que son rebeldes a nos en los nuestros reynos de Portugal tomaron el dicho lugar de Bayona...» [19]

Vasco Peres, que ainda vivia em 1391, ano em que figura ainda nos *Cuadernos* das Cortes [20], aparece citado como

---

16 «...e outro foi conde de Barcellos, a que diziam dom Affonsso; e porque era mui moço deulhe por ayo huum cavalleiro que chamaron Vasco Pérez de Caamões...». Fernão LOPES, *Crónica de D. Fernando,* cap. LXV.

17 Obras de SÁ DE MIRANDA, ed. C. MICHAËLIS, pp. 670 e 873.

18 Ver um relato da tomada de Baiona em FROISSART, *Chroniques,* III, pp. 136-137.

19 Ver o documento na íntegra (Arch. Mun. de Bayona) no estudo de Fernández VILLAMIL, que, com perspicácia, interpreta a perda do senhorio por Vasco Peres de Camoens como uma consequência da oposição da vila a perder o seu carácter realengo.

20 Amador de los RÍOS, *Ensayo sobre los apellidos castellanos,* p. 216.

poeta pelo marquês de Santillana no seu *Prohemio* dedicado ao condestável de Portugal, antecedido por Juan Soares de Paiva, antes de Fernán Gonçálvez de Sanabría e ao lado de Ferrant Casquiço. No *Cancionero* de Baena aparecem três *Preguntas, respuestas e desires*, de Frei Diego de VALENCIA, «fechos e ordenados», contra «Vasco López (sic) de Camoens», «cavallero de Galizia» [21]. As *tensós* servem para salientar que o nosso poeta tinha também fama de erudito; Frei Diego interroga-o «como a sabio».

Este Vasco Pires de Camoens seria o pai de João Vaz [22], que casou, sucessivamente, com Inês Gomes da Silva e com Catarina Pires. Um dos seus três filhos teve, do casamento com sua prima Guiomar, Simão Vaz e um certo D. Bento, certamente o Prior de Santa Cruz e Chanceler da Universidade de Coimbra, onde residia a família.

A questão dos casamentos de Simão Vaz é extremamente obscura. Casou com uma Ana de Sá ou de Macedo, ou esteve casado primeiro com uma Ana de Sá e depois com uma Ana de Macedo. Foi seu filho Luís Vaz de Camões, o nosso poeta. Insiste-se muito na influência que, na sua formação, terá tido o tio «crúzio», figura que também aparece envolto de sombra, como a de seus pais. Mas não deve esquecer-se, como antecedente familiar indubitável e valioso, quanto pode haver em Luís de Camões da herança daquele inquietíssimo galego que serviu três reis, lutou em dois reinos, que foi aio de um magnate e dialogou em verso sobre a natureza e o espírito com um dos maiores teólogos do seu tempo: «De modo que — como afirma o P.ᵉ SARMIENTO — o insigne poeta Luís de Camões herdou daquele cavaleiro galego, Vasco Pérez de Camoens, não só o sangue, mas também a veia poética» [23].

---

21 · Ed. do M. PIDAL, pp. 160 e 187.

22 A família Vaz radicou-se também em Baiona, onde ainda perdurava o nome em 1629. Simón Vaz de Camoens foi também poeta. A sua obra foi descoberta e publicada por Mario Saa (Lisboa, 1921).

23 Frei Martín SARMIENTO, Ms. cit.

28

Capítulo III

O REAL E O IMAGINÁRIO
NA VIDA DE CAMÕES

A figura de Camões aparece envolta numa espessíssima sombra histórica. J. da SILVEIRA pôde afirmar, hiperbolicamente, por ocasião das festas centenárias: Infelizmente, a respeito deste grande português, pouco mais sabemos de positivo e indiscutível do que isto: escreveu *Os Lusíadas*[1]. Passado um quarto de século, ao editar as *Rimas*, Costa PIMPÃO considerou definitivamente encerrada «a época das fraudulentas ou imaginárias construções» à volta da sua vida.

Este não é um caso único na história das Letras ou das Artes. Muitas personalidades que ocupam um primeiro plano pelo brilho das suas criações, apresentam-se-nos com um perfil biográfico bastante esbatido; mas em Camões é mais doloroso: quando se rompem as trevas que o rodeiam é para podermos entrever abismos de adversidade. Possuímos parte dos seus escritos e quanto da sua alma se derrama neles: amores e dor, amorosa dor. Pouco mais. Mas a sua lenda, o seu romance, apoiou-se na própria poesia que nos legou. Sobre poucos autores se terá usado, com tal exagero, o método de espremer a obra para que dela gotejassem vivên-

---

[1] J. DA SILVEIRA, *Sobre o nome «Camões»*, in *Biblos*, 1927, III, pp. 425-446.

cias que dessem fundamento a uma biografia; poucas obras serão mais propícias para desorientar os incautos que buscam o dado através do sentimento [2].

Ignoram-se mesmo o lugar e a data do nascimento, e quando algo se quis inferir, interpôs-se a voz do poeta cantando, em melodias alheias, o desgraçado fado que o perseguiu, desde o berço, como a um herói de tragédia:

O dia em que eu nascí, moura e pereça,
não o queira jamais o tempo dar,
....
que este dia deitou ao mundo a vida
mais desgraçada que jamais se viu!

E, como falou de uma situação contrária dos astros (as «estrelas infelices» da Canção X), chegou-se a querer fixar, astrologicamente, o seu nascimento na conjugação do Sol com Saturno e de Marte com a Lua. Essa data seria, segundo as deduções de Mário de SÁ [3], o dia 27 de Janeiro de 1522 ou, com menos probabilidades, o dia 27 do mesmo mês de 1524. As outras duas referências que temos à idade do poeta são o chamarem-lhe «mancebo» em 1553, na altura do incidente com Borges, que o levou à prisão, e o facto de, no Canto X de *Os Lusíadas* (ed. 1572), se confessar já no outono da vida:

Vão os anos decendo, e já o Estio
há pouco que passar até o Outono.

(X-9)

Quanto ao lugar, uma vez mais, sete localidades disputam o seu berço: Lisboa tem a seu favor os testemunhos de MARIZ e CORREIA e a sua invocação às musas do Tejo como próprias («Tágides minhas»); Coimbra, o ter ali radicados familiares seus, o seu apego às «Doces e claras águas do Mondego», para as quais voava a sua alma em terra nova e estranha (Soneto XVIII) e a declaração do livreiro Domingos Fernandes; Alenquer alegava o soneto «Pátria minha

---

2 Costa PIMPÃO, *Rimas,* 1953, Prólogo.
3 Mário de SÁ, *Memórias Astrológicas de Camões.*

d'Alenquer», de paternidade duvidosa e composto como epitáfio de um soldado; Santarém, o ser pátria da sua mãe; Mação e Belver o terem ali tido terras e residência os seus progenitores; e o ter-se chamado «cidadão do Porto» abria caminho às pretensões da cidade que dá nome a Portugal... Diz-se que até aos três anos teria vivido com os pais em Lisboa, e que, dali, talvez fugindo da peste, o teriam levado para Coimbra, onde se formou. Na sua infância, supõe-se ter ocorrido uma desventura inicial que explicaria muitas das suas reacções espirituais: ter-lhe-ia morrido a mãe [4], e teria sido criado por uma ama ou madrasta bela mas cruel. O primeiro episódio da sua fatalidade reaparece na interpretação dos seus amores contrariados; seja qual for a sua base real (as fontes poéticas são bem conhecidas), a Canção X é um patético documento para o psicodiagnóstico do Poeta:

Foi minha ama ũa fera, que o destino
não quis que mulher fosse a que tivesse
tal nome para mim; nem a haveria.
Assi criado fui, porque bebesse
o veneno amoroso, de minino,
que na maior idade beberia,
e, por costume, não me mataria.
Logo então vi a imagem e semelhança
daquela humana fera tão fermosa,
suave e venenosa,
que me criou aos peitos da esperança;
(...)

Diante do «fantasma negro» da infância, uma precoce influência benfazeja de ordem intelectual, talvez no mosteiro dos «crúzios» de Coimbra, que tão profunda marca deixou na arte e nas letras de Portugal. Era aí Prior e Cancelário na Universidade, em 1540, Bento de Camões, seu tio [5]. O contacto directo com os clássicos gregos e latinos, as leituras

---

[4] A frase «materna sepultura», que tanto deu que fazer aos biógrafos, deve ser interpretada como «gremio da mãe», segundo H. CIDADE; quer dizer, o seio materno.

[5] Esta figura é absolutamente histórica e aparece documentado na *Crónica do Mosteiro de Santa Cruz*, de Fr. T. dos MÁRTIRES e no *Rol dos Cónegos Regrantes de Santa Cruz*.

filosóficas, a familiaridade com as ciências naturais, o conhecimento de todos os ramos do saber, o «humanismo» (para usar uma única e significativa palavra), têm uma origem universitária e uma marca conimbricense no poeta de *Os Lusíadas*. Santa Cruz ter-lhe-ia entregado o melhor do seu espírito. Do que foram os seus estudos, sempre pôde afirmar com certo orgulho:

> Nem me falta na vida honesto estudo,
> com longa experiência misturado,
> nem engenho, que aqui vereis presente,
> cousas que juntas se acham raramente.

Tivesse ou não conhecido a *Ars Poética* de Vida, impressa em Cremona em 1527, a sua formação, tal como a sua vida, ajustou-se aos preceitos ali reunidos: ciências e letras humanas, contacto com a Natureza, experiência do amor, da guerra e das gentes em longas viagens; e Virgílio como modelo (BOWRA). Para o desenvolvimento deste plano não lhe faltava uma inclinação inata para tudo isso; basta imaginarmos o seu antepassado, o «cavallero de Galizia» para compreendermos como seria fácil para Camões seguir-lhe os passos no ambiente português do século XVI.

Coimbra podia oferecer-lhe as três primeiras linhas desse programa, incluindo uns amores precoces, dissipados talvez entre paixonetas, quando, cerca de 1543, se encontra em Lisboa e pode frequentar a Corte como «cavaleiro fidalgo da Casa Real», que o seria, e preceptor de um nobre, o filho dos condes de Linhares.

Seis têm sido as figuras femininas imaginadas como musas de Camões: Isabel de Tavares, que teria sido o amor dos seus tenros anos; uma das Catarinas de Ataíde conhecidas, a «Natércia» do soneto; a Infanta D. Maria ou D. Francisca de Aragão, alto amor «do Paço»; «Dinamene», que se julga chinesa; Bárbara, que seria negra... Só uma coisa é certa: a volubilidade do poeta que,

> em várias flamas variamente ardia.

(Soneto XCIX)

Como todo o romance tem o seu valor de história, e o de Camões foi urdido por homens que manejam a fundo a de Portugal e as suas letras, a mais escrupulosa crítica não pode negar um certo valor a tudo quanto se tem imaginado à volta destes amores [6]. Assim, os que fazem de sua prima Isabel de Tavares a «menina dos olhos verdes», situam as composições populares (que entroncam num tema medieval) num clima de adolescência, de intimidade, de apego aos valores ingénuos e familiares. Por outro lado, os amores com D. Catarina de Ataíde seriam já a queda no jogo cortesão. Foi seu inventor (e dê à palavra o seu sentido etimológico quem o desejar) o comentarista FARIA E SOUSA, porque, para Pinto RIBEIRO, Natércia era ainda outra sua prima, D. Catarina de Almada. Ter-se-iam conhecido em Coimbra «e depois veio a ser Dama do Paço e continuaram os amores... O que se considera infalível é que, de muito se terem inflamado estes amores resultou... o desterro» [7].

Mas o nome de D. Catarina (por maior que fosse a sua fama) não pode ser tido como a causa da sua «única ventura» (*Lusíadas*, c. III) e de suas desgraças. A mulher que quis alcançar com um voo de «águia real» (Soneto CXX), como o que cantara Gil VICENTE, teria de ser de mais subida linhagem. Daí o ter-se procurado identificá-la com D. Francisca de Aragão, altiva camareira da Rainha, «alta figura de Portugal e de Espanha», que casou com D. João de Borja [8], e com quem, por certo, Camões [9] se correspondeu. Daí a «tese da Infanta».

Segundo esta hipótese (primorosa e sabiamente imaginada por um dos mais famosos camonianistas de todos os tempos, José Maria RODRIGUES), o grande amor do poeta teria sido nada menos que a Infanta D. Maria, filha de D. Ma-

---

6 Ver, na bibliografia, a referência aos artigos de Teófilo BRAGA, J. M. RODRIGUES, P. MAURíCIO, A. PEIXOTO e de outros autores sobre este tema.
7 FARIA E SOUSA, *Rimas Várias Comentadas*, Vida, n.ᵒˢ 13-15.
8 H. CIDADE, *Luís de Camões*, I. *O Lírico*, pp. 30 e segs.; e Costa PIMPÃO, *As «Musas de Camões»*, no prefácio das *Rimas*.
9 A glosa de «Mas, porém, a que cuidados...» é-lhe dedicada.

nuel, a «sempre noiva», prometida a Filipe II, e que tantas paixões despertava na Corte: «Formosura suavíssima, bem revelada na brancura da pele, no azul celeste dos olhos e na cor doirada dos cabelos», como a descrevia o conde de Vilafranca, «pessoa de grande entendimento e cordura, e repousada, e de poucas palavras», no dizer do embaixador espanhol, D. Sancho de Córdova; «eruditíssima», segundo André de Resende... A que foi retratada por António Moro, Sanchez Coello e Gregório López. Se, na realidade, tivesse sido ela a musa de Camões, bem mereceria inspirar os mais belos poemas de amor impossível do petrarquismo tardio que, em Portugal, mais do que em outro povo, veio a entranhar-se [10].

Forte, ousado, seguro de si (chamavam-lhe o «Trinca fortes»), meditaria já um previsível desengano:

> Nunca em amor danou o atrevimento,
> favorece a Fortuna a ousadia...

> (Soneto atribuído; ed. 1668)

mas logo preferiria não pensar no fracasso (Soneto CXXIX) nem sentir-se culpado: não se reiteram no próprio poema as declarações da honestidade do seu amor e da injustiça de seu infortúnio, Desprezado, castigado, ela seria a vingadora da Écloga II, a odiosa figura do *Auto do Filodemo*. E, assim, as justificações, chegadas tão longe, viriam comprometer, mais do que a honra da dama, o puro amor e a dignidade do próprio poeta.

Imagina-se — tudo é imaginação — que estes amores foram contrariados pela ascética esposa de D. João III, morigeradora da Corte. Supõe-se — tudo é suposição — que por uma indiscreção, a que aludiria a Écloga «Passado já algum tempo...», por um lance de armas, ou por aludir ao Rei no *Seleuco*, caiu em desgraça na Corte. E que a pena imposta

---

[10] Ver à parte os estudos citados QUEIROZ VELOSO, *Uma alta figura feminina de Portugal e de Espanha, nos séculos XVI e XVII: D.ª Francisca de Aragão* (Barcelos, 1931), pp. 45 a 59.

à sua ousadia foi o afastamento [11]. Depois do amor, o exílio como peripécia crucial na sua vida.

O desterro, melhor, os desterros figuram já como o motivo condutor das primeiras biografias de Camões; a «tese da Infanta», construiu-se para justificá-los. O primeiro e o segundo efectuar-se-iam dentro do próprio solo português: no sombrio vale de altas árvores cantado na Écloga II, ou junto ao «Pomar venturoso», de uma canção apócrifa; em Belver (Oliveira MATOS), em Constança (BURGUETE), em Santarém... [12].

Um terceiro desterro estaria representado, segundo os mais poéticos romances camonianos, pela ida do protagonista para África. Tal castigo justificaria, paradoxalmente, a sua presença como voluntário entre as tropas de Ceuta, cerca de 1545 a 1548. Aí esteve, é certo, e aí escreveu a Elegia II («Aquela que de amor descomedido...»), onde pode ler-se:

> Subo-me ao monte que Hércules Tebano
> do altíssimo Calpe dividiu,
> dando caminho ar mar Mediterrâneo.

Servindo ali — diz FARIA — ocorreu uma batalha naval naquele mar, onde perdeu o olho direito, tendo apanhado um tiro de canhão, facto que descreve na Canção X, estrofe 9.ª:

> Fez-me deixar o pátrio ninho amado,
> passando o longo mar, que ameaçando
> tantas vezes me esteve a vida cara.
> Agora, experimentando a fúria rara
> de Marte, que cos olhos quis que logo

---

11 Os biógrafos de Camões costumam esquecer o valor que, na sua língua, têm as palavras «desterro» e «degredo». Ver, a este propósito, um comentário pertinente de H. CIDADE, *op. cit.*, I, pp. 35 e segs. Na realidade, só na Elegia «O sulmonense Ovídio...» se faz da vivência do deterro matéria lírica. A dificuldade assenta na separação dos factos reais do mero imaginar amoroso sobre modelos tópicos. O próprio STORCK confessa a dificuldade de clarificação (in *Luís de Camões Sämtliche Gedichte*, III).

12 Não faltam dados para afirmar também que o afastamento de Coimbra e de Lisboa tinha sido um primeiro desterro. Basta dar valor às *Lembranças* de Paiva de ANDRADE.

35

visse e tocasse o acerbo fruto seu
(e neste escudo meu
a pintura verão do infesto fogo)
(...)

e que, com humor, glosa na composição «A uma Dama que lhe chamou cara sem olhos...» [13].

O que se supõe o seu quarto desterro foi outra saída que também efectuou na realidade e que constitui o eixo de toda a sua biografia: a ida para a Índia, em 1553, quando, por longos anos, se apartou da Corte. Foi precedida de um lance, ocorrido no dia do Corpo de Deus daquele ano, com um contínuo do Paço chamado Gonçalo de Borges; concedeu--lhe o ofendido «carta de perdão» e outorgou-lha o Rei, aludindo à sua imediata partida: «me vai este ano servir na Índia». Se a Canção X («Vinde cá meu tão certo secretário») reflecte a angústia deste transe, o Soneto LXXXI constitui uma obra-prima na antologia daquilo que Otero PEDRAYO chama a «poesia dos adeuses»:

> Aquela triste e leda madrugada
> cheia toda de mágoa e de piedade
> enquanto houver no mundo saudade
> quero que seja sempre celebrada.
> (...)

Camões considerou liricamente a sua estadia na Índia como um autêntico desterro. Três espinhos lhe ferem as entranhas da alma: a ausência de uma mulher desejada, a saudade da terra e o contraste entre a vida intelectual da sua juventude e a azarada cobiça que lá impera. De facto, estes três temas, pródigos na sua poesia e situados na linha dos seus modelos, revelam, com sinceridade, dolorosas vivências; mas não descobrem circunstâncias nem pormenores.

---

13 O pretenso complexo de inferioridade que seria revelado pelo número de vezes que, ao longo da sua obra, alude aos olhos (Afrânio PEIXOTO) não pode ser aceite por quem estiver familiarizado com a poesia galega e portuguesa da Idade Média. De igual modo, poder-se-ia defender que os nossos trovadores e jograis eram, na sua maioria, cegos. Os olhos são o «topos» mais extensivo da nossa lírica amorosa.

36

Quanto à perda do bem querido, já o visconde de JURO-
MENHA fez notar como o poeta teve que situar-se no papel
de um novo Ovídio:

> O sulmonense Ovídio, desterrado
> na aspereza do Ponto, imaginando
> ver-se de seus parentes apartado;
> ....
> Dest'arte me afigura a fantasia
> a vida com que vivo, desterrado
> do bem que noutro tempo possuía.

(Elegia III)

Pela Pátria longínqua arde numa paixão que vai cres-
cendo tanto quanto o amor à mulher se converte em desilusão. Desde a saudade ao canto épico, Camões percorre
toda a gama do sentimento pátrio:

> Bem pudera Fortuna este instrumento
> d'alma levar por terra nova e estranha,
> oferecido ao mar remoto e vento;
> mas alma, que de cá vos acompanha,
> nas asas do ligeiro pensamento,
> para vós, águas, voa, e em vós se banha.

(Soneto VI)

Por último, o contraste, feito de sonhos desfeitos, entre
as virtudes da terra natal e a dissipação das Índias. Camões
é um grande desenganado, como Cervantes, como Quevedo.
É o profeta que clama contra uma decadência, apenas entrevista na Corte, mas vivida nas colónias. Reflectem-na as
Cartas, e os *Disparates da Índia;* vaticina-se em *Sôbolos rios*
e no comovente e discutido soneto onde, como na glosa
bíblica, compara o ultramar asiático com a corrupta Babilónia, contraposta ao ascético conceito da materna Sião.
Camões ficou nas Índias desde 1553 até 1569. Primeiro
em Goa onde, sendo vice-rei Afonso de Noronha, se verifica
a expedição aos estreitos de Meca e de Ormuz. Talvez tenha
tomado parte na conquista das Molucas; a sua presença aí

37

foi interpretada pelos biógrafos como um novo desterro [14]. Em Goa, e por ocasião das festas com que se celebrou a posse do novo vice-rei D. Francisco Barreto, representou-se o *Auto de Filodemo.* Tem-se repetido, sem fundamento, que este governador lhe concedeu a passagem à situação civil, nomeando-o «Provedor dos Difuntos e Ausentes» em Macau, onde iria com a armada de D. João Pereira, em 1558, e que, como Cervantes, se viu envolvido, por má administração, num processo que o pôs no cárcere. Sabemos que foi nomeado para a feitoria de Chaul, de que não chegou a tomar posse [15]. Também conhecemos dois contratempos marítimos que sofreu nas suas viagens: a tempestade no Cabo da Boa Esperança, que ele descreve na Elegia I, e um naufrágio, a caminho de Goa, nas costas da Indochina, na foz do rio Mecon. Eis o texto de *Os Lusíadas* em que evoca este acidente:

> Ves: passa por Camboja Mecom rio,
> que «capitão das águas» se interpreta:
> ....
> Este receberá, plácido e brando,
> no seu regaço o canto que molhado
> vem do naufrágio triste e miserando,
> de procelosos baxos escapado,
> das fomes, dos perigos grandes, quando
> será o injusto mando executado
> naquele cuja lira sonorosa
> será mais afamada que ditosa.

(X — 127-128)

No naufrágio teria perdido tudo menos «as suas *Lusíadas».* Neste «tudo» inclui-se (a aceitar por autêntica uma anotação do manuscrito portuense da VIII Década de Diogo do Couto, e a dar crédito ao que afirma) o amor de uma moça chinesa que ali teria morrido afogada.

---

[14] J. M. RODRIGUES, *O exílio de Camões para as Molucas,* Lisboa, 1934.
[15] Este dado aparece na concessão de uma pensão real a Ana de Sá, sua mãe ou madrasta, por Filipe II, em 1585.

O choque produzido em sua alma por esta desgraça, ou o contacto com um dos Apóstolos das Índias, traduz-se numa espécie de conversão. O «homem novo» escreveria então páginas transbordantes de religiosidade — *Sôbolos rios.* Já perto dos quarenta anos, vê impresso um poema seu: é a Ode VIII, uma produção insignificante, dedicada ao vice--rei Francisco Coutinho, conde de Redondo, pedindo protecção para os *Colóquios dos simplices e drogas,* do botânico de Coimbra, Garcia de ORTA. Morto pouco depois o Conde, que, sem dúvida, o distinguia com a sua amizade, decide regressar a Portugal, pondo termo às suas dolorosas experiências fora da Pátria («Vi mágoas, vi misérias, vi desterros») e encerrando uma vida de aventuras que faz dele o protótipo dos homens do Império, por ele próprio cantados

«Nũa mão sempre a espada e noutra a pena»,

temperado, à maneira paulina, ora em naufrágios, em guerras, em pestes e mortandades, ora em ciladas de falsos amigos do seu povo, acumulando sobre o seu enciclopédico saber as mesmas vivências dos heróis a quem havia de dar nova vida pela fama:

Agora com pobreza avorrecida,
por hospícios alheios degradado;
agora da esperança já adquirida
de novo mais que nunca derribado;
agora às costas escapando a vida
que de um fio pendia tão delgado.

(VII-80)

COUTO e MARIZ contam (o primeiro como testemunho presencial) que, em 1557, Pedro Barreto o encontrou vivendo à custa de outros e que o levou para Moçambique, com muitas promessas não cumpridas. É fora de dúvida que a má sorte e o carácter violento do poeta lhe fechavam as portas da fortuna que para outros eram pródigas.
O testemunho de Diogo do COUTO sobre esta estadia e regresso diz assim:

39

«Em Moçambique achámos aquele Príncipe dos poetas, Luís de Camões, tão pobre que comia de amigos e, pra se embarcar para o reino, lhe ajuntamos tõda a roupa que houve mister, e não faltou quem lhe desse de comer. E aquêle inverno, que esteve em Moçambique, acabando de aperfeiçoar as suas *Lusíadas* para as imprimir, foi escrevendo muito em um livro que intitulava *Parnaso de Luis de Camões*, livro de muita erudição, doutrina e filosofia, o que lhe furtaram. E nunca pude saber no reino, dela, por muito que inquiri. E foi furto notável» [16].

De novo na Corte, cerca de 1570, o poeta encontra protecção em alguns nobres; entre eles, o Conde de Vimioso, D. Manuel de Portugal, move influência para a publicação do seu grande poema; a Ode VII é um livro gratulatório ao novo Mecenas:

> A quem farão os hinos, odes cantos,
> em Tebas Anfion,
> em Lesbos Arion,
> senão a vós, por quem restituída
> se vê da poesia já perdida
> a honra e glória igual
> Senhor Dom Manuel de Portugal?

A exegese de STORCK do texto desta ode contém as hipóteses mais razoáveis do que poderíamos chamar a «vida conjectural» de Camões.

A tristeza que o peso dos anos imprime na alma do poeta, deixa uma marca muito funda numa estrofe, já citada, do seu grande poema:

> Vão os anos decendo, e já o Estio
> há pouco que passar até o Outono;
> a fortuna me faz o engenho frio,
> do qual já não me jacto nem me abono;
> os desgostos me vão levando ao rio
> do negro esquecimento e eterno sono;
> mas tu me dá que cumpra, ó grão Rainha
> das Musas, co'o que quero à Nação minha!

(IX-10)

---

[16] *Décadas da Asia*, VIII, 28; IX, 20.

Afirmou-se que o rei D. Sebastião ouviu em Sintra a leitura de *Os Lusíadas*, que pareciam escritos para atiçar ainda mais o inflamado sangue do Monarca adolescente. Talvez pela coincidência com os ideais régios, o Santo Ofício não pôs obstáculos na publicação. Aquilino RIBEIRO imaginou uma prévia intervenção directa do censor, Fr. Bartholomeu Ferreira, em certos passos do poema, a troco de deixar passar a *Ilha dos Amores:* «é para nós ponto de fé que na cela de S. Domingos se fez um atrocíssimo mercado negro», afirma um dos seus mais engenhosos ensaios. Não parece necessário: igualmente se poderia imaginar um tráfico em que *Sôbolos rios* seria o preço exigido por um jesuíta para tolerar o erotismo da lírica numa edição corrigida das *Rimas.* Pensemos, por outro lado, na radical duplicidade que agitava a alma do poeta. Cada português, como cada espanhol, trazia esse censor na própria consciência. E admitamos, com Hernâni CIDADE, que o dominicano era um homem aberto e culto, e que a conquista da sua benevolência foi a primeira e fácil vitória do novo livro.

Um «alvará» real de 1571 outorga a licença, e o livro sai da oficina lisboeta de António Gonçalves em 1572. Camões recebe então, e por três anos, uma pensão régia:

«(...) respeito ao serviço que Luís de Camões, cavaleiro fidalgo da minha casa, me tem feito na Índia por muitos anos, e aos que espero que ao diante me fará, e à informação que tenho de seu engenho e habilidade, e à suficiência que mostrou no livro que fez das coisas da Índia...» [17].

A renda era diminuta, paga com atraso... e o poeta pródigo: «não lhe duravam os bens temporais que enquanto ele não via ocasião de os despender a seu bel prazer» [18]. Daí as angústias dos últimos anos e ainda a morte obscura. A sua fama em vida não correspondeu à grandeza da sua obra: certos episódios anedóticos pretendem desmenti-lo; por exem-

---

[17] JUROMENHA, *Obras de Luís de Camões.*
[18] MARIZ, *Diálogos de Vária História,* p. 10.

plo, que Filipe II teria perguntado por Camões ao entrar em Lisboa [19].

«Lá no Reino — corrobora COUTINHO que, com o «jau» António, teria sido o seu mais fiel companheiro — teve a mesma sorte que na Índia, e não é de espantar, que quem nasceu triste não pode ser contente».

Nem dos seus ossos há notícia certa. Tardou a morrer. O bastante para ver como desabavam em Alcácer-Quibir as ilusões que levantaram o seu poema. A sua morte ocorreu durante a peste, no dia 10 de Junho de 1580. Foi sepultado pela «Companhia dos Cortesãos» à porta do Mosteiro de Santana, no exterior e humildemente, segundo diz COUTO. Todas as cinzas aí encontradas, entre as quais estariam as suas, foram mais tarde trasladadas para a nave do templo. O terramoto de Lisboa arrasou o possível túmulo dos seus restos, e os que foram levados para os Jerónimos, em 1880, tinham pouquíssimas possibilidades de serem seus. Não importa: o Mosteiro, afirma Edgar QUINET, parece conter todo o pensamento do povo de Portugal; são *Os Lusíadas* tornados arquitectura. E está lá, vivo, o espírito que anima o humanista, o amoroso, o navegante, o que legou à sua Pátria uma língua poética e deu ao homem uma das mais ricas criações da Arte.

Assim foi a sua vida, e a sua morte, e a sorte dos seus despojos. Rodríguez MARÍN comparava a vida de Camões à de Cervantes: «Ninguém que a conheça, e que conheça também a do nosso insuperável autor de *D. Quixote,* deixará de pensar numa quando pensa na outra». BELL, pondo-a em contraste com a de Petrarca, acha a de Camões «variada, multicolor como manta alentejana» [20]. Esta policromia vital, sagazmente intuída pelo biógrafo inglês, encobre (como em Cervantes) a trágica realidade de uma inesgotável angústia, de que está impregnado o mais nobre e mais sincero da sua alma lírica. Porque viveu como que encarcerado na sua

---

19 É doloroso, e parece intencional, o silêncio da poesia contemporânea a seu respeito.

20 A. BELL, *Portuguese Literature,* Oxford, 1922, p. 180.

dor e como que sentindo o caminho vedado a toda a possível fuga:

> Onde pode acolher-se um fraco humano,
> onde terá segura a curta vida,
> que não se arme e se indigne o Céu sereno
> contra um bicho da terra tão pequeno?

(I-106)

Como tantos homens do Renascimento, Camões é uma viva contradição. Não há momento da sua actividade, de quantos conhecemos ou intuímos, nem da sua obra, por pouco transcendente que pareça, em que não se revele, mais ou menos pungente, este duplo jogo em que as circunstâncias o colocaram a cada passo, e que o seu próprio temperamento teve de cultivar. Desdobramento cheio de paradoxos. Até a incongruência da dupla máquina de *Os Lusíadas* é como que uma projecção da sua própria «alteração».

O contraste começa por verificar-se entre a sua ousadia, a sua força física e a subtileza do seu espírito, e entre ambas as qualidades e o dissoluto estilo de vida que, com brilhante paleta, Aquilino RIBEIRO quis retratar [21].

A abertura de ângulo é tão ampla, e tão distante do vértice unitário do seu espírito, que, instintivamente, esquecemos o indignado doidivanas das *Cartas* quando encontramos o artista do soneto *Alma minha gentil,* ou o pagão sensual da *Ilha dos Amores* quando nos espraiamos na alegoria bíblica de *Sôbolos rios.* É uma figura que parece fugir de si mesma, e até, uma vez por outra, se gaba da sua capacidade de evasão. Fugiu de tudo, e tudo fugiu dele: terra natal, amor, estudo... tudo, menos a poesia. Qual foi a sua vocação profissional? A Universidade, onde seria um Luis Vives? As armas, pelas quais pôde imitar os seus heróis? Quando (se é que aconteceu alguma vez) se encontrou no seu próprio ambiente? Talvez nunca. E perante a interrogação, cabe ape-

---

21 Ver Aquilino RIBEIRO, *Camões, Camilo, Eça e alguns mais,* pp. 37 e segs. A visão do poeta mendigo tinha tomado corpo no epitáfio de COUTINHO e difundiu-se na ode de RAYNOUARD — *Dai esmola a Camões, portugueses.*

nas balbuciar uma única e misteriosa palavra — «Saudade». Com ela compendia Portugal: «Dir-se-ia — como afirma Hernâni CIDADE — que tinha recebido do Destino o dom, que tão caro se paga, de resumir na sua própria vida a vida da sua pátria».

Por isso, sejam quais forem, verdadeiros ou lendários, nos relatos da sua vida temos que imaginá-lo sempre gritando como Vasco da Gama:

«Esta é a ditosa Pátria minha amada»!

Capítulo IV

A OBRA DE CAMÕES

Entre as contradições que rodeiam a figura de Camões, talvez a mais dolorosa seja a que se refere à história das suas obras. Era um «escritor universal», dotado para o cultivo de todos os géneros, desde a lírica de feição popular, até à erudição, e sobre temas variadíssimos; escreveu com abundância e desde a juventude. E, no entanto, só possuímos hoje um livro seu que tenha sido impresso em vida, já nos últimos anos — *Os Lusíadas*. De tudo o mais, apenas três ou quatro poesias de circunstância, as que se escreviam por favor e para pedi-lo, corriam — tanto quanto sabemos — em letra de imprensa, antes da sua morte. Até depois a história do seu assombroso legado é azarada, pois não lhe faltam nem o suposto roubo nem o conhecido, e nem sempre inábil acrescento ou modificação das suas obras, «apocrifismo» que envolve o «cãnone» da sua lírica em problemas sem solução.

O estado actual da investigação, e depois da poda implacável de Costa PIMPÃO [1], considera-se como seu (o que não quer dizer que deixem de sê-lo algumas belas composições

---

[1] Costa PIMPÃO, Edição das *Rimas*, Coimbra, Universidade, 1953.

ainda objecto de polémica) o que consta do seguinte inventário abreviado:

A) ÉPICA — *Os Lusíadas* (Edição Príncipe, 1572).

B) LÍRICA — *Rimas* (Edições desde 1595).

   a) *Obras Menores:*

      Redondilhas   118

   b) *De Arte Maior:*

      1. Sonetos   166
      2. Canções   10
      3. Elegias   7
      4. Odes   13
      5. Oitavas   4
      6. Sextina   1
      Éclogas   8   209
                                      327

C) TEATRO:

    Auto dos Enfatriões. Edição 1587.
    Auto de Filodemo. Edição 1587.
    Auto del Rey Seleuco. Edição 1645.

D) CARTAS

    A D. Francisca de Aragão — «Deixeme enterrar...». Edição 1595.
    De Ceuta: «Esta vai com a candeia...». Edição 1598.
    Da Índia: «Desejei tanto ũa vossa...». Edição 1598.
    De Lisboa, a um seu amigo: «Ũa vossa me deram...». Edição X. da Cunha, 1904.
    De Lisboa a um seu amigo: «Quanto mais tarde...». Edição em «Fascículo Camoniano».

A OBRA ÉPICA E A SUA TRANSMISSÃO

O grande poema de Camões foi editado pela primeira vez em Lisboa por António Gonçalves em 1572, sete anos antes da data aceite para a morte do autor. Não existem autógrafos do poema nem manuscritos completos e dignos de crédito que possam oferecer variantes: apenas um fragmento da B. N. de Lisboa (que se deve a pessoa de escassa cultura e que oferece uma versão do canto primeiro anterior à edição), dois discutidíssimos manuscritos madrilenos, exumados já por FARIA E SOUSA, e a redução salmantina de 1620, francamente apócrifa[2].

Quanto à impressão princepe, levanta um curioso problema, por duplicidade de edição ou de tiragem. No mesmo ano e da mesma oficina saíram duas edições com variantes. Para distingui-las, uma denomina-se «Ee» (pela variante «E entre gente» no sétimo verso da primeira estrofe) ou «do pelicano virado para a esquerda» (pela estampa da portada). A outra denomina-se simplesmente «E» («Entre gente», no mesmo verso).

As polémicas à volta de ambas referem-se a dois aspectos bibliográficos fundamentais: em primeiro lugar, se constituem na realidade edições diferentes ou tiragens corrigidas de uma mesma edição; em segundo lugar, admitindo a existência de duas edições, qual é a primeira. Tito de NORONHA e J. M. RODRIGUES pareciam tê-lo resolvido a favor da «Ee» (pelicano virado para a esquerda), com bons argumentos e aceitação geral; mas Aquilino RIBEIRO, voltando à tese de Hamburgo de 1834, defendeu que a edição mais esmerada deve ser considerada como posterior[3].

É atraente a hipótese de que esta duplicidade inclua uma fraude comercial, motivada pela necessidade de fugir à censura ou pelo desejo de apresentar o livro como corrigido pelo próprio autor: uma das «duas primeiras» edições (a E, na tese mais aceite) seria posterior vários anos, mas levaria data e caracteres externos análogos à precedente, para que não fosse expurgada, como a seguinte, dedicada «ad usum Delphini», e chamada «dos Piscos» por uma pitoresca inépcia de uma nota[4]. Nesta edição (1584), não só se suprimem os

---

2 Hernâni CIDADE, *Luís de Camões — O Épico*, pp. 210 e segs.
3 Aquilino RIBEIRO, *O Rufião de Sevilha e Leonardo, o Enamorado* e *A Edição Princepe dos Lusíadas*, in *Camões, Camilo, Eça e alguns mais*.
4 A frase que veio a dar nome à edição refere-se a Sesimbra (III, 65), a que Camões chama «piscosa», abundante em peixes. O «emendador» comentou assim o passo: «Porque em certo tempo, ali se junta grande número de piscos para passarem à África».

47

passos sensuais e se lima puerilmente o paganismo da máquina (os deuses passam a ser os ídolos, e Vénus, de «clara dea» a «nunca fea»), mas também se altera o sentido do que pudesse ter actualidade política: Nun'Álvares transforma-se de «açoute de soberbos castelhanos», em «exemplo de valentes castelhanos».

Em 1595 edita Estevão Lopes «*Os Lusíadas*» *de Luís de Camões, pelo original antigo*. Em 1609 e 1613 saem as impressões de Craensbeeck, e a elas se seguem as de Faria e SOUSA (*Os Lusíadas Comentados*, 1639), já ampla e eruditamente anotadas, mas excessivamente corrigidas.

A escassez e a raridade entre as primeiras edições contrastam com a qualidade e fama posterior do poema. Quatro impressões ao longo de um terço de século e para uma obra cimeira de uma literatura nacional como a portuguesa, são muito poucas. A reacção imediata de Portugal ao poema foi, com poderia supor-se *a priori*, desfavorável. Pessoalmente, o poeta não gozava do favor popular: o seu magnífico anacronismo, o carácter minoritário e humanístico da sua poesia, a prolongada ausência que o separou dos cenáculos literários da metrópole, a própria situação de «Trinca-fortes» envelhecido, determinariam um ambiente, à sua volta, que se assemelharia mais ao que envolveu os desenganos de Cervantes do que o que aureolou Lope de Vega. É certo que *Os Lusíadas* eram o *Canto do Lavador* da nova cruzada africana; mas não era a sua a única voz poética que a pregava: Ferreira, Falcão, Andrade Caminha, Teive, Diogo Bernardes chegariam mais facilmente ao coração do Rei, porque não pretendiam impor um ritmo diferente às suas pulsações. Antes do holocausto africano, nem os amaneirados mirandinos da Corte nem os suburbanos «velhos do Restelo» veriam em Camões o autêntico profeta da cruzada. Depois, seriam eles os primeiros a acusá-lo como culpado.

A pensão régia, tarde e mal paga, não poderia satisfazer as suas necessidades; os livros... mas quem vivia então deles? É certo que em 1572 se fizeram duas edições de *Os Lusíadas*; quem conheça um pouco a imprensa de então sabe o pouco que significava quanto ao número de exemplares: livros modestíssimos, como o do licenciado Molina, oferecem perspectivas semelhantes, quanto ao número de tiragens ou a raras reedições. Creio que foi Diogo do Couto o primeiro a fazer amarga poesia da ingratidão pátria (1595) em frases paralelas às do «pranto» de Quevedo ao «Grande Osuna». A interpretação literária do fracasso de Camões, por ele iniciada, veio a culminar numa água-forte, digna de Goya, de Aquilino RIBEIRO: — «Quem merca *Os Lusíadas*, quem merca?»[5].

Para consolação, poderiam opor-se os êxitos no exterior; poucas vezes se terá confirmado melhor a afirmação de que *Os Lusíadas* são como uma antecipação do futuro. As versões espanholas de Tápia e de Caldera, o soneto elogioso de Tasso... Para resumir este contraste, costumam escolher-se uns versos, trazidos ao caso por Faria e SOUSA e que, independentemente da sua autenticidade (discutida com humor por H. RAPOSO), o exprimem na perfeição:

> Por vós levantarei não visto canto
> que o Bétis me ouça e o Tibre me levante,
> que o nosso claro Tejo
> envolto um pouco o vejo, e dissonante.[6]

A LÍRICA E O SEU CÂNONE

Dissonância análoga à que se produziu no acolhimento da obra épica se deu com a lírica, se bem que aqui não tenha surpreendido o poeta. Não oferece dúvidas que «redondilhas», sonetos e cantos de alto fôlego tenham sido recebidos com aplauso, até mesmo na Corte, quando os leu ou fez deles entrega. Mas o facto de não terem sido editados em vida do autor nem então difundidos em profusão de originais e de cópias, como as que existem de outros artistas, revela bem claramente que o seu êxito foi muito limitado e que não chegou a criar uma auréola em torno de Camões. Também

---

5 Ver Cap. III, nota 21.
6 Ode VI, «Pode um desejo imenso». Ed. 1598.

não a buscava ele em tal terreno. Como Petrarca, seu modelo, consideraria os poemas amorosos como «rerum vulgarium fragmenta», como leves «inépcias» indignas de alcançar a fama de *Africa* ou *Itinerarium*.

O valor que os portugueses — incluindo o próprio autor — deram às suas obras líricas é muito inferior ao que, com razão, veio a dar-lhes a posteridade.

Quanto à sua difusão, se na obra épica (impressa em vida do poeta, com a consequente possibilidade de correcções suas) se apresentam numerosíssimos problemas textuais sem solução, na lírica teve de renunciar-se a uma edição realmente crítica, tal é a situação em que ficou, pelo triplo prejuízo causado ao espólio, pelo apocrifismo, iniciado já na primeira edição, e pelas desmedidas restaurações, que ainda perduram.

Para toda a obra, cuja impressão não fixa com segurança o nome do autor, apenas se podem levantar hipóteses. Mas a frase de Diogo do COUTO, nas *Décadas de Asia,* confere realidade histórica ao que teria acontecido ao *Parnaso* camoniano. Não poucos poetas foram acusados de se terem aproveitado do «furto notável»; entre eles, Francisco Rodrigues Lobo, Fernando Álvares do Oriente e Diogo Bernardes, que é dos três o que continua a ser acusado. Mas o mais grave foi que, por pitoresco «contraposto», para compensar a perda do *Parnaso,* tenha acontecido ao espólio dos restantes poetas portugueses o mesmo que aconteceu ao de Camões. As pretensas restituições foram muitas vezes mais graves do que os possíveis furtos. A difusão da lírica de Camões em cópias manuscritas tardias deu aso a respigar na obra de outros o que se julga seu: labor começado quinze anos após a morte do poeta e que levou a considerar como suas páginas impressas antes do seu nascimento. O lema de Faria e SOUSA era simplesmente «Dou ao meu Poeta tudo o que achei com aparência de seu». E tanto achou ele! Daí o problema da fixação do «cânone camoniano», um dos mais penosos que se têm posto a qualquer lírica românica *.

---

* Ver nota 6, página anterior.

Quanto ao trabalho de restauração, culminou também em Faria e SOUSA que, criminosamente, com notória preparação, diligência, entusiasmo e algum sentido estético, adulterou sem escrúpulos quantos versos considerou indignos de quem, na fórmula reveladora do seu critério, sempre chamou «meu poeta». Assim surgiu uma lírica «piscosa» por critério estético, tal como tinha aparecido, em 1584, uma épica refundida com critério moral, político e pedagógico. Só com a diferença que a lírica pretensamente restituída por Faria e SOUSA continua a ter defensores, enquanto o intento «dos Piscos» não se repetiu. Com diferente formação, pouca prudência, pior mão e menor intensidade, Alvares da CUNHA (em 1668), JUROMENHA (em 1860) e, posteriormente, Teófilo BRAGA, efectuaram retoques nas primeiras edições. Em resumo, «quase não há estância que tenha escapado a qualquer alteração». Carolina MICHAËLIS chamou a atenção para a necessidade e importância de uma revisão com as seguintes palavras: «Trabalhou-se durante quase três séculos — afirma — a recolher as jóias dispersas; mas nem sempre esse trabalho foi feito com o critério e rigor de honestidade. Por um lado, os colectores evitavam revelar as fontes a que tinham recorrido; por outro, atribuíam-se a Camões, sem hesitação e atendendo apenas a que fossem dignas do seu grande nome, muitas produções que corriam manuscritas ou impressas, anónimas umas, outras assinadas por outros poetas. Ainda hoje andam em todas as mãos, incluídas em edições relativamente recentes das *Obras de Camões*, importante número de líricas, com bem provada paternidade, de Sá de Miranda, Diogo Bernardes, António Ferreira, Falcão de Resende, Soropita, Infante D. Luís, Garcilaso de la Vega, etc., e até Garcia de Resende, em cujo *Cancioneiro*, impresso muito antes do nascimento de Camões, já aparecem algumas dessas pseudocamonianas»[7]. Entre os nomes que mais sobressaem no esforço de fixar o cânone, deve citar-se, em primeiro lugar, ao lado de Carolina MICHAËLIS, STORCK,

---

7 Costa PIMPÃO, *A Lírica Camoniana no século XVII*, Lisboa, 1942.

que a precedeu nessa tarefa. O primeiro português que trabalhou sobre o vasto tema foi o visconde de JUROMENHA; seguiram-no Epifânio DIAS e Agostinho de CAMPOS. A pretensa edição crítica de 1932, realizada por um grande erudito e um autêntico poeta (José Maria RODRIGUES e Afonso Lopes VIEIRA) só parcialmente alcançou os seus objectivos. Ao segui-la, tiveram que aceitar as suas transigências as edições manuais; assim como as excelentes Obras Completas da Colecção SÁ DA COSTA, dirigidas por uma autoridade como Hernâni CIDADE. O recente intento de Costa PIMPÃO representa um intransigente regresso às primeiras edições; com ele ganha verdade, embora não poucas vezes sofra — o prazer estético [8].

Alguns dados podem esclarecer o leitor profano da situação do problema do cânone da lírica de Camões. Dos trezentos e oitenta títulos que a edição de 1932 abarcava, apenas trezentos e vinte figuram na de 1953. Na poesia «de arte menor», desde setenta e cinco composições que continha a edição de SOROPITA, de 1595, chegou-se, por uma tendência de progressivo enriquecimento, só justificado nas primeiras edições, até muito mais do dobro: cento e sententa e três poemas na última das edições de Teófilo BRAGA. Na de RODRIGUES e VIEIRA, como em Hernâni CIDADE que a segue, o número baixa para cento e quarenta e sete; Costa PIMPÃO, à série de cento e trinta e uma, de JUROMENHA, suprime catorze e acrescenta uma. A sua edição contém cento e dezoito. Mas este movimento é muito pequeno se, entrando nas composições de arte maior, o compararmos com o dos *Sonetos*: dos cinquenta e oito da primeira edição (que passaram a noventa e oito na segunda e a cento e vinte e três na terceira), chega-se a cento e noventa e cinco em JUROMENHA, para baixar para cento e sessenta e seis nesta última edição conimbricense.

As oito éclogas, as treze odes e a sextina aceites hoje são as que figuram na primeira edição. Das cinco oitavas

---

8 Ver, na bibliografia correspondente à Lírica, a indicação dos estudos de C. MICHAËLIS, publicados na «Rev. Soc. Inst.», do Porto, RHi e ZRPh.

de 1685, Costa PIMPÃO excluiu a V; das onze elegias de 1860, excluiu os números VII, VIII e XI, e admitiu com reservas a X; das treze canções da mesma edição, passaram onze no texto e outra, em nota, a VI [9].

O TEATRO

As três peças que conhecemos como devidas a Camões pertencem ao que hoje chamamos *teatro de câmara*, e são, por isso, obras para minorias palacianas. Do *Auto dos Enfatriões*, que parece obra de «colégio», não consta que tenha sido representado. O de *El Rei Seleuco* estreou-se (conforme consta do próprio texto) numa festa, em casa de Estácio da Fonseca, doceiro de D. João III, em data indeterminada, entre 1540 e 1553. Do *Auto de Filodemo* diz uma nota marginal: «Comédia feita por Luís de Camões, representada na Índia a Francisco de Barreto», que foi governador em 1555. Nenhum dos três autos conseguiu granjear fama popular ao poeta, nem sequer acreditá-lo como dramaturgo perante o público português. Mas também não foram impressos em vida do autor. *Enfatriões* e *Filodemo* apareceram entre as obras incluídas por Afonso López, cantor da Capela Real, na sua *Primeira Parte dos Autos e Comédias Portuguesas feitas por António Prestes e por outros autores...*, impressa em Lisboa em 1587, uns sete anos depois da morte de Camões; o *Auto del Rei Seleuco* foi publicado muito depois, em 1645, incluído na edição da obra de Camões de CRAESBECK. O manuscrito de L. Franco oferece variantes de interesse para o *Filodemo*; dos outros dois autos existem os habituais «aperfeiçoamentos» das edições corrigidas, a maior parte deles inofensivos! A mais valiosa anotação deve-se a Marques BRAGA; completaram-na VIEIRA DE ALMEIDA e Hernâni CIDADE.

---

9 Hernâni CIDADE revia, no mesmo ano, a sua posição em face da atitude crítica de Costa PIMPÃO na sua edição das *Rimas*. Ver o apêndice da recente edição de *Luís de Camões*, I, *O Lírico*.

53

O próprio carácter das obras cortou as asas a uma divulgação cénica actual. Os intentos de reposição têm sido raríssimos e, naturalmente, fragmentários.

AS CARTAS

Seis cartas e seis fragmentos constituem o curto epistolário atribuído a Camões, que tanto e tão espirituosamente terá conversado por escrito com amigos e protectores, que pagaram com a perda e o esquecimento das suas cartas os momentos de prazer espiritual que terão experimentado; e nem por ser menos comentada deixa de ser dolorosa e reveladora esta carência de documentos íntimos e directos do autor de *Os Lusíadas*.

Dessas nove peças, uma, dirigida a D. Francisca de Aragão, acompanha umas glosas nas *Rimas*, na edição de 1595; duas (*Esta vai com a candeia...* e *Desejei tanto ũa vossa...*) apareceram na de 1598; a que começa *Ũa vossa me deram...* procede de um códice da Biblioteca Nacional e foi publicada pela primeira vez em 1904; *Quanto mais tarde vos escrevo...* figura num outro manuscrito adquirido em Inglaterra pela mesma Biblioteca e não foi editada até 1925. Quanto ao resto, duas cartas e três fragmentos, foi dado a conhecer pelo visconde de JUROMENHA na sua edição (1860--1868) e não oferece garantias documentais nem estilísticas para que possa com segurança atribuir-se ao poeta.

O epistolário de Camões fica, assim, reduzido a cinco peças: quatro delas esplêndidas e cheias de originalidade. Escasso legado para homem de tão intensa vida e a quem o destino reservava tão subida fama. Irreparável perda, a de documentos que nos proporcionariam generosamente o estudo da sua prosa e, sobretudo, o conhecimento íntimo da sua vida.

Capítulo V

CAMÕES NA ENCRUZILHADA:
MEDIEVALISMO, HUMANISMO, EXOTISMO

É um lugar-comum elogiar Camões como o artista mais completo produzido pelo Renascimento, ante a concepção medieval da Arte e da vida. Rodrigues LAPA, pelo contrário, esboçou a ideia de um Camões símbolo da conciliação de duas etapas que se complementam. E, realmente, na encruzilhada entre o mundo medieval e o mundo moderno, ele não encarna oposição ou exclusivismo; pelo contrário, vive em plenitude a herança clássica, a tradição nacional e a actualidade europeia e exótica.

Se é certo que, na História da Cultura, são os frutos do dourado outono de cada etapa os que alimentam as novidades do estádio seguinte, temos de admitir que os seus guardadores e provedores, por um lado, têm o privilégio de saciar-se com o que passou; mas, por outro lado, podem aparecer como odiosos entesouradores e, pior ainda, como homens anacrónicos, perante as novas gerações.

Cervantes, que nasce quando já estão traçados *Os Lusíadas*, é, tal como Camões, paradigma de uma destas sínteses de ideais e de tendências. Em tudo se parece com ele, até no fado adverso, e, sobretudo, no desdém que por ele sentiram os homens da sua própria geração, afastamento que provém da sua atitude intermédia. Nenhum dos amigos, dos companheiros, poderia censurar-lhes nada quanto à completíssima actualidade da sua formação e, no entanto, um e outro foram inactuais. Eram homens que regressavam, e até os seus regressos físicos têm algo de aparição de defuntos. É que, ao regressarem do exótico de uma aventura na Índia ou de um cativeiro na Argélia, embriagados com um passado fascinador, regressam da Idade Média e com a Idade Média. E a sua primorosa carga de humanidades fá-los aparecer como jovens vestidos de velhos, não como velhos aparentando juventude, que é o corrente nos cenáculos literários de todos os tempos.

Se um pôde encontrar na figura de D. Sebastião o homem a quem dirigir-se, como chamado a encarnar o antigo heroísmo, e o outro teve que criar um herói que, personificando o «amor trovadoresco» e a «cavalaria», chocasse com a actualidade realista e prática [1], ambos viveram longe da glória e do aplauso, que não faltaram a outras figuras que manejaram um riquíssimo acervo medieval que lhes permitiu conquistar as boas graças do povo: Lope de Vega foi, de todos, o mais afortunado.

Medievalismo é em Camões (como em Lope de Vega) o afã de recriar a tradição nacional: em *Os Lusíadas* com base nas Crónicas; na comédia, através do romanceiro, dando nova vida artística a velhos feitos. O que na epopeia portuguesa são «painéis» de hábil pintura, vive no teatro espanhol com dramática agitação; um e outro género procuram vincular o ontem e o amanhã de um povo. A vivência do passado dá a ambos cunho arcaizante; mas, ao projectarem este passado sobre a actualidade, usam todos os recursos que o seu próprio tempo lhes oferece: atraente para todos, o do teatro; remoto e frio o da épica, tal como o da tragédia.

Medieval é também o seu conceito de realeza, sobretudo enquanto possível fulcro de uma monarquia cristã ecuménica. Ao lermos o apelo de Camões a D. Sebastião, em favor da unidade europeia, sentimos pulsar a velha aspiração do

---

[1] Ver Figueira VALVERDE, *Don Quijote y el Amor Trovadoresco*, RFE, XXXII, 1938.

Sacro Império Romano, certamente não popular, mas profundamente arraigada nos tratadistas. Mas mais tipicamente medieval é o seu chamamento à cruzada contra o Islão. É um clamor pelo regresso à cavalaria, pela libertação do Santo Sepulcro, pelo triunfo sobre os turcos e os berberes. O seu próprio conceito pejorativo e insultante de árabe (que contrasta com o deleite novelesco das *Guerras de Granada* e dos romances mouriscos) parece-nos um sentimento anacrónico no segundo renascimento, mas liga a força ancestral dos soldados do Salado ao desejo de vindicta pelos reveses de Arzila, Alcácer-Ceguer e Tânger. Camões não está sozinho neste empenho: aquilo que já Gil Vicente havia cantado na *Exortação da Guerra,* já o tinham reiterado Ferreira e Falcão, Andrade Caminha e Diogo Bernardes.

Medieval, por popularista, é o culto poético das formas menores sobre leves temas de *Cancioneiro;* por cultista, a gramática do «amor cortês» que fecunda os seus sonetos e canções.

Para Camões, o Classicismo era uma segunda natureza, e esforçou-se por com ela fazer conviver o seu espírito nativo de homem enraizado na Idade Média. Por isso o vemos lutar, com compreensível êxito, pelo estabelecimento de um reduzido panteon romano sob a cúpula da escatologia cristã e por compaginar com o gosto latinista o uso da ingénua expressão romance. Na hipotética querela entre o português do século XVI que era Camões e o Virgílio augústeo que constituía o seu protótipo, adianta-se a imaginar o povo lusitano como herdeiro directo das virtudes romanas e a identificar a sua língua com a latina. Camões faz declarar a Vénus, contra Baco, o seu amor a Portugal por ambos os motivos:

> Sustentava contra ele Vénus bela,
> afeiçoada à gente lusitana
> por quantas qualidades via nela
> da antiga, tão amada sua romana;
> nos fortes corações, na grande estrela,
> que mostraram na terra tingitana,
> e na língua, na qual quando imagina,
> com pouca corrupção crê que é a latina.

(I-33)

Este afã é comum a todos os escritores humanistas que procuraram exaltar, como universais, os valores próprios; a segunda, faz parte da tendência para identificar o romance com o latim que alguns, raros, postularam.

A formação clássica de Camões [2] entra na sua obra com este quadro de motivações:

a) O poeta incorpora o Classicismo na sua língua poética, enriquecendo-a, até à sumptuosidade, com cultismos, referências e metáforas. O uso de formas originais de poetas clássicos não constitui plágio, antes alusão. É assim quando recorre a Virgílio para começar o poema (I-1), ou para engrandecer a profecia das guerras (II-53), ou para pôr em contraste dureza e ternura (IV-28). Afirma BOWRA que não há uma página de Camões que não tenha o «sentido» das suas leituras latinas.

b) Ao partir da concepção da Arte como artifício, comunga tanto da «poesia literária» nos seus mais altos estratos humanísticos (onde é forçoso converter a erudição em matéria poética) como da «poesia natural», espontânea, vilanesca, e isto por prurido de sinceridade cortesã.

c) A meta da perfeição camoniana é poder situar-se no mesmo plano poético de Virgílio. Para consegui-lo, é preciso um perfil análogo e ele esforça-se por consegui-lo.

d) Se o Classicismo é uma arte com padrão, cânone e arquétipo, o ideal de vida do humanista vaza-se também em paradigmas. O herói exaltado há-de resistir ao cotejo com os modelos gregos e romanos; o feito heróico há-de poder nivelar-se com os da história antiga. O objectivo é conseguir que homem e feitos resistam ao fulgor da poesia clássica. O desígnio de Camões é demonstrar que Portugal possui heróis e gestas capazes de serem cantadas pelo próprio Virgílio.

e) Por um processo mental análogo, o homem renascentista esforça-se por comprovar a sua qualidade de her-

---

2 Ver, na bibliografia, os estudos de Correia da SILVA, ENTWISTLE, RUEGG, Miranda de ANDRADE, Joaquim de CARVALHO, Costa PIMPÃO, M. Emílio DANTAS, Chagas FRANCO, Costa RAMALHO e BOWRA, sobre este assunto.

deiro da cultura clássica; e, mais ainda, que é digno de mere-cê-la: obras como *Os Lusíadas* são consideradas pelos próprios autores como árvores cuja pujança depende do número e do vigor das raízes que penetrem na Antiguidade e transvasem a sua autêntica substância.

f) Tal como a Arte, os homens e os seus feitos eno-brecem-se ao pôr-se em confronto com a tradição clássica. O aparato mitológico dignifica, por contacto, os feitos e, por uma espécie de apoteose, transmuta em glorioso até o trivial. O gosto pela magnificência, tão de Portugal e do seu tempo, faz Camões ir de contínuo em busca deste enobrecimento.

g) As grandes formas artísticas possuem determinados «pontos» ou «zonas» de expressão, reveladoras de um estilo. Estes lugares, quer sejam meramente ornamentais quer tenham uma função, revelam a marca do autor e da época na obra espontânea; trata-se de equipará-los na imitação revivescente. A épica oral estava cheia de «clichês» e «bor-dões» para o canto improvisado (BOWRA procurou aí uma caracterização); a épica literária emitou-os e apresenta-se-nos cheia de «momentos tópicos». Camões cai neles.

h) A épica literária é um género naturalmente anacró-nico e, portanto, o «pensum» clássico é-lhe congénito; não é de estranhar que *Os Lusíadas* sejam um «poema virgi-liano» sem constituir uma manta de retalhos.

i) Classicismo e Cristianismo são para o poeta factos diferenciadores em relação ao Oriente, que ele próprio veio a viver; acentuá-los é um traço do «esprit européen».

Observemos também o significado de Camões quanto ao culto e defesa da língua pátria. Comecemos por recordar que, precisamente no momento em que ele chega ao campo das letras, tinham surgido, em toda a Europa, perante o domínio artístico do latim, apologias das línguas vernáculas. É um movimento intelectual, universitário. Na Itália (onde se tinha produzido uma acção semelhante já no século XIV com Dante e que veio a ser reforçada por Maquiavel e Bembo, entre os humanistas), Trissino (1530) e Sperone (1542) bem cedo consagram tratados à exaltação do toscano. Em França, essa tarefa cabe a DU BELLAY: *La Déffense et Illustration*

59

de la Langue Française (1549). Em Espanha, a obra inicial de Antonio de NEBRIJA é seguida por Juan de VALDÉS no *Diálogo de la Lengua* (1546) e achará continuadores em Fr. Luis de LEÓN e Ambrosio de MORALES. Quanto a Portugal, João de BARROS, no seu *Diálogo em louvor da nossa língua* (1546), teorizou o que António FERREIRA viria a praticar quanto ao uso literário do português; mas aqui o problema tinha um aspecto apaixonante que não se dava nos outros povos, porque a língua portuguesa aparecia bloqueada entre o latim e o castelhano, este na moda por influência da Corte (onde privavam as princesas espanholas), por atractivo artístico e até por oferecer linguisticamente resolvidos problemas de expressão e de fixação com uma maior proximidade do modelo clássico, por ser considerada língua mais romana que românica, comprovada em ensaios latinizantes, como o de Garcilaso pai, perante Alexandre VI que enchera de orgulho o embaixador português D. Rodrigo de Castro[3]. Se bem que não se tratasse de um fenómeno de bilinguismo, mas de culto minoritário, e não apresentasse então aspecto polémico, é fora de dúvida que a língua portuguesa sofria com isso perda considerável na área do culto artístico. Desde o Condestável D. Pedro, em meados do século XV, até ao próprio Camões, passando por Garcia de Resende e por Gil Vicente, muitos poetas manejam, nas suas obras, com maior ou menor intensidade e acerto, o castelhano; são, na realidade, poetas bilingues, embora o país não o seja. Depois de Camões, sob o domínio de Filipe II, o problema vai agudizar-se, e até 1640 o tributo pago por Portugal às letras espanholas é tão considerável que, sendo motivo de regozijo para Espanha, dá razão aos que muito antes se lamentaram do abandono da língua nacional. Porque a gravidade do facto radicava em que tinha carácter aristocrático e, na

---

3 Martín de VICIANA, *Libro de alabanzas de las lenguas hebrea, latina, castellana y valenciana,* Valência, Juan Navarro, 1574. Reproduzido por Oliver ASIN na *Historia de la lengua española.* Sobre este tema, ver ainda: E. BUCETA, *La tendencia a identificar el español con el latín* (Homenagem a Menéndez Pidal, 1925), e José F. PASTOR, *Las Apologías de la lengua castellana en el siglo de Oro,* Madrid, CIAP, 1920.

sua iniciação, não tinham desempenhado qualquer papel causas políticas. Do seu alcance dão-nos testemunho os estudos de Castro OSÓRIO e Hernâni CIDADE, entre os portugueses, e o do espanhol ASENSIO BARBARIN[4]. Ao considerarmos o número e a qualidade das obras de autores portugueses em castelhano, não podemos deixar de reconhecer, pelo menos, o papel que veio a representar Camões, ao salvar e fixar a língua da sua Pátria.

Esta tarefa não foi realizada mediante um reforço popularista, como o que tinha aconselhado DU BELLAY para o francês, mas fazendo culminar os esforços de enobrecimento da língua levados a cabo desde o início do Renascimento. Camões foi um humanista e profundamente culta a sua linguagem. Por isso, a transcendência na evolução do português deve considerar-se como análoga à que Gôngora realizou mais tarde em Espanha quando vieram também a culminar os desejos de quantos procuravam aproximar dos modelos clássicos a expressão literária em língua vulgar. E, muito embora Camões tivesse que inventar, e inventar com felicidade, muito mais frequentemente que Gôngora, o mais característico de um e de outro foi o que Dâmaso ALONSO[5] sintetizou nestas três palavras: recolher, condensar, intensificar. O «camonianismo» fez o resto: palavras e construções, preteridas e esquecidas, permaneceram por acção do geral reconhecimento da qualidade modelar, canónica, de *Os Lusíadas.*

Tal é a paradoxal posição do poeta que, por ser ainda mais minoritário do que o grupo castelhanista, garante o domínio do português; mas, por ser muito mais cultista que qualquer um dos cultores do castelhano, fixa um português cheio de latinismos: um apaixonado defensor da língua vulgar acaba por levá-la às fontes clássicas.

---

4 Castro OSÓRIO, *Florilégio das Poesias Portuguesas, escritas em castelhano e restituídas à língua nacional,* Lisboa, 1942; Hernâni CIDADE, *A literatura autonomista sobre os Filipes,* Lisboa (1948), e ASENSIO BARBARÍN, *España en la época filipina,* RFE, 1949.

5 Dâmaso ALONSO, *La lengua poética de Gôngora,* Madrid, 1953.

61

É atractivo e aliciante entrar, a título de exemplo, em alguns pormenores.

Correia da SILVA e Hernâni CIDADE [6] discriminaram o emprego de latinismos por parte de Camões. Em geral, pode afirmar-se que, em face de formas duplas, costuma mostrar preferência pelas formas cultas em vez do vulgarismo: *doctrina* em vez de *doutrina*; *facultade* e não *faculdade*; *preceptos* e não *preceitos*; *defensa* e não *defesa*; *fruto* e *fructo* em vez de *fruito*; *abundança* por *avondança*; *instructo* por *instruído*. Na selecção de vocábulos, as razões de procura ou criação de um latinismo são as seguintes:

a) Por necessidade ou adequação do seu significado; por exemplo: *ariete, orbe, véspero, indigete, arúspice, undivago, trifance, semícapro, ensífero, sagitífero...*

b) Por exigência de rima; por exemplo: *salso argento* com «atrevimento» (VI-8); *neguicia* com «malícia» (VIII-65); *divicias, inimicicias* com «delícias» (VII-8); *procela* para «vela» (VI e I); *inópia* para «Etiópia» (V-6); *líquido estanho* para «tamanho» (VIII-73).

c) Por outras exigências de versificação — acento ou metro: «Das águas algua *ínsula* divina» (IX-21); Em que vê seu *exício* afigurado» (X-146).

d) Por maior nobreza do vocábulo: *licor* em vez de «sangue»; *peregrino* por «estrangeiro»; *progenie* por «geração»...

Humanística é também a adjectivação tópica, sobretudo nas notações da cor de objectos ou abstracções. Para Camões são «áureos» freios e espadas, mas também leitos, aves e paz: a paz «áurea» e divina. E o mesmo acontece com «níveo» ou com «horrendo» [7]. A tendência para identificar o português com o latim na estrutura frásica, traduz-se não só no hipérbato ou na inversão do verbo, tão característicos do seu tempo, mas também na adopção de construções de directa procedência clássica. Recorde-se, por exemplo, a construção

---

6 Correia da SILVA, *Ensaio sobre os latinismos dos Lusíadas,* Coimbra, 1931; e Hernâni CIDADE, *op. cit.,* vol. II, p. 54.

7 Hernâni CIDADE, *op. cit.*

«Mecón rio», «Ceilão insula», «Abrantes villa», do tipo «Meninge insula» [8]. Não só o conhecimento directo, mas também a posse de um vastíssimo «pensum» latino, sobretudo virgiliano, ofereciam a cada momento, ao poeta, esquemas e até frases com que exprimir à maneira clássica os seus pensamentos.

Mas não esqueçamos também o que, nestas atitudes, há de reacção europeia perante o exotismo medieval; o que há de ânsia de afirmar o gloriosamente próprio como insuperável perante o deslumbrador luxo alheio, e também de rebuscado enriquecimento por imitação das sumptuosas perspectivas entrevistas ou vividas no ultramar, enriquecimento motor do barroco.

Por último, as suas próprias qualidades fazem de Camões um escritor proto-barroco (não esqueçamos as origens portuguesas desta arte), tanto como os seus parciais atavios de forma ou a sua maneira peculiar de ver o movimento e a oposição. A sua epopeia tem um duplo dinamismo; ascensional, no início; de queda, no remate. Recorde-se a frase de Ortega e Gasset sobre o desmoronamento barroco, desiludido, do sonho em face da realidade: *Os Lusíadas* são um *D. Quixote* feito de histórias e não de fantasias cavaleirescas. O que, num ou noutro soneto, canção ou carta, foi confidencial «catarsis» do homem inadaptado à Babel das Índias, ou em luta com o conformismo, ou o horizonte mercantil dos seus, no poema torna-se rouco grito de acusação. Melhor do que ante um DU BELLAY das ruínas romanas, estamos perante o Quevedo de um povo que perdeu o leme dos seus destinos:

No' mais, Musa, no mais, que a lira tenho
destemperada e a voz enrouquecida,
e não do canto, mas de ver que venho
cantar a gente surda e endurecida.
O favor com que mais se acende o engenho,
não no dá a Pátria, não, que está metida
no gosto da cobiça e na rudeza
dũa austera, apagada e vil tristeza.

---

[8] A observação é de Epifânio DIAS.

E não sei por que influxo de destino
não tem um ledo orgulho e geral gosto,
que os ânimos levanta de contino
a ter pera trabalhos ledo o rosto.

(X, 145-146)

É também traço típico da nova etapa artística o contraste entre a «grave seriedade» do poema e o carácter do autor que, tantas vezes, como no risonho tratamento dos deuses, atraiçoa o seu propósito; entre o reflexivo idealismo das canções e dos sonetos e a frívola gentileza das *Redondilhas*. É uma alegre desgarrada, semelhante à de Góngora; uma busca de movimentos contrários, um deliberado dobrar--se às exigências de um género transcendental procurando logo uma libertação pelo culto do intranscendente; pagar o tributo à História, escrever o livro dos destinos e brincar alegremente com a própria língua, que se eleva à sua mais alta dignidade; sentir-se Lucano para dizer das dores dos heróis e vestir-se de jogral da Idade Média para soltar vaias e seguir «motes velhos». Nesta dualidade está a chave do espírito de Camões e do espírito desse povo, concentrado e expansivo, apaixonado pela grandeza e pela diversão, ascético e festivo, que é Portugal.

Capítulo VI

OS TEMAS CONDUTORES: O AMOR,
A NATUREZA, A HISTÓRIA

Os três «temas condutores» da obra de Camões são:
o Amor, a Natureza e a História, fundidos, talvez, os dois
primeiros num único conceito idealista; aliado o último, inse-
paravelmente, à ideia da pátria portuguesa e da missão do
poder como exercício da Justiça. Foi o brasileiro Joaquim
NABUCO [1] quem, numa das suas conferências nos Estados
Unidos, afirmou que Camões era o poeta do Amor e da
Justiça. A frase, que parece um lugar-comum, corresponde,
na realidade, às grandes afirmações que transcendem a obra
camoniana, conduzida por motivos ideológicos, baseada em
noções prévias, filosóficas e morais; estruturada, na sua maior
parte, desde a escolha dos temas até ao seu desenvolvimento,
pelo pensamento de um poeta que não se contentava com
servir a Beleza, mas pretendia, ao mesmo tempo, encarnar
as outras noções transcendentais: o Bem, acima de tudo, e
a Verdade.

O que de didáctico possa daí ter advindo à sua obra,
em desfavor, portanto, das suas qualidades estéticas, não é,

_____

1 *Discursos e Conferências nos Estados Unidos,* trad. de Artur BOMILCAR,
Nova Iorque, s.d.

aqui, ocasião de discriminá-lo[2]. O êxito de Camões no século XIX pode radicar talvez no didactismo que tantas vezes deslustra ou desvia do que a nossa época tem por pura expressão poética. Seria absurdo pretender, para enaltecê-lo, esquecer o seu carácter de «poeta de ideias». Para o compreendermos, preferimos tanto quanto possível, analisá-las; assim o procuram fazer nossos breves comentários. Mas apontemos, previamente, os temas condutores da sua obra.

O AMOR

Será bom habituarmo-nos a separar, em Camões, a ideologia amorosa do poeta do que teriam sido os amores do homem: aquela há-de estudar-se em pormenor na sua obra; estes são-nos historicamente desconhecidos. E é justamente porque, na realidade, se trata de um pensador que é tão atractivo como arriscado tomar a poesia como documento biográfico[3]. O que, através dela, ficamos a conhecer é a sua formação; e o que parece lícito afirmar é que existiria um vivo contraste entre pensamento e conduta: a divergência que naturalmente tem que estabelecer-se entre a doutrina idealista do amor e a vida do cortesão, do soldado, do navegador... Mostra-nos a sua amplitude a distância que medeia entre o jardim de Academos e a Babel das Índias.

Terá sido talvez um desejo de evasão que o levou a distanciar a sua poesia da realidade circundante e a impregná-la de altos ideais: a comparação que o professor

---

[2] Contra a apreciação de *Os Lusíadas* como obra lírica, ergue-se o critério de CROCE, que a exclui da poesia, «no seu puro conceito», e a coloca entre a mera «literatura» (*La Poesia. Introduzione alla Crítica e Storia della Poesia e della Letteratura*).

[3] Ver: Prado COELHO, *Motivos e caminhos do lirismo camoniano*, Coimbra, 1952; e a introdução de Costa PIMPÃO à edição das *Rimas*. Por outro lado, basta comparar, por exemplo, a Canção IV com os seus modelos (Petrarca, Boscán) para compreender como pode ser errôneo o resultado do método biográfico na interpretação da Lírica.

RÜEGG estabelece entre Píndaro e Camões afigura-se, neste aspecto, muito perspicaz[4].

Camões é, acima de tudo, um poeta platónico, embora seja ainda duvidoso que tenha conhecido directamente a obra do mestre (recordem-se os estudos de Joaquim de CARVALHO e a polémica entre Costa PIMPÃO e Virgílio FERREIRA). Parece lógico que possa tê-lo conhecido: Platão fazia parte da educação humanística e era prenda da vida intelectual cortesã. Mas, directa ou indirectamente, Camões acabou por deixar-se embeber da sua filosofia. Platão era lido em Portugal desde a época do Condestável D. Pedro (a quem Santilhana emprestou um diálogo); Santo Agostinho foi sempre comentado; Ficino ou Pico de la Mirandola, Castiglione ou Leão Hebreu[5] faziam chegar as doutrinas de Platão a quantos se prezavam de algum saber. O platonismo renascentista tinha exaltado como ideia, e como ideia que tudo empregnava, aquilo que no «amor cortês» se tinha apresentado sobretudo como uma tendência[6]: «a estética platónica foi a *filosofia popular* em Espanha e na Itália durante todo o século XVI», afirmou Menéndez Pelayo[7]. Por isso, o problema do platonismo de Camões não é propriamente um problema de fontes, mas de cultura[8], uma cultura que se tinha formado de todas essas leituras filosóficas, acrescida da impregnação poética de Petrarca, Bembo, Garcilaso e Sannazzaro... e da «saudade» nativa.

Já não se trata de um poeta que, por aceitar as realidades terrenas como meras sombras de ideias, vê a Beleza,

---

4 «Em épocas análogas de febril expansão económica e enriquecimento, decadência de costumes e degeneração, evocaram figuras e ideais do passado heróico e pregaram a seus epígonos o dever, o alto sentido da vida». «A semelhança entre ambos não se reconhece em aspectos exteriores, mas no mais profundo parentesco espiritual» RÜEGG, *Das Pindarische*...

5 Joaquim de CARVALHO defende que Camões não conheceu directamente a obra de Leão Hebreu (*Leão Hebreu, Filósofo,* Coimbra [1918]; e *Leituras filosóficas de Camões,* in *Lusitania,* II, p. 246).

6 Sobre *Il Cortigiano* ver: FESTUGIÈRE, *La philosophie de l'amour*... RUC, VIII, p. 441; MENÉNDEZ PELAYO, *Hist. Ideas est.,* II, p. 45, nota; Costa PIMPÃO, *Teria Camões lido Platão?* (Nótula a um artigo crítico), Coimbra, 1942.

7 MENÉNDEZ PELAYO, *op. cit.,* II, p. 74.

8 Costa PIMPÃO, *op. cit.*

e por ela o bem sonhado, como mera espécie de particular Beleza, mas que, isso sim, afinando e depurando os conceitos, chega, como veremos, na paráfrase do *Super Flumina*, a aceitar e desenvolver os conceitos platónicos de «espera inteligível», de «especulação», de «reminiscência» e de «palinódia», ou a defender, na Écloga VII, que o Amor é a lei do universo:

> Amor é um brando afeito
> que Deus no Mundo pôs e a Natureza,
> pera aumentar as cousas que criou.
> De Amor está sujeito
> tudo quanto possui a redondeza;
> nada sem este afeito se gerou (...)

e força espiritual que conforma a matéria:

> As coisas ele as ata e as conforma
> com o Mundo, e reforma
> a matéria. Quem há que não veja?

e o poder que, transformando o amador na coisa amada (Soneto XX e Vilancete «Deos te salve...»), o faz viver a sua verdadeira vida como matéria que encontra a sua forma:

> Mas esta linda e pura semideia,
> que, como um acidente em seu sujeito,
> assi co a alma minha se conforma,
> está no pensamento como ideia:
> o vivo e puro amor de que sou feito
> como a matéria simples busca a forma.

É grato a Camões imaginar até que o êxtase amoroso «desnatura» o amante convertendo-o em matéria inanimada ou dissolvendo-o num doloroso não-ser. A mesma ideia surge, como experiência própria, numa das canções:

> Conheci-me não ter conhecimento;
> e nisto só o tive, porque Amor
> mo deixou por que visse o que podia.
> Tanta vingança Amor de mim queria,
> que mudava a humana natureza

nos montes e a dureza
deles em mim, por troca, traspassava.
Oh! que gentil partido!
trocar o ser do monte, sem sentido,
pelo que num juízo humano estava!

(Canção VII)

É essa a ideia que anima a maravilhosa metamorfose
do Adamastor, convertido em promontório da costa pela
dureza da amada Tétis (V, 59); porque a lei de Amor atinge
igualmente homens e deuses e nem mesmo o gigante se
livra ao seu jugo: quando o Gama o interroga, assustado
da sua pavorosa aparição, ouve imediatamente a história de
uma paixão que, em contraste com o seu estado trágico, o
faz não só abrandar-se em ternuras, mas também acolha
uma nota de humor quando conta que a filha de Peleu e
Dóris lhe respondeu:

— Qual será o amor bastante
de ninfa que sustente o dum gigante?

(V-53)

Porque a doutrina amorosa de Camões, desenvolvida nas
Rimas com tão minuciosa casuística, impregna também o
poema épico, onde a gravidade do género parecia excluir
o erótico e onde a acção fundamental está fora dos limites
da cerca onde Amor floresce. E, porque, em *Os Lusíadas*
adquirem valor fundamental episódios ou passos amorosos,
como o da paixão infeliz, Inês de Castro, ou o da paixão
triunfante, no bacanal de ninfas e navegantes com que Vénus
recompensa os portugueses, pelo menos neste, sob a autocensura de uma fantasia alegórica [9]. Encontramos mesmo,
como nota lírica, o desenvolvimento dos postulados do amor
cortês:

Mas quem pode livrar-se porventura
dos laços que Amor arma brandamente
entre as rosas e a neve humana pura,
o ouro e o alabastro transparente?

---

9 BOWRA, *Virgílio, Tasso, Camões e Milton*, p. 145.

69

Quem de ũa peregrina fermosura,
de um vulto de Medusa propriamente,
que o coração converte, que tem preso,
em pedra não, mas em desejo aceso?

Quem viu um olhar seguro, um gesto brando,
ũa suave e angélica excelência,
que em si está sempre as almas transformando,
que tivesse contra ela resistência?

(III-142-143)

Camões, tão duro com os erros políticos, desculpa de bom grado fraquezas de amor. Nada menos do que três estrofes do canto X são consagradas, em *Os Lusíadas*, a justificá-los com exemplos clássicos: Apeles, enamorado de Campaspe; Araspas, de Panteia; «o férreo» Balduino, de Judite, a filha de Carlos o Calvo... (X-47-49). Em outros cantos, e sobre factos da história pátria, pode mostrar análoga indulgência: o descuidado rei D. Fernando aparece, de certo modo, justificado das suas maiores fraquezas:

Desculpado por certo está Fernando
pera quem tem de amor experiência.

(III-143)

E achamos excessivo o castigo de Afonso de Albuquerque contra Rui Dias. Toda a sua condescendência fica resumida no verso final da estrofe em que condena esta vindicta, por um facto

que a fraca humanidade e amor desculpa.

(X-46)

A NATUREZA

Considerar que o sentimento da natureza se revela primordialmente pela capacidade de visão da paisagem natural ou das formas corporais equivale a negar que a expressão original desse sentimento seja um dos «temas condutores» na obra de Camões, por mais que tenha vibrado ante uma e outra beleza. Para abordarmos este seu aspecto, temos de começar por recordar a amplitude e variedade de matizes que o «regresso ao natural» ofereceu ao classicismo renascentista.

Ao examinarmos a atitude de Camões perante a paisagem, observamos que o «humanismo literário» interpôs, continuadamente, os seus moldes entre o «poeta» e os maravilhosos cenários que o «homem» teve a felicidade de viver, de sentir. Não creio que se possa apontar em toda a sua obra a «descoberta» de um horizonte natural, o prazer puro e directo do contemplar de uma novidade geográfica bela, a «surpresa», enfim, que é motor estético. Teve, no entanto, o dom de traduzir verbalmente, com assombrosa ductilidade, situações naturais (diz BOWRA que ele sentiu algo do prazer de Homero pela variedade das cenas humanas); mas é raro que, nele, esta representação não traga, por sua vez, interposta uma alusão a intérpretes consagrados. Sente o natural sensualmente, evoca a visão panorâmica, mas os seus quadros são descrições compostas por elementos sugeridos. É um clássico e não pode individualizar nem personalizar as suas visões. É certo que a Ilha dos Amores oferece um conjunto de elementos naturais, que contrastam com o «lapidário» com que Ariosto embeleza o seu paraíso [10]; mas basta recordar as suas vivências nas viagens, para se compreender até que ponto nele esteve refreada, pelos tópicos literários, a sua evocação. O exemplo mais claro está na impressão que dá de Calecut, não só abstracta, a ponto de poder aplicar-se a qualquer cidade do Ocidente, mas também sugerida, pois procede directamente de Castanheda:

> Já chegam perto, e não com passos lentos
> dos jardins odoríferos fermosos,
> que em si escondem os régios aposentos,
> altos de torres não, mas sumptuosos;
> edificam-se os nobres seus assentos
> por entre os arvoredos deleitosos:
> assi vivem os reis daquela gente
> no campo e na cidade juntamente.

(VII-50)

---

10 BOWRA, *op. cit.*, p. 143.

Quanto ao retrato, os seus ingredientes descritivos são também, em geral, literários e, muitas vezes, acromáticos, pois a individualização colorista concentra-se apenas em pequenos pormenores: os olhos, o cabelo... Mas existem na sua obra alguns «quadros» que garantem a posse de um modo de ver pictórico — o vestuário de Leonor, a donzela do cântaro — e, sobretudo, uma excepcional capacidade de captar o dinamismo das figuras (o andar, a atitude, a expressão...), como tradução de estados de espírito. Afirmou Teixeira GOMES que, entre os portugueses, ninguém melhor do que Camões soube surpreender a atitude corporal em sua helénica pureza. Mas laboraria em erro quem pensasse que a sua visão era a de um Miguel Ângelo; antes pelo contrário, tem uma graça de pré-rafaelista. A louca corrida das ninfas na *Ilha dos Amores,* o que nos recorda é a pintura de Boticelli, ao glosar uma história do Decameron.

Ao estudar o lirismo naturalista de Camões, Hernâni CIDADE [11] conseguiu uma síntese sóbria e clara da atitude do poeta perante a Natureza; do ponto de vista literário, usa-a, quase sempre, coberta da roupagem mitológica.

a) Comparações e metáforas. Não podem caracterizar o estilo épico de Camões: *ímpeto* e *bravura* dos inimigos, *espessura do silvestre arvoredo*; Afonso Henriques, *rábido molosso*; Nun'Álvares, *fortíssimo leão de Ceuta*; D. João I, *leoa ferida*; Francisco de Almeida em Dabul, *touro cioso que se ensaia para a crua peleja, tentando os cornos no tronco dum carvalho*; Inês de Castro, *pálida cecém...*

b) Descrições. As três de maior relevo têm motivações extra-estéticas: a tromba marítima revela curiosidade científica; a tempestade no Índico exalta o esforço do homem; a *Ilha dos Amores* é a visão de um prémio paradisíaco de sensuais deleites.

c) Comprazimento naturalista. A comunhão de sentimentos com a natureza (que se julga deles participante) tem

---

11 Herâni CIDADE, *Luís de Camões,* vol. II, cap. IX, pp. 180 e segs.

profunda tradição na lírica da Galiza e de Portugal [12]. Camões não se subtrai à tradição, vive-a e serve-a, mas de uma maneira clássica. Quando as coisas sentem com o homem é porque o poeta sente com os mestres da poesia que fizeram viver («lacrimae rerum») essa emoção:

> Os altos promontórios o choraram,
> e dos rios as águas saudosas
> Os semeados campos alagaram,
> com lágrimas correndo piadosas;

(III-84)

> Os montes mais de perto respondiam
> quase movidos de alta piedade;

(IV-92)

Estamos diante da aplicação de belas fórmulas literárias, não diante da versão directa de uma emoção compartilhada. E, de igual modo — embora recorra a um magistério não clássico, o da lírica medieval — o seu apelo à «compaixão» representa o emprego de um cânone prévio. Assim acontece quando Inês de Castro exprime o seu amor:

> Os montes ensinando e às ervinhas
> o nome que no peito escrito tinhas.

(III-20)

É certo que apresenta as coisas correspondendo à atitude do homem, mas não esqueçamos que também chega a esboçar o êxtase amoroso em que o homem se converte em «coisa». Porque a natureza de *Os Lusíadas* não é a branda e submissa paisagem que se dobra à existência humana e que ouve a donzela enamorada, nas «cantigas» medievais;

---

12 Camões sentiu de uma maneira muito viva o apego à terra natal e o sentimento da «saudade» como nostalgia. Reflexo desse apego, e do pressentimento da «saudade» na despedida, é a oitava (*Os Lusíadas*, V-3) em que evoca o primeiro espaço percorrido pelas naus do Gama: «Já a vista, pouco e pouco, se desterra/daqueles pátrios montes que ficavam».

73

é a mão de Deus erguida sobre o homem, elevando-o até Ele, tanto na Beleza como na Dor. Camões já não pode cantar, como os seus antepassados, os navios floridos, nem as flores do verde pinho, nem o galopar dos cervos junto à fonte...; mas também não lhe cabe substituir a visão paisagística dionisíaca pelo clássico jardim renascentista: a sua voz enrouqueceu com o medo dos «gravíssimos perigos»:

> Por céus não naturais, de qualidade
> inimiga da nossa humanidade.

(V-70)

Para mim, o naturalismo de Camões nasce sobretudo do que poderia chamar-se o *sentimento trágico da Natureza*. O seu espectáculo predilecto é o da acção humana contra as forças contrárias que se lhe opõem. O mar é como o símbolo desta «natureza desnaturalizada»; o perigoso mar contra o qual lança o seu horaciano anátema o *Velho do Restelo*:

> Oh! Maldito o primeiro que no mundo
> nas ondas vela por um seco lenho!

(IV-102)

e cujos riscos estão enumerados, com douta eloquência, ao deparar com fenómenos naturais, como a tromba marítima ou o fogo de Santelmo:

> Súbitas trovoadas temerosas
> relâmpago que o ar em fogo acendeu,
> negros chuveiros, noites tenebrosas,
> bramidos de trovões que o mundo fendem...

(V-16)

Em segundo lugar, e por exigência da sua atitude didáctica (nunca é demais sublinhá-lo), a Natureza é para ele um campo de observação, como *mestra da experiência*. Já Alexandre de HUMBOLDT viu o valor deste aspecto do realismo camoniano: «Aquela peculiar concepção da Natureza que tem a sua origem nas observações de nós mesmos brilha no mais alto grau nas partes descritivas de *Os Lusíadas.* Nunca a inspiração do poeta, a erudição da linguagem e os suaves acentos da melancolia prejudicam o rigor da descrição dos fenómenos físicos; antes, como acontece sempre que a Arte brota de fonte pura, realça a viva impressão de grandeza e verdade dos quadros da Natureza» [13].

Humanismo é a confiança do poeta na «experiência» humana. Camões foi o cantor da acção do homem do seu tempo; a invenção, a descoberta, a conquista, o prazer do inaudito... Todo um tesouro de aquisições à custa de imensos, de sobre-humanos trabalhos.

A HISTÓRIA

A esta valorização das relações do homem com a Natureza e do magistério da experiência deve-se o papel que ocupa a História como tema condutor da sua obra, a ponto de *Os Lusíadas* serem, antes de mais, um grande «poema histórico» [14]. Para esta valorização dos factos verdadeiros como fonte de poesia, há uma dupla combinação de precedentes peninsulares: o da épica erudita e o da épica popularizada. Lucano escreveu o seu poema baseado na crónica *De bello civile,* mas as gestas verdadeiras da Idade Média serviram de fonte às Crónicas. Os paralelos que se têm estabelecido (desde HUMBOLDT até hoje) entre o poema camoniano e os Diários de Borgo ou os *Roteiros* revelam claramente o seu significado como «canção de história» [15].

---

13 A. HUMBOLDT, *Kosmos,* capítulo dedicado ao reflexo do mundo exterior na imaginação do homem.

14 Numa perspicaz conferência sobre *Os Lusíadas* e a viagem do Gama, António SALGADO JÚNIOR pôs em relevo a elaboração dos dados da História em epopeia na obra camoniana.

15 Recorde-se a polémica entre o almirante Gago COUTINHO e o Dr. José Maria RODRIGUES sobre *A dupla rota de Vasco da Gama em «Os Lusíadas»,* uma das mais vastas e documentadas *tensóns* históricas do nosso tempo, que durou desde 1931 até 1934.

O seu argumento é precisamente o triunfo do género humano sobre a Natureza. *Os Lusíadas* são a epopeia da vitória humana sobre o Adamastor e Baco e todos os «fantasmas negros» das ilhas tenebrosas. O seu grande valor provém da exaltação do quebramento dos «vedados términos» (Hernâni CIDADE). A sua condição prévia é contar a verdade, a real autenticidade deste quebranto.

Por isso, escolhe como protagonista uma entidade histórica, um povo: um povo capaz de conceber heróis que realizem façanhas, assombro dos velhos deuses; um povo destinado a uma missão de justiça e de fé. Pela mesma razão por que a sua epopeia pretendeu ser, antes de mais, um poema nacional, com uma pátria nos caminhos da História por protagonista; porque se afincou à terra natal, conseguiu erguer-se como o grande poeta do Homem: «A importáncia de *Os Lusíadas* aumentará à medida que a literatura da Europa se torne universal», afirmou LE GENTIL [16].

Mas Camões é um humanista cristão, pendente dos seus fins últimos e para quem toda a glória da pátria pode realizar-se na expansão da fé (VII-3).

Basta recordar as suas alegações em prol da unidade cristã contra o luteranismo ou as divisões religiosas interiores. É, convictamente, um homem da Contra-Reforma, sem deixar de sentir-se um reformador. O seu espírito é o de um Borromeo. Por isso, ao lado das diatribes contra a heresia dos alemães e dos ingleses ou contra a vida frouxa dos italianos (VII-98), podem ler-se amargas alusões aos religiosos sem fervor apostólico (X-119) ou aos clérigos apegados ao mundo (IX-28). A sua história está concebida como lugar teológico, à maneira de Orósio, um seu compatriota discípulo de Santo Agostinho. É outro tema que, por sua vez, aparece sempre conduzido por um providencial desígnio. Os três círculos da obra camoniana giram teocentricamente à volta da ideia que daria o título a uma das mais belas obras da prosa portuguesa: *Os últimos fins do homem.*

---

16 Ver G. LE GENTIL, *Camoens,* Paris (1923), e *Camões e a Literatura Francesa»,* in «Biblos», 1944.

Capítulo VII

CAMÕES LÍRICO: AS FORMAS TRADICIONAIS

CAMÕES LÍRICO

Fiquemos a sós com a intimidade do poeta. Vamos supor submerso tudo quanto, nas suas obras, haja de autêntica epopeia, de teatro representável, de sátira ou de ensinamento. À superfície flutuaria uma das mais belas líricas de todos os tempos. Porque Camões foi, antes de tudo, um grande lírico [1]. Todos quantos dele se têm abeirado sem preconceitos, todos têm podido sentir aquele palpitar que nem a fidelidade a modelos, nem as convenções retóricas, nem o ambiente podem aplacar em quem possua um dom que os homens sempre têm considerado como algo de divino.

Camões abriu-nos o seu espírito, e não só quando escreveu de alma para alma, ou quando cantou livremente, como quem improvisa, em viagem ou na solidão do campo, mas também na rigidez das oitavas, onde se engasta a pedraria dos lugares-comuns, com rios de lágrimas e rosas das faces, voos de ninfas e corações furtados. Também aí está o

---

[1] Dizia LINK, no século XVIII: «Quem negar a Camões as qualidades de um grande poeta, tão mal o conhece a ele como à sua língua».

77

grande lírico, com a alheia, e esplêndida roupagem da língua poética do último petrarquismo.

Porque Camões é, tal como Góngora, um poeta de dupla vertente, que domina duas linguagens poéticas e duas formas líricas em contraste, se bem que, como salientou BISMUT, exista uma profunda e íntima unidade na sua arte: os mecanismos associativos funcionam com singular constância e com um «processus» análogo na lírica e na épica, tão impregnada de lirismo. Pertence à «geração C» da história das letras modernas, que tantos escritores dá à França e à Península Hispânica e tantos nega ao resto da Europa — a geração da Pleiade, a dos salmantinos e sevilhanos... Camões nasce quando ainda escrevem Gil Vicente e Sá de Miranda, Garcilaso e Castillejo, e de todos ele herda. Posição afim, em muitos aspectos, à de Lope de Vega, nascido quando Camões estava na Índia, e muito menos conceptual do que ele, embora com análogo sentido popularista. Posição determinada tanto pela estirpe lírica como pela convivência. Recordemos, para compreendê-lo, com António José SARAIVA, que «os problemas amorosos de Camões vêm precedidos pelos de Bernardim Ribeiro, que se integra no *Cancioneiro Geral*, e pressupõe o romance de cavalaria e o lirismo trovadoresco». Há um desenvolvimento coerente dos temas desde os trovadores a Camões... Dir-se-ia que encontramos nesta sequência a literatura portuguesa genuína e tradicional».

A oposição António Ferreira-Camões, ou, se se prefere, «mirandinos»-Camões, segue a contenda Garcilaso-Castillejo e anuncia o que virá a ser a sublevação contra Lope. Um suposto insulto, o de «rústico Magálio sem brandura», rotularia de anti-cortesão o maior poeta português. Por ter sido autêntico, poderia reunir a incompreensão coetânea do duplo jogo de expressões, que irá repetir-se em Góngora, que, por sua vez, tanto lhe deve, e em cada uma das vertentes.

Estamos, pois, em presença da dupla face de Camões. De um lado, a tendência artística popular, que, à maneira palaciana, cultiva a arte menor; do outro, a linha cultista italianizante. Advirtamos, no entanto, antes de acompanharmos cada uma delas, que a duplicidade é característica permanente das letras galegas e portuguesas, desde a oposta irmandade do «refram» e da «maestria», do ingénuo e do provençalista, nos trovadores dos *Cancioneiros*, que, por puro requinte, viveram um precoce regresso palaciano ao culto das formas populares. Os poetas acharam, desde então, aberto um duplo rumo que lhes permitiu entregarem-se, com igual amor, ao culto das modas europeias e à recriação do tradicional, que podiam sempre justificar como um «retorno».

A LÍRICA TRADICIONAL DE CAMÕES

A arraigada coexistência de formas antagónicas deu ao renascimento peninsular uma extraordinária flexibilidade para o culto consciente do medieval, que sobrevive sob a designação de «velho». Assim, na arquitectura, a construção de «obra velha» representa, em face da «obra nova», um perdurar das estruturas góticas. Os «comuneiros» terão representado, em política, uma sobrevivência análoga de modos de governo periclitantes. Em poesia, o que em Portugal se chamou «escola velha» e em Espanha «tradicionalismo» é o culto de metros e temas ingénuos, medievais. Uma vez por outra, num e noutro país, esta tendência diz-se *nacional*, mas o mais curioso é que os portugueses a denominem de «espanhola» e usem designações castelhanas como a de «redondilha», e, muitas vezes, «motes» ou «letras» que procedem de Castela, como a própria estrutura das «glosas» que os desenvolvem.

Nas Letras, como nas Artes plásticas, não é fácil situar com rigor uma personagem ou uma obra num dos campos; o caso de Castillejo, reaccionário íntegro, é excepcional. A lírica de Camões desenvolve-se num e noutro âmbito, com a mesma liberdade que tinha qualquer mestre pedreiro do seu tempo para alternar as ogivas com os arcos abatidos e os pilares torcidos com a ornamentação românica.

Esta vivência da Arte em dois planos sobrepostos dá ao artífice ou ao escritor uma profundidade desconhecida de povos, épocas ou artistas a que poderíamos chamar «mono-

79

valentes». Há aí uma perspectiva histórica, um jogo de contrastes que a entrega a uma única direcção obriga a desconhecer.

Não devemos esquecer, por outro lado, que a própria doutrina que levava os homens do Renascimento a interessarem-se pelo culto das Humanidades, fazia-os incluir nelas o que, por nacional, podia considerar-se «natural»; tal foi o critério que motivou os poetas do grupo de Bembo, Colocci e Lucrécia Bórgia, para o estudo dos nossos *Cancioneiros* [2].

Não é necessário declarar que não existem «dois Camões» quando já caiu no olvido a etapa em que se distinguiam «dois Gôngoras». Por muito afastadas que estejam as *Redondilhas* das oitavas de *Os Lusíadas*, são obras gémeas e animadas pelo mesmo espírito: é-se virgiliano por imitar Virgílio ou porque se toma a mesma atitude que ele adoptou.

A subsistência de um recurso medieval, a «seguida», que permite ao cantor partir de outra composição, popular ou não, para iniciar a sua, dava aos poetas do Renascimento a possibilidade de comporem, à maneira tradicional, partindo de bases anteriores: a composição enobrece-se, assim, inicialmente com a presença de um velho tema. A maneira paralelística galega e portuguesa foi substituída pela castelhana, de glosar o tema exposto de início, desenvolvendo-o em estrofes sucessivas «ao fim das quais se costuma repetir todo ou parte do vilancico, a modo de estribilho» [3].

As poesias de Camões, feitas à maneira tradicional, e que são as mais originais, costumam chamar-se, como dissemos, *redondilhas*. Nas *Cartas da Índia*, ele aplica a este conjunto tão definido da sua obra de epíteto «manada dos enjeitados»: «enjeitar» vem de «injectare» e quer dizer «arremessar», «repelir». Os «enjeitados» são, portanto, tanto os abandonados como os expostos; mas a frase alude concretamente aos touros que, por não terem marca de propriedade, não se sabe a que manada pertencem. Há na denominação

---

2 António José SARAIVA, *A História da Cultura em Portugal*, p. 22.

3 MENÉNDEZ PIDAL, *La primitiva poesía lírica española*, Madrid, Jiménez Molina, 1919. (Discurso lido na inauguração do ano lectivo 1919-1920 no Ateneu de Madrid. Editado in «Ateneo» [1920].

um desejo de confessar quanto, nessa poesia, é contributo de uma obra comum e anónima.

A livre manada que enriquece o poeta e que, sem amo nem senhor, anda errante pelos campos da lírica, é constituída pelas letras para cantar. Porque no duplo jogo que presenciámos, entra um elemento da máxima transcendência: a melodia. A poesia humanística lê-se; a poesia tradicional canta-se. Também aqui as denominações revelam a diversidade de propósitos: as redondilhas tradicionais aparecem reunidas em *Cancioneiros*, nome especialmente aplicado às composições destinadas ao canto; os poetas italianizantes agrupam-se em *Parnasos*, nome que evoca uma aspiração humanística, antológica, superadora. Camões usou esta classificação: as *redondilhas*, como observa A. de CAMPOS[4], formam um *Cancioneiro*, enquanto as composições de arte maior se agrupariam no perdido *Parnaso*, de que fala Diogo do COUTO[5].

Outras vezes, estas formas eram denominadas «géneros de poesia ligeira» ou «de arte menor». Assim se aludia a à sua intranscendência e facilidade e à forma trivial, em versos de seis ou oito sílabas, sobretudo de oito, tão aptos para o canto e tão de acordo com o ritmo da fala.

Analisaremos alguns exemplos desta poesia em Camões, que deixou, como atrás indicámos, nada menos de cento e dezoito obras menores pertencentes a este género[6].

---

4 A. de CAMPOS, *Camões Lírico*, I. *Redondilhas. Introdução.*

5 *Décadas* (Manuscrito reservado da Biblioteca Municipal do Porto), *op. cit.*

6 De acordo com a classificação estabelecida por Carolina MICHAËLIS no seu magnífico estudo sobre *A Saudade Portuguesa*, classificação válida para toda a poesia tradicionalmente peninsular dos séculos XV e XVI à maneira castelhana.

Glosa é a composição de arte menor que desenvolve e repete, total ou parcialmente, outra poesia.

Volta é a poesia ou a estrofe cujo «mote» é aproveitado «sem repetição textual». Acrescentemos que *mote*, segundo C. de FIGUEIREDO, é «sentença exposta em um ou mais versos para servir de tema à estrofe, ou estrofes cujos versos finais são os daquela sentença».

Cantiga é a «volta» cujo «mote» é formado por quatro ou mais versos.

Vilancete é a que tem por «mote» um terceto, um dístico ou um monóstico.

Esparsa é a copla solta, sem «mote», de uma única estrofe.

Trova é a composição de duas ou mais estrofes.

A palavra *endecha*, como esclareceu A. de CAMPOS, pode aplicar-se indistintamente a «canção fúnebre» ou, em Métrica, à «redondilha menor».

6

MENINA DOS OLHOS VERDES
(Edição de 1595)

Redondilhas, n.º 12

Tal como os olhos «claros serenos», Camões perturba-se com estes «olhos verdes», carregados de desdém, se não mesmo irados; com os «olhos verdes» que inspiraram ao poeta nada menos de sete composições e que tão longa tradição têm na lírica galega e portuguesa, a ponto de constituírem um dos «topoi» mais arreigados nela. C. MICHAËLIS, JEANROY, A. de CAMPOS, HEINERMANN e, mais recentemente, Harri MEIER [7], pronunciaram-se sobre o tema. O certo é que dominam ou fazem desvairar, desde as trovas de João de GUILHADE (C. V. 30 e 344) e a «cantiga de vilãos», recolhida por João de GAIA:

> Vos havedel-os olhos verdes
> e matar m'íades con eles

> (C. V. 1062)

até à «Joaninha» de Almeida GARRETT, passando pelo «doce mirar» do peregrino, no romance «Don Gaifeiros de Mormaltán», de

> olhos gazos, leonados.
> verdes como auga do mar.

Do ponto de vista filológico, parece ainda válida a observação de JEANROY, que faz assentar o tópico num mero erro etimológico: «olhos verdes» traduziria o francês «vair oil», que vem de «variu» e não de «viride» [7]. Em Vicente de BEAUVAIS já aparece o equívoco: «oculi varii vel virides». O povo identificou-os com uns olhos de certa cor, os «gazos o leonados», e atribuiu-lhes o poder mágico do glauco, de que gozou Atena Palas, a *glaukôpis*. Acrescente-se a isso um

---

[7] Carolina MICHAËLIS, *Olhos verdes... olhos de alegria*, «Rev. Ling. Port.», Rio de Janeiro, IV, 1920. JEANROY, *Les Origines de la Poésie lyrique en France au Moyen-Âge*, ed. 1925, p. 329; Harri MEIER, *Os Olhos Verdes na Literatura*, in «Ensaios de Filologia Românica», pp. 191 e segs.

símbolo: o verde é a cor da esperança, o dos olhos («li smeraldi» de Beatriz) desperta o espírito para ela. É com esse valor que motivam a composição camoniana: «O mais alto louvor desde sempre feito aos olhos verdes saiu da boca do maior poeta português, Luís de Camões; não porque visse olhos verdes *in natura* na mulher amada (e quem terá sido ela?), mas porque não os via nem podia vê-los, porque eram algo de estranho e de maravilhoso numa mulher imaginária, a mais bela possível: um ideal distante e inacessível; por isso os exaltou como tantos outros haviam feito antes. Admitia-se então firmemente, segundo os cânones tradicionais, que os olhos verdes eram os mais belos» (T. HEINERMANN).

Esta interpretação contradiz a tendência biográfica do Dr. J. M. RODRIGUES[8], para quem a «menina dos olhos verdes» foi uma amada desconhecida, que precedeu no coração do poeta, a Infanta D. Maria, de olhos azuis. A substituição levaria o poeta ao desdém, e os elogios adquiriram, então, um tom irónico de fingidos louvores.

Notemos, finalmente, que o primeiro verso do «cantar velho» em que se inspira continua vivo na poesia popular, cujo ritmo gracioso Camões tão subtilmente soube surpreender na glosa cheia de simples complexidade. E também que se joga com uma ambiguidade: «verdes» substantivo = «verdes» verbo.

> *Cantiga*
> *a este mote alheio:*
>
> > Menina dos olhos verdes,
> > porque me não vedes?
>
> *Voltas*
>
> > Eles verdes são,
> >   e têm por usança
> > 5 na cor, esperança
> >   e nas obras, não.
> > Vossa condição
> > não é de olhos verdes,
> > *porque me não vedes.*

---

8 J. M. RODRIGUES, *Camões e a Infanta Donna Maria*, pp. 27 e segs.

83

10   Isenção a molhos
que eles dizem terdes,
não são de olhos verdes,
nem de verdes olhos.
Sirvo de giolhos,
15   e vós não me credes,
porque me não vedes.

Haviam de ser,
por que possa vê-los,
que uns olhos tão belos
20   não se hão-de esconder.
Mas fazeis-me crer
que já não são verdes,
porque me não vedes.

Verdes não o são
25   no que alcanço deles;
verdes são aqueles
que esperança dão.
Se na condição
está serem verdes
30   *porque me não vedes?*

2. *Usança,* como arma, brasão ou emblema.
7. *Condição* tem o sentido de índole, carácter, maneira de ser.
10. *Isenções a molhos,* esquivanças ou desdéns em abundância.
23. A julgar pelo que deduzo da sua esquivança (A. de CAMPOS).

PASTORA DA SERRA

Eis aqui Camões epígono da serranilha. Estamos, como nos primórdios do género, perante uma serrana portuguesa (C. V. 410), não das que declaram guerra, mas das que mansamente enlouquecem quem delas se enamora. Pôs-se já de parte o diálogo da «pastorela»; os vestígios da «sotte chanson» estão também muito longe. Fica apenas o «mote», clara sobrevivência da linha, que culmina no Arcipreste de Hita, ganha novas inspirações em Santillana e Álvaro Afonso e conserva impulso poético para chegar a Fernando de la Torre, Bocanegra, Carvajales, Encina e Gil Vicente [9].

---

9 Sobre a *Serranilha,* ver: MENÉNDEZ PIDAL, *La primitiva poesía lírica española,* cit.; PIGUET, *L'évolution de la pastourelle,* Berna, 1927; PITZER, in ZRPh., 1934 e RFE, 1935, p. 156; Ferrucio BLASI, «Archiv. Romanicum», XXV (1941); e G. LE GENTIL, *La Poésie Lyrique Espagnole et Portugaise,* vol. 2, livro X.

A serranilha de Camões já não é uma pastorela mas uma canção de romance pastoril. A dama vê-se em pleno «regresso ao natural», como pastora de um vale convulso de louvores às suas graças e de queixas pelos seus desdéns. Uma vez mais se pretendeu achar entre as «voltas» de uma «redondilha» a figuração da «ilustre senhora». Aqui, teria aparecido ao enamorado em trajo de serrana; ele tê-la-ia cantado perante a corte e na sua presença [10].

O breve e fácil poema é uma feliz conjunção entre o vilancete de conhecido ritmo popular e a composição amorosa engastada de tópicos renascentistas: os cabelos da Aurora, a formosura que diviniza a natureza, o mal semeado por entre sorrisos, as flores invejosas e os olhos que detêm a água corrente.

A marca deste modo simples e cortesanesco poderia encontrar-se entre as melhores páginas pastoris de um barroco tantas vezes pressentido no melhor Camões. A composição oferece insuperáveis dificuldades de restituição que levaram os comentadores a evitar anotá-la. Seguimos o texto de 1616, com as correcções de Costa PIMPÃO.

PASTORA DA SERRA
(Edição de 1616)

Letras e motos, n.º 5

Pastora da serra,
da Serra da Estrela,
Perco-me por ela.

Voltas

    Nos seus olhos belos
5 tanto amor se atreve,
    que abrasa entre a neve
    quantos ousam vê-los.
    Não solta os cabelos
    Aurora mais bela:
10 perco-me por ela.

---

10 G. LE GENTIL, *op. cit.*, pp. 530 e segs.

Não teve esta serra
no meio da altura
mais que a fermosura
que nela se encerra.
15 Bem céu fica a terra
que tem tal estrela:
perco-me por ela.

Sendo entre pastores
causa de mil males,
20 não se ouvem nos vales
senão seus louvores.
Eu só por amores
não sei falar nela:
sei morrer por ela.

25 Dalguns que, sentindo,
seu mal vão mostrando,
se ri não cuidando
que inda paga, rindo.
Eu, triste encobrindo
30 só meus males dela,
perco-me por ela.

Se flores deseja,
por ventura delas,
das que colhe, belas,
35 mil morrem de enveja.
Não há quem não veja
todo o milhor nela:
perco-me por ela.

Se na água corrente
40 seus olhos inclina,
faz luz cristalina
parar a corrente.
Tal se vê, que sente
por ver-se água nela:
45 perco-me por ela.

9. A Aurora não é mais bela quando solta os seus cabelos da cor dos raios do sol.
13. *Mas da fermosura,* ed. de 1616.
22. «Por muito amar não sei encontrar palavras com que a louve bastante» (A. de CAMPOS).
33. *Por ventura delas.* Edição corrigida.
34. *Das que colhe, belas.* Edição corrigida.
43. H. CIDADE dá esta interpretação dos dois últimos e obscuros versos: De alguém se sabe que sente (pena, despeito) que a água nela se espelhe (de tal modo é límpida — e motivo de inveja — a sua brancura). Aceitamos também a ideia de que, perante a beleza dela, a água se vê (=se sente) perdida.

86

DEUS TE SALVE, VASCO AMIGO...
(Edição de 1616)

Redondilhas n.º 103

Vamos deparar-nos agora com outro Camões: um Camões bucólico, que busca em Juan del Encina e seus pastores rústica envoltura para elevadíssimas noções de neoplatonismo amoroso renascentista. Na composição (a denominação de *eglogazinha* de C. MICHAËLIS assenta-lhe bem) dialogam Vasco e Gil. Pela voz do primeiro fala o poeta, que assim escolheu um nome de família e conhecido nas letras medievais, que nos recorda Vasco Pires de Camões, o trovador galego seu antepassado. O disfarce pastoril fica-se pelos nomes. Camões não é um Lope de Vega, disposto a usar a todo o momento um rico guarda-roupa verbal: apenas o *bofé* do terceiro verso, com sintaxe coloquial..., e, sem outros recursos, fica montado um ambiente análogo ao da poesia castelhana: «Porque no miras, Giraldo». Se uma e outra se denominam *vilancetes* é com o sentido de *vilanesca*, e não em relação à forma, como entenderam alguns comentadores. Os três versos oxítonos constituem uma espécie de mote, a que se referem, através da mesma rima oxítona em *i*, o final de cada uma das estrofes de sete versos (Carolina MICHAË-LIS) [11].

Uma vez mais, a busca do contraste leva Camões a usar uma violenta disparidade entre fundo e forma. Sob a rústica roupagem, o que aqui se diz é isto: «Não estou onde está a minha aparência; vivo fora de mim, porque vivo na minha amada; nela me perdi, querendo ganhar-me; sou ela, porque quis ser eu mesmo; não sou eu quem falo, é ela que fala em minha alma. Morri em vida e nasci para a vida nela. Sou sombra e até de mim mesmo fujo».

Tal é o conteúdo da mais breve, filosófica e espirituosa das éclogas.

---

[11] J. M. RODRIGUES, *Camões e a Infanta Donna Maria*, cit., p. 45.

Cantiga
a este vilancete pastoril:

— Deus te salve, Vasco amigo.
Não me falas? Como assi?
— Bofé, Gil, não estava aqui.

Voltas

— Pois onde te hão-de falar,
5 se não estás onde apareces?
— Se Madalena conheces,
nela me podes achar.
— E como te hão-de ir buscar,
aonde fogem de ti?
10 — Pois nem eu estou em mi.

— Porque te não acharei
em ti, como em Madalena?
— Porque me fui perder nela
o dia que me ganhei.
15 — Quem tão bem fala, não sei
como anda fora de si.
— Ela fala dentro em mi.

— Como estás aqui presente,
Se lá tens a alma e a vida?
20 — Porque é de ũa alma perdida
aparecer sempre à gente.
— Se és morto, bem se consente
Que todos fujam de ti.
— Eu também fujo de mi.

SAUDADE MINHA
(Edição de 1595)

Redondilhas n.º 2

Camões canta a *saudade*, esse «sentimento sem objecto», de solidão e de angústia vital, que é uma das manifestações líricas mais características da alma galega e portuguesa. Uma série de análises recentes (C. MICHAËLIS, NÓVOA SANTOS, Javier ANDRADE, P. CASTRO, CABANILLAS, VOSSLER e, sobretudo, R. PIÑEIRO) reiteram diagnósticos e interpretações variados, mas coincidentes no reconhecimento das suas diversas formas de transcendência e da sua presença no substracto étnico dos povos costeiros do noroeste da Europa [12].

O mote era já considerado como «cantar velho» por Sá de MIRANDA; por isso, data, pelo menos, do século XV. É, sem dúvida, um dos mais glosados na poesia portuguesa, pois foi utilizado pelo próprio Sá de Miranda, por Andrade Caminha, Fr. Agostinho da Cruz, Leitão de Andrade e D. Francisco de Portugal. Deve interpretar-se como exclamação de amor ausente: «saudade minha» será um vocativo, como o popular «meu bem» ou o «desiderium meum» de Catulo. Não se trata possivelmente de objectivar o sentimento na pessoa amada, mas de chamar a amada com o nome desse sentimento sem objecto, exprimindo assim quanto de dor e de nostalgia há no amor ausente.

A restauração total e o esmerado estudo destas glosas devem-se a Carolina Michaëlis de VASCONCELOS [13].

J. M. RODRIGUES supôs que tinham sido compostas para cantar a ausência da Infanta D. Maria durante a sua residência em Almeirim ou Santarém [14].

O encanto do poema depende tanto da sua raiz entranhadamente lusitana, e do seu entroncamento na poesia da saudade e da ausência, como também de uma, talvez deliberada, imprecisão de contornos ideológicos e verbais com que se exprimem a inanidade, o vazio, a contradição, a dor de amar...

Agostinho de CAMPOS comentou este aspecto de «Saudade minha» afirmando: «há certa obscuridade nestas endechas: parecendo que o sentido das palavras se nos vela, às

---

12 Carolina MICHAËLIS, *A Saudade Portuguesa*, cit.

13 C. MICHAËLIS, *op. cit.*, NÓVOA SANTOS, *El instinto de la muerte;* Javier ANDRADE, artigos in *Galicia* de Vigo (1925); Plácido R. CASTRO, *La «saudade» y el arte en los pueblos célticos;* Ramón CABANILLAS, *Discurso de ingreso en la Real Academia Gallega;* Ramón PIÑEIRO, *Sinhificado metafísico da saudade.* E ainda a obra de VOSSLER sobre o sentimento da saudade na literatura hispânica. E os ensaios de GARCIA SABELL e TORRES QUEIRUGA.

14 C. MICHAËLIS, *op. cit.*

vezes, por trás de uma névoa. A expressão não é bem directa, nem tem aqui a nitidez característica de Camões e chega a ser confusa num ou noutro ponto. Propositadamente? Ou porque o pensamento abafa na curteza a métrica da redondilha menor? Seja como for, e à semelhança do que acontece com certas músicas que à primeira audição não agradam, o vilancete *Saudade Minha* ganha com o ser lida mais do que uma vez. Aliás, será talvez esse vago uma das belezas da composição e um processo de reforçar musicalmente a comoção literária» [15].

Nas «voltas», e sob uma forma leve e graciosa, Camões apresenta-se-nos, uma vez mais, como o humanista, modelado em leituras filosóficas, que gosta de glosar nos seus versos noções transcendentes sobre o absoluto e o relativo, sobre a medida interior do tempo, sobre os paradoxos do amor e da dor...

Incluímos, embora com todas as reservas, a volta inicial, que não aparece na edição de Soropita de 1595. É muito inferior às restantes, e provavelmente apócrifa; mas merece ser conhecida porque é perfeitamente coerente com o texto e evita o começo abrupto «Este tempo vão...».

Cantiga
a este cantar velho

Saudade minha
quando vos veria?

Voltas

0

[A vista alongando
pelo que desejo
5 tudo longe vejo,
mais longe este *quando*...
Em quanto mais ando,
mais me foge o dia:
quando vos veria?]

---

[15] Agostinho de CAMPOS, *Camões Lírico*, vol. II, pp. 180-182.

1

10 Este tempo vão,
esta vida escassa,
pera todos passa,
só pera mim não.
Os dias se vão
15 sem ver este dia,
quando vos veria.

2

Vede esta mudança
se está bem perdida
em tão curta vida
20 tão longa esperança!
Se este bem se alcança,
tudo sofreria,
quando nos veria?

3

Saudosa dor,
25 eu bem vos entendo;
mas não me defendo,
porque ofendo Amor.
Se fôsseis maior,
em maior valia
30 *vos estimaria.*

4

Minha saudade,
caro penhor meu,
a quem direi eu
tamanha verdade?
35 Na minha vontade,
de noite e de dia
sempre vos teria.

2. Uso do condicional com valor de futuro, como é frequente no romanceiro. *Quando* equivale a «em que».

17. Versos de errónea transcrição ou naturalmente confusos. Talvez compare as alterações da vida com as mudanças de um baile e, nesse sentido, aludiria a um passo fracassado («mudança perdida»).

20. Compare-se com o *longo amor* e a *curta vida* do célebre soneto «Sete anos de pastor...».

31. O poeta pode dirigir-se aqui à sua solidão, e já não ao seu amor, a quem chamou assim, tal como no mote velho.

32. *Penhor*, prenda.

37. *Sempre nos veria,* na correcção de C. MICHAËLIS.

AQUELA CATIVA

(Edição de 1595)

Redondilhas n.º 106

Estamos diante de uma das composições mais populares de Camões; e diante da mais conhecida, traduzida e comentada poesia do Portugal clássico. Advirtamos previamente as causas a que deve tal popularidade: a leveza da forma e a extravagância do sentido. A palavra «endecha», da epígrafe, não alude ao sentido fúnebre do vocábulo, relacionado com os «prantos» medievais, mas à redondilha de arte menor (*a b b a*, pentassílabos) que o Marquês de Santilhana manejou com graça insuperável nas serranilhas — entre elas a de La Finojosa, afim, senão modelo, desta —, já que o poeta adopta atitude idêntica à do homem medieval em situação análoga. A «surpresa», que tantas vezes dá a chave de uma forma literária, assenta no uso deste grácil metro medieval, para um canto que se entende dirigido a uma escrava, e a uma escrava negra, com o pouco poético nome de Bárbara. Porque do texto e da sua concordância com as «prisões baixas» de um soneto e do servir «a linha serva», de que se justifica, na Ode X, «Aquele moço fero...», deduziu-se que a «endecha» exprime um dos supostos amores «mixofóricos» de Camões. Biógrafos e comentadores foram, sem dúvida, demasiado longe, tanto na imaginação da amada como na censura do facto. FARIA E SOUSA viu em Bárbara uma vendedeira mulata que teria sustentado o poeta; Teófilo BRAGA deixou dela uma maravilhosa prosopografia como «bailarina índia» de quadro orientalista; STORCK fê-la hábil criada, e até a sempre firme Carolina MICHAËLIS foi contagiada e teve que lançar-se no amplo campo da fantasia, para fazer de Bárbara uma excelente cozinheira [16].

Em face, porém, da mera acomodação da figura na biografia camoniana, o pior não foi a imaginação novelesca,

_____
[16] Ricardo JORGE, in «Rev. da Univ. de Coimbra», VI, p. 37.

mas a confusa interpretação dos seus amores, que, em acerada prosa e em sátira moral, foram definitivamente repudiados como indignos [17].

Uma monografia extraordinária, um dos mais vastos e gratos estudos que alguma vez tenha merecido um só verso imortal, pôs no devido lugar alguns destes problemas. O leitor curioso encontrará satisfação nas oitocentas e cinquenta páginas de *Pretidão de Amor*, de Xavier da CUNHA, esmeradamente impressas, entre 1893 e 1895, pela Imprensa Nacional, à custa do Dr. Carvalho MONTEIRO.

Os que seguem a interpretação tradicional — o cativeiro da amada não é metafórico e a negrura era racial e não meramente de olhos e cabelos — aceitarão a existência de uma Beatriz ou de uma Laura negra, para o poeta do Império português, ao lado de outra beleza remota, a moça chinesa, vítima de um naufrágio. De toda a lírica de Camões, as composições que em justiça teriam merecido a máxima popularidade, seriam, assim, os dois cantos ao amor exótico.

Sugerimos já que o *quid* desta poesia assenta, sobretudo, no inesperado. É-o quando o poeta cortesão canta uma escrava negra; quando estabelece, para encarecê-la, fórmulas tópicas de exclusão («nem no campo flores, nem no céu estrelas»...); quando fala, a propósito dos seus olhos, de «graça viva», e quando escolhe forma tão aérea e até tão anacrónica. A «Serranilha da Negra» é, assim, um dos mais deliciosos «descordos» da lírica europeia. Mas Camões não esquece as imprescindíveis referências à realidade. E, em contraste com estes encarecimentos, apresenta-a, desde a abertura do poema, como algo inerte, passivo. Começa dizendo que «viver nela» é o mesmo que morrer e encerra o canto louvando a sua alegre mansidão em que a alma descansa, mansidão que acalma a torrente da sua vida agitada. Entre uma e outra nota, na frase central, onde culmina o poema, detém-se o ritmo brincalhão das *redondilhas* para

---

[17] A partir dos comentários de A. de CAMPOS, esboça-se uma nova tendência: Bárbara não seria negra, mas simplesmente morena, já que, tal como ainda hoje, se lhe poderia dizer «minha preta», sem que na realidade o fosse.

cantar os olhos sossegados, pretos e cansados, em contraste com os, também serenos, mas claros e iracundos, de Cetina. Pressente-se aqui, mais do que a indolência racial, um cansaço moral e físico de cativa, uma reapetência da vida e até do amor. E soa a delicioso anacronismo (tão longe da Corte) este madrigalesco «cansados» de tudo, «menos de matar», que tantas vezes foi erradamente interpretado [18].

Pretidão de Amor é uma das mais felizes sínteses poéticas de Camões, que nela se vê envolvido, introduzido, albergado... negrura de que uma série de reiterações («Olhos... negros», «negros... cabelos») se foi aproximando. E, de repente, em contraste, surge a cortesania: «pois a neve lhe jura...», que é — como foi antes a alusão à polémica entre o loiro e o moreno — uma chamada de atenção para as frivolidades do amor vulgar.

Na oitava estrofe, pouco antes de encerrar a composição, o poeta rompe o segredo e declara, através de um transparente «señal», o nome da amiga:

> bem parece estranha,
> mas bárbora não.

aludindo à «alegre mansidão». «Bábara» aparece com forma trissémica: a cativa não parece brutal («bárbara»), embora pareça estranha («bárbara»), se bem que o seja por se chamar assim («Bárbara»). Pode ver-se aqui tanto uma declaração como uma desculpa pelo amor exótico; mas, sobretudo, além do mero jogo semântico, a revelação: mais uma originalidade nas surpreendentes «endechas».

Pelo que respeita aos seus antecedentes, estas trovas são uma das muitas «seguidas». O modelo de que partem é o *Vilancete de Don João Manoel de Meneses a uma escrava sua*, que figura no *Cancioneiro Geral* [19]:

> Cativo sam da cativa,
> servo duma servidora,
> senhora do seu senhor.

---

18 JUROMENHA, IV, pp. 307-309
19 *Cancioneiro Geral*, vol. I, ed. 1910, p. 156.

Ideia que Gil Vicente, por sua vez, aceitou no passo do *Juiz da Beira* reproduzindo o paradoxo inicial:

Eu andava namorado
de uma moça pretezinha
muito galante mourinha
....
Ella cativa, eu cativo
....
Andando assim como digo,
escravo da servidora [20].

AQUELA CATIVA

(Edição de 1595)

Trovas, voltas, glosas, n.º 106

Aquela cativa
que me tem cativo,
porque nela vivo
já não quer que viva.

5   Eu nunca vi rosa,
em suaves molhos,
que para meus olhos
fosse mais fermosa.

Nem no campo flores,
10 nem no céu estrelas,
me parecem belas
como os meus amores.

Rosto singular,
olhos sossegados,
15 pretos e cansados,
mas não... de matar.

---

[20] Gil VICENTE, *Obras Completas*, col. Sá da Costa, vol. **V**, **p**. 295.

Ũa graça viva,
que neles lhe mora,
para ser senhora
20 de quem é cativa.

Pretos os cabelos,
onde o povo vão
perde opinião
que os louros são belos.

25 Pretidão de Amor,
tão doce a figura,
que a neve lhe jura
que trocara a cor.

Leda mansidão
30 que o siso acompanha;
bem parece estranha,
mas bárbora não.

Presença serena
que a tormenta amansa;
35 nela enfim descansa
toda a minha pena.

Esta é a cativa
que me tem cativo,
e, pois nela vivo,
40 é força que viva.

1. A ideia inicial é a mesma do velho mote «vivo sem viver em mim», que tanto impressionou Camões.
6. Por muito suaves que fossem os molhos, nunca vi rosa igual. *Molhos* é palavra muito grata ao poeta.
9. Nem as flores no campo, nem as estrelas no céu me parecem tão belas como os meus amores.
16. Cansados... não de matar: dispostos a continuar a matar de amor.
25. O poeta alude à opinião geral sobre os cabelos loiros e às cantigas e estribilhos em que o povo condensa esta preferência.
30. *Siso*, juízo, prudência.
40. Foi este *viva* final que levou C. MICHAËLIS, partindo-se de uma cena amorosa, romanceada, a supor que a composição era um brinde por uma cozinheira.

CAMPOS BEM-AVENTURADOS

Eis uma glosa sobre um mote de diálogo com a natureza, que recorda os ingénuos poetas dos Cancioneiros. J. M. Rodrigues aproxima-a do soneto «Alegres Campos», para deduzir como data de ambos a Primavera de 1546, em que Camões abandona Lisboa, desterrado.

O velho mote castelhano de que parte o poeta foi glosado por Rodrigues Lobo no «Auto do nascimento». O apaixonado ou, melhor, a apaixonada, uma «amiga», dirige-se aos «campos» procurando o seu «compadecimento», e pede-lhes, numa apóstrofe breve e incisiva, que se entristeçam porque ela está triste, visto que os dias alegres passaram já.

Camões glosa a copla, segundo os cânones da forma, encerrando cada uma das quatro estrofes com um dos versos que a compõem.

Uma vez mais a «reverdure» é triste para o enamorado. O jogo conceptual entre o rejuvenescimento da natureza e a alma do cantor pode estabelecer-se através de oposição, concordância ou oposição na própria concordância: simultaneidade de contrários que origina então uma espécie de «descordo». O poeta vai, pois, mover-se em plena ideologia amorosa trovadoresca: cem, duzentos, trezentos... anos antes poderia conseguir idêntico valor e emaranhado conceptual que, através de finíssimos contrastes, vai urdindo numa língua de transparente fluência.

Eis as vacilações que, em plena casuística amorosa, vai reflectindo nas quatro estrofes:

1.º Alegres campos, não me olheis, permanecei indiferentes à minha dor.

2.º Entristecei-vos comigo se quereis alegrar-me.

3.º Alegrai-vos para dobrar a minha dor.

4.º O tempo põe-vos contra mim: eu entristeço-me e vós alegrai-vos.

É esta a chave de uma poesia cujo virtuosismo parece repugnar aos comentadores de hoje, mas a que não pode negar-se profundidade e força interior.

CAMPOS BEM-AVENTURADOS

(Edição de 1595)

Letras e motes, n.º 50

Glosa
a este moto alheio:

Campos bem-aventurados,
tornai-vos agora tristes,
que os dias que me vistes
alegre, já são passados.

1

Campos cheios de prazer,
vós, que estais reverdecendo,
já me alegrei com vos ver,
agora tenho a temer
que estristeçais em me vendo.
E, pois a vista alegrais
dos olhos desesperados,
não quero que me vejais,
pera que sempre sejais,
campos, bem-aventurados.

2

Porém, se por acidente
vos pesar de meu tormento,
sabereis que Amor consente
que tudo me descontente,
senão descontentamento.
Por isso vós, arvoredos,
que já nos meus olhos vistes
mais alegria que medos,
se mos quereis fazer ledos,
tornai-vos agora tristes.

3

Já me vistes ledo ser,
mas despois que o falso Amor
tão triste me fez viver,
ledos folgo de vos ver,
por que me dobreis a dor.
E se este gosto sobejo
de minha dor me sentistes,
julgai quanto mais desejo
as horas que vos não vejo,
que os dias em que me vistes.

4

O tempo, que é desigual,
de secos, verdes vos tem;
porque em vosso natural
se muda o mal para o bem,
mas o meu pera mor mal.
Se perguntais, verdes prados,
pelos tempos diferentes
que de Amor me foram dados,
tristes, aqui são presentes;
alegres, já são passados.

1-4. Eis o mote original castelhano:

Glosa a este mote ajeno:
Campos bienaventurados
tornaos ahora tristes;
los días en que me vistesis
alegre ya son pasados.

7. *Já* tem valor de tempo passado: já um dia me alegrei ver-vos, agora...
15. *Por acidente:* por acaso, fortuitamente.
23. Se quereis alegrar-me, se quereis dar prazer a meus olhos.
29. *Por que:* para que.
32. Por amor da minha tristeza prefiro este tempo triste de agora ao tempo alegre de outrora.
40. «Se me perguntais...» (eis a resposta)

O TRÍPTICO DE LEONOR

Segue em popularidade, e, sem dúvida, ultrapassa em beleza a composição *Pretidão do Amor*, o tríptico formado pelas três glosas, separadas na obra camoniana, mas afins, que vemos hoje como três corpos de um mesmo tríptico poético, cuja protagonista, a rapariga do cântaro do roman-ceiro, de comédia ou de quadro de costumes, está tão pró-xima de nós que mais nos parece familiar como personagem vivo e actual, do que saída da obra de um artista.

Lopes VIEIRA, cuja alma de poeta vibrava ante as mais ténues notas da lira de Camões, apreendeu assim a figura anónima e popular que dá unidade a estas três cantigas:

«Pois que é o célebre vilancete de Leonor, senão o pequeno e adorável poema da rapariga coimbrã, cujo gracioso traje Camões descreve com tanta graça e a cuja airosa figura nem sequer falta aquela bilha esbelta? O pequeno e adorável poema de todas as raparigas «formosas e não seguras», as quais, como essa linda Leonor quinhentista que Luís de Camões cantou, deixam sempre na saudade dos que como ele por aqui passaram alguma recordação cheia de simpatia, um eco de voz cantada ou uma sombra de suave perfil?» [21].

O facto de apresentarmos os três poemas reunidos, como partes de um conjunto, ligado já na mente do poeta, não quer dizer que os consideremos vinculados a ponto de possuírem uma conexão de argumento. Pelo contrário, o seu encanto assenta no fragmentarismo (e até nisto se aproximam do romanceiro); e, ao ajustá-los, não devemos nós, de antemão, quebrar o encanto de uma forma aberta, tornando-os como partes de um todo acabado. Quando Agostinho de CAMPOS deu, para sempre, denominção a estes três painéis (*Leanor isenta, Leanor amante, Leanor coitada*), não quis destruir o valor independente de cada cantiga, mas antes contribuir para o seu prazer estético, agrupando o que é afim e confrontando o que tem uma raiz e um protagonista comum.

DESCALÇA VAI PARA A FONTE
(Edição de 1668)

Redondilhas, n.º 52

O mote que inspira as duas voltas que constituem este poema pode ter a sua raiz temática (como supõe Ricardo JORGE) no romanceiro hispânico. A forma, porém (*a b b*), afasta-se totalmente do romance: é uma deliciosa canção, entre descritiva e sentenciosa, que evoca a donzela livre e indefesa, alegre, mas correndo perigo, como a que foi cantada no *Cancioneiro:*

e nullas guardas conmigo trayo [22].

---

21 A. Lopes VIEIRA, *Em demanda do Graal,* Lisboa, 1922, pp. 118 e 119
22 Martín CODAX, cv. 887.

A composição é profundamente expressiva dentro da sua mínima extensão. De início, as palavras «Descalça vai...» marcam um popularíssimo e natural modo de andar desenvolto, mas... marcado a compasso. Surge, depois, a imagem da fonte, testemunha e pretexto de confidências amorosas. Vemos, com inveja, Leonor caminhar pela verde e fresca erva, e receamos por ela, «formosa e não segura» («não segura», precisamente porque a atenuação tem valor poético e sublinha uma certa inconsciência dos perigos da liberdade).

O poeta enamora-se do mote e glosa-o. Esta figura é uma personagem nacional (o povo português anda ainda, voluntariamente, e nem sempre por pobreza, de pés descalços) e é também uma figura clássica: uma coéfora. O pé descalço é um dos muitos símbolos de retorno à Natureza, de regresso às liberdades da Idade de Ouro... E, na ameaça final, há uma desilusão muito do último humanismo. Desenganado já, Camões tem diante de si dois caminhos: recrear-se na pintura ou desenvolver um argumento em embrião. Segue o primeiro e a arte está precisamente na sua renúncia ao «assunto». Vai apenas fazer um quadro, um pequeno painel. Estamos diante de uma composição excepcional, por ser exclusivamente pictórica, porque se limita a apresentar uma figura e deixa ao leitor a liberdade de imaginar o que de bem ou de mal possa suceder-lhe.

A amplificação do mote nas duas voltas é insuperável. A primeira abre com dois versos que, sem o mencionar, reflectem o «lépido» andar da donzela:

> Leva na cabeça o pote
> o testo nas mãos de prata...

O efeito musical é conseguido: foneticamente, pela ausência total de vogais extremas e pelo predomínio de o e a, que dão a todo o conjunto uma coloração clara; sintacticamente, pelo ritmo balanceado dado pelos dois complementos circunstanciais, separados pelos dois complementos directos que, por sua vez, se reúnem, enquanto o verbo encabeça, rápido, a frase. Sobre a preparação acromática destes dois versos vão estender-se logo as notações de cor: a «cinta», colete de seda vermelha; o saio, também no diminutivo, de «seda com águas», de «moaré», que tudo isso significa a palavra «chamalote»; a «vasquinha» de todos os dias... A rimas ousadas em -ote, próprias da poesia burlesca, são compensadas pela predominância da vogal i que, com a sua nota aguda, evoca as cores garridas do vestuário, em contraste com a brancura da pele: «mais branca que a neve pura». O verso final perturba a alegria despreocupada da descrição:

Vai fermosa, e não segura.

A segunda estrofe fixa-se no rosto e liga-se à revelação da brancura, já antes feita. Aqui é a touca que descobre a garganta, a trança, a fita... Repare-se que a pintura está longe de qualquer emoção carnal, evitando até a menção do rosto, das faces... Leonor é entrevista, de longe, como a donzela virginal dos santuários medievais. O elogio físico faz-se com um tópico do povo:

Tão linda que o mundo espanta,

e completa-se com um altíssimo louvor, que exclui todo o torpe desejo:

chove nela graça tanta,

que culmina em hipérbole esteticista:

que dá graça à fermosura;

e, depois desta chamada do alto, esta «extensio», de novo a «distensio» terrena, como um grasnido de corvo ou num dobre fúnebre:

Vai fermosa, e não segura.

O tema tentou muitos poetas e, assim como as estrofes de *Bárbara* se difundiram em belíssimas traduções, as de Leonor foram recriadas em verdadeiras cópias, que procuraram apurar, e depurar, pictoricamente, o original. Entre as novas versões, as mais famosos são: a de Rodrigues LOBO, incluída na Écloga IV; a de Vilasboas SAMPAIO, no Neoclassicismo; e a recente do poeta de tendências populares Oliveira SIMÕES. Em Espanha, o conde de SALINAS, LOPE DE VEGA... e ROSALÍA DE CASTRO «seguiram» a insuperável «seguida» camoniana.

O texto foi recolhido por Álvares da CUNHA na edição de 1668.

Cantiga
a este moto:

Descalça vai para a fonte
Leanor pela verdura;
vai fermosa, e não segura.

Voltas

Leva na cabeça o pote,
5 o testo nas mãos de prata,
cinta de fina escarlata,
sainho de chamalote;
traz a vasquinha de cote,
mais branca que a neve pura.
10 *Vai fermosa, e não segura.*

Descobre a touca a garganta,
cabelos de ouro trançado
fita de cor de encarnado;
tão linda que o mundo espanta.
15 Chove nela graça tanta,
que dá graça à fermosura.
Vai fermosa, e não segura.

6. *Cinta de fina escarlate.* Faixa que ajustava ao corpo a saia da mulher; daí vem o nome «corpinho». A «escarlate» é um tecido de cor escarlate.

7. *Sainho de chamalote,* saio ou capa de tecido espesso.

8. *Vasquinha:* «saia antiga com muitas pregas em volta da cintura», segundo a definição de MORAIS.

12. *O trançado.* Era costume na Idade Média entrançar os cabelos com ouro. Leonor traz o cabelo «em tranças». A forma ambígua alude duplamente à cor dos cabelos e ao seu entrançado ou fita. Na Écloga III e num soneto é usada a palavra «trançado» com igual sentido. Costa PIMPÃO interpreta assim: «a touca descobre a garganta e o entrançado descobre os cabelos de ouro».

103

DESCALÇA VAI PELA NEVE...

(Edição de 1595)

Redondilhas, n.º 51

Andar descalço é sinal de livre naturalidade, mas também de humilhante servidão, de penitência e de respeito. Um adágio antigo compara o sacrifício de andar descalço na neve com os que o Amor exige a quem o serve. Talvez exista, como sugere STORCK, uma influência do Gerineldo, não directamente sobre o poeta, mas sobre o dístico que se inspira na aventura de Eginhardo e Ema[23]. E não falta quem suponha até uma base autobiográfica. Segundo J. M. RODRIGUES, data da época em que «o poeta sonhava que não era indiferente ao coração da Infanta» e lhe pede que se sacrifique por amor dele. Uma situação paralela no tipo de dor física e no contraste à que encontramos no episódio do Adamastor (canto V, estrofe 48).

Se a ordenação que damos é válida (STORCK inverte-a), o poeta parte de uma reflexão sobre o poder omnímodo e a supremacia do Amor (personificado não só aqui, mas também no dístico tradicional), e concretiza, nas duas voltas seguintes, com o exemplo da rapariga que, vencendo os instintos da própria natureza, nada receia. A ordem quinhentista exigiria que a «moralidade» acompanhasse a apresentação do tema; mas o que causa estranheza é o desenvolvimento ternário, redundante, só para conseguir a comparação hiperbólica «mais alva que a própria neve», e a antítese «fogo» de amor, «frio» de sacrifício. Apesar disso, a última estrofe afigura-se-nos perfeitamente camoniana e não adicional.

O contraste entre a cantiga da donzela livre e indefesa e esta da donzela serva e paciente é acentuado pelo carácter díspar das duas composições: a primeira é pura e unicamente descritiva; esta evita quase completamente as notações visuais (apenas o incidental «mais alva») concentra-se, em

---

23 STORCK, *Luis de Camoens, Sämtliche Gedichte*, I, p. 386. Agostinho de CAMPOS, que faz a citação, é de parecer que a evocação de um facto tão concreto e tão simples não necessita de reminiscências literárias.

vez disso, na reflexão. A figura não é contemplada na ampla liberdade campesina: esboçada na imaginação, pensa-se nela. A imensa serenidade, a frialdade (o horizonte nevado) desta composição sublinha antes uma atitude impassível, indiferente, do amante perante a dor. O poeta aparece interiormente precavido, até contra a própria neve: reflecte, mas não se compadece. Também ele sofre as queimaduras da neve de amor, e ninguém se compadece dele.

Cantiga
a este moto seu:

Descalça vai pela neve:
assim faz quem Amor serve.

Voltas

    Os privilégios que os reis
não podem dar, pode Amor,
5 que faz qualquer amador
livre das humanas leis.
Mortes e guerras cruéis,
ferro, frio, fogo e neve,
tudo sofre quem o serve.

10 Moça fermosa despreza
todo o frio e toda a dor.
(Olhai quanto pode Amor
mais que a própria Natureza).
Medo nem delicadeza
15 lhe impede que passe a neve.
Assim faz quem Amor serve.

    Por mais trabalhos que leve,
a tudo se ofreceria:
passa pela neve fria,
20 mais alva que a própria neve;
com todo o frio se atreve.
Vede em que fogo ferve
o triste que o Amor serve!

5-6. Que liberta qualquer amador de...
14. *Medo* é usado com o sentido de *receio*; *delicadeza,* brandura, melindre.
18. *Ofreceria:* é a forma castelhana, em vez da portuguesa *ofereceria* e com o sentido de «prestar-se» (presta-se a tudo).

NA FONTE ESTÁ LEANOR...

(Edição de 1616)

Redondilhas, n.º 53

No mote, em que se inspira a cantiga de Leonor lasti-mosa, concentra-se um velho cantar de amigo. Poucos exemplos podem revelar melhor o que significa a canção popular em redondilha maior, como herdeira da poesia medieval. Desmontemos os seus elementos; apenas um, a expressão do nome da «amiga», é estranho à poética arcaica, que proibia que fosse mencionado. Leonor individualiza uma «dona virgo», cuja fórmula de rima seria «amigo», no refrão:

> Na fonte está a dona virgo
> ....
> ....
> — Vistes lá o meu amigo?

Esta fonte é-nos familiar como cenário amoroso. É a mesma onde vimos ir a Leonor «não segura» do quadro inicial deste tríptico. A «fontana fría» das cantigas de Pero Meogo [24], cuja água era revolvida pelos cervos do monte e onde se rompeu o brial, quando a «amiga» bailava, ou aquela onde lavava, «en o alto», as camisas a donzela enamorada («a alva!») de D. Dinis. Mas outras lavadeiras têm um destino trágico, na épica e nos contos populares e são mais antigas do que os velhos *Cancioneiros* porque entroncam com a princesa Hildeborga, uma galega cativa, que lava entre as brumas nórdicas do *Kudrum* [25]. Com ela cantam as almas magoadas de enternecedores romances:

> Ela lavaba no rio
> e unha cantiga cantada

Leonor lava chorando, e interroga as amigas. Estas amigas são as mesmas do *Libro das Donas*, como os pinheiros,

---

24 C. V., 797. A série começa na cantiga 789.
25 MENÉNDEZ PIDAL estudou a subsistência, no *Romanceiro*, da ideia desta donzela galega. As lendas e canções onde aparecem lavadeiras relacionar--se-iam com a narrativa germânica.

as flores ou os cervos, confidentes da que chora mágoas de amor ausente. Até a maneira de introduzir, através do gerúndio, a interrogação («às amigas perguntando») é típica da poesia arcaica. A pergunta daria, como supúnhamos atrás, o estribilho que serviria de eixo ao possível desenvolvimento paralelístico da ideia poética. A forma da interrogação na poesia dos *Cancioneiros* seria exactamente como em *CODAX*: «Amigo» foi substituído por «o meu amor». A estrofe inicial volta a estes dois versos, repetindo-os. Nas outras duas, abandona por completo a copla inicial. A composição perde, assim, o carácter de glosa. Primeiro, escutamos o canto angustiado

Se vistes o meu amigo![26]

ou também:

Ai, Deus, e u é?[27]

de Leonor, que «engana o desejo», perguntando pelo Amigo. O verso «porque a tudo Amor a obriga» liga-se à ideia de *Descalça vai pela neve*. Toda a estrofe evoca tão directamente a triste heroína do Mondego que é impossível deixar de sobrepor mentalmente as figuras de Leonor e de Inês de Castro: uma, dialogando com as amigas; a outra, com os montes e com as «ervinhas» dos campos.

Se na primeira estrofe apenas escutámos Leonor, na segunda vamos «vê-la». O poeta é o mesmo que esboçou a leve figurinha a caminho da fonte: agora está diante de nós, com o rosto apoiado na mão; não sobre *a* mão, mas sobre *uma* mão, porque a vemos mudar de posição, parando de chorar como uma «pranxideira».

Mas, desta vez, Camões não usou os pincéis, mas o cinzel. A figura de Leonor está modelada, como a carpideira de um sarcófago, e, aos valores tácteis da descrição, junta-se uma sensação de peso («mais pesada sente a dor») que a torna ainda mais escultórica.

---

[26] Martín CODAX, C. V. 884.
[27] D. DINIS, C. V. 171.

107

Camões chega à terceira estrofe atraído pela analogia «fonte»-«lágrimas». A rapariga não lava a sua dor, não a lava em pranto, para que não se abrande; e, se involuntariamente acaba por chorar, seca-o, como se secaria a roupa que lava, mas para molhá-la de novo. Assim se estabelece, através de alusões, uma comparação subtil entre o trabalho da donzela e a intermitente expressão da sua dor, tão de adolescente enamorada. Não podendo já voltar ao «mote», que abandonou na estrofe anterior, e obrigado a fechar esta com a mesma palavra, o poeta fracassa no epifonema, vazio e vulgar; mas consegue, por outro lado, que o poema conserve, graças à sua indefinição, o carácter aberto, fragmentário, da «cantiga de amigo» ou do romanceiro lírico. E assim se dobram as portadas do «tríptico» da rapariga, alegre e sacrificada, que o Amor submeteu um dia ao seu doloroso jugo:

Cantiga
a esta cantiga alheia:

Na fonte está Leanor
lavando a talha e chorando,
às amigas perguntando:
— *Vistes lá o meu amor?*

Voltas

5   Posto o pensamento nele,
porque a tudo o amor obriga,
cantava; mas a cantiga
eram suspiros por ele.
Nisto estava Leanor
10 o seu desejo enganando,
às amigas perguntando:
— *Vistes lá o meu amor?*

O rosto sobre ũa mão,
os olhos no chão pregados,
15 que, do chorar já cansados,
algum descanso lhe dão.
Desta sorte, Leanor
suspende de quando em quando
sua dor e, em si tornando,
20 mais pesada sente a dor.

108

Não deita dos olhos água,
que não quer que a dor se abrande
Amor, porque, em mágoa grande,
seca as lágrimas a mágoa.
25 Que depois de seu Amor
soube, novas perguntando,
de improviso a vi chorando.
Olhai que extremos de dor!

1. *Leonor*, nas edições corrigidas.
2. *Talha*, vasilha de barro onde se põe a roupa para lavar; o seu conteúdo.
8. O seu canto era um contínuo suspirar por ele.
14. *No chão pregador*, cravados no chão.
15. Os olhos, cansados de chorar, dão-lhe já algum descanso.

Capítulo VIII

O MORALISTA DE «SUPER FLUMINA»

Nestas redondilhas, onde uma forma simplicíssima e desigual serve os mais elevados conceitos, culmina a poesia filosófica de Camões e, porventura, toda a filosofia poética lusitana. Afirmou Costa PIMPÃO que elas constituem, na obra do poeta, um mundo aparte. Mário MARTINS considera-as «únicas» na literatura universal, pelo seu género, pela sua extensão, profundidade e densidade humana [1].

São uma paráfrase do *Super flumina*: nove versos da «Vulgata», desenvolvidos nos trezentos e sessenta e cinco compreendidos nas setenta e três estrofes de que é composta.

Nesta obra «confluem» — a palavra é duplamente exacta, porque nos serve também para evocar o ponto de partida do poeta — estas correntes espirituais:

1) O *Judaísmo*, que se depreende da própria composição comentada: salmo CXXXVI; porventura o que mais vezes

---

[1] Costa PIMPÃO, *Introdução às Rimas*, p. 20, e *Selecção*, p. 51; Mário MARTINS, *Divina Saudade*, in «Brotéria», LII, 3.

111

foi traduzido ou glosado poeticamente[2]. Exprime a nostalgia dos israelitas desterrados na Babilónia. Neste sentido, é válida a afirmação de A. BELL, segundo o qual o Salmo IV de Gil Vicente constitui um antecedente próximo[3]. Trata-se, como os comentadores têm posto em relevo, de uma mera «paráfrase»; mas o texto, adoptado como fonte e modelo, repassa em toda a composição e, como veremos, determina a «visão» poética que desenvolve.

G. LE GENTIL exaltou precisamente o valor que tem esta interpretação camoniana da literatura bíblica, mas excedeu-se ao examinar o seu significado: «É surpreendente — afirma — ver Camões descobrir, no século XVI, não só a lição moral da Bíblia [...], mas também o brilho e o pitoresco da poesia hebraica, cuja influência só muito mais tarde se faria sentir na literatura europeia, nos alvores do Romantismo[4]. A utilização estética dos textos bíblicos em Frei Luís de Leão — rigorosamente contemporâneo de Camões —, em S. João da Cruz, em Malón de Chaide ou em Quevedo, tem um sentido análogo e demonstra que foi no Segundo Renascimento e no Barroco, e não no Romantismo, que se generalizou na Península a tendência que G. LE GENTIL considera romântica.

2) O *platonismo*, «habitus» geral do pensamento lírico amoroso da época; mais notório aqui do que em qualquer outra composição de Camões, a ponto de apresentar aparência de um conhecimento directo do *Phaidos,* onde os conceitos de «reminiscência» e de «palinódia» aparecem também

---

2 Em castelhano foi glosado por Jorge da Silva, López de Úbeda, Jáuregni, Lope de Vega, Agustín de Salazar... A escola castelhana pertence uma versão cujo início é extraordinariamente afim do de Camões:

Cuando presos pasamos
los ríos de Babilonia sollozando,
allí nos asentamos
a descansar llorando,
de ti, dulce Sión, nos acordando.

Sobre as versões castelhanas, ver: FERNÁNDEZ DE CASTRO, *El Salterio de David y la cultura española,* Madrid, 1938.

3 A. BELL, *Portuguese Literature,* p. 188.

4 *Camoens,* na antologia *Les cent chefs d'oeuvres étrangers.*

ligados (versos 204-205, 274-275), conforme a observação feita por Joaquim de CARVALHO e reiterada por Costa PIMPÃO. O platonismo puro que se expõe nestas duas estrofes coincide, quase literalmente, segundo um recente estudo de Mário MARTINS, com o do *Breviarium in Psalterium*, atribuído a S. Jerónimo, e desenvolvido num parágrafo que, na edição veneziana, traz à margem a prevenção: *Cauta lege cave.* Diz assim: «Babylon *confusio* interpretatur. Ergo Babylon hic mundus. Peccator ergo qui cecidit de paradiso, venit in vallem lacrymarum, hoc est in Babylon, in istum mundum. Magis autem Propheta ex persona ejus qui cecidit dicit: *Super flumina Babylonis.* Flumen autem Babylonis, quanda videris aliquem pulchrum ad horam, et aegrotans perdiderit pulchritudinem, et marcescas flos ipsius: hic sicut flumen transit, et aquae succedentes sibi venientes et recedentes pereunt, et iterum alias oriuntur, et ipsae perent ita et in hoc mundo quo ad momentum aut aliquod tempus, aut ditamur, aut fortes sumus, aut pulchri sumus, et post modicum transit sicut aqua et perit. Ibi ergo sedimus et flevimus, dum recordaremur Sion. Licet tamen vitio nostro cecidimus de paradiso, tamen reminiscimur prioris felicitatis, et non obliviscimur» [5].

3) O *ascetismo cristão.* Por um lado, o conhecimento directo do pseudo-S. Jerónimo revelou-lhe, com o seu comentário, o sentido do Salmo e, com ele, um vasto horizonte de reflexões morais; por outro, o emprego de fórmulas literárias, então em plena actividade (hoje denominamo-las, anacronicamente, «tridentinas») e que são aparentadas dos *Exercítia spiritualia,* que, em muitos aspectos, traduziam «antigualhas pagãs» em «novidades cristãs».

Não se trata já de um mero desenvolvimento do «topos» *Vita Somnium,* mas de vencer a angústia que contém através de propósitos de actividade. O poema representa um olhar para si mesmo, um encontrar-se, um traçar rumos de nova vida... Destrói todo o templo dos antigos deuses, mas apro-

---

5 Mário MARTINS, *Babel e Sião de Camões, e o pseudo-Jerónimo.*

veita os materiais na construção que empreende. Numa palavra: reforma. A invocação a Cristo, como capitão, confirma a impressão do conhecimento imediato da ascese de Santo Inácio.

4) A *saudade* nativa. «*Sião e Babilónia* é o poema da *saudade* transcendente ou metafísica», disse A. de CAMPOS, «porque passa, a certa altura, da saudade da terra, ou da vida mortal, para a saudade da alma e do céu: saudade em que o homem que começa a envelhecer, ou a entender o triste sentido da existência terrena, cede o passo ao espiritualista e ao cristão, ao filósofo platónico e, por último, ao místico...» [6].

Por outro lado, a *saudade* manifesta-se sob uma tríplice simbologia. Tem a sua origem na saudade que poderíamos chamar «objectiva e espacial», a mera lembrança da pátria, «das terras onde nasceu a carne» (verso 213); mas o poeta considera-se um desterrado no presente e considera como pátria recordada o passado, através de uma segunda *saudade* temporal (versos 5 e segs.), para logo elevar a lugar teológico (na gradação consagrada por Dante) esta segunda experiência: a *saudade* da primeira origem e último fim extraterreno e extratemporal do homem (versos 356 e segs.).

Ao lermos o *Super flumina*, recordamos a lúcida visão de Ramón PIÑEIRO [7] sobre a existência, como esforço para vencer a solidão, como «un desplegarse cuios dous polos son a soedade i-a visión do Ser, a Saudade i-o Extasis místico».

5) *A tradição portuguesa.* No mesmo metro e quase com as mesmas palavras de Camões, cantou António MENDES o mesmo tema:

> Suspirando meus cuydados,
> chorando minha lembrança,
> cuydey na triste mudança
> dos dias que sam passados,
> perdidos sem esperança.

---

6 *Camões lírico,* III, p. 38.
7 R. PIÑEIRO, *Sinhificado metafísico da «Saudade»,* citado.

114

Cuydey em todos meus danos,
lembroume todo meu mal;
cuydey tempos e anos
deque me nam fycou al
se nam tristes desenganos.

Chorey mortal saudade
qua dentro no coraçam,
qu'esta so consolaçam.
fycou a minha verdade
en minha gram perdyçam.

Cuydey nos dias que vy,
nos males em que me vejo,
e na gram dor que senty:
he tam triste meu desejo,
que choro porque naçy... (T. V-170)

6) *Os antecedentes petrarquistas.* A «confissão» (de profundas raízes medievais) é uma forma tipicamente italianizante. Em Boscán, e como verdadeira *Conversão*, adquire caracteres que constituem, como precedente poético imediato, o verdadeiro modelo do *Super flumina* camoniano.

Quanto ao desenvolvimento ideológico da obra, embora se tenha afastado do sentido literal e das glosas comuns do Salmo, a luta do poeta no sentido de seguir o texto dá origem a frequentar obscuridades e reiterações, altos e baixos e uma composição onde o cantor, ao negar-se a si mesmo, renunciou à «fuga» a que convidavam a fluidez da frase e o próprio curso do metaforismo inicial.

O desenvolvimento de tão importante criação poética deve, pois, estudar-se sobre o próprio salmo. Eis o esquema:

SALMO	PARÁFRASE DE CAMÕES
Versículos	*Versos*
1. Super flumina Babylonis, illic sedimus et flevimus: cum recordaremur Sion.	1-17. O poeta chora no presente a recordação do tempo passado.
	18-45. Desengano e confusão.
2. In salicibus in medio ejus, suspendimus organa nostra.	46-55. Abandona o antigo canto.
	56-80. Despede-se dele com saudade.
	81-105. Desilusão.
	106-120. Não é por isso que há-de perder a recordação da quem a inspirou.

115

3. Quia illic interrogaverunt nos, qui captivos duxerunt nos, verba cantionum.

Et qui abduxerunt nos: Hymunum cantate nobis de canticis Sion.

Quomodo cantabimus canticum Domini in terra aliena?

5. Si oblitus fuero tui Jerusalem, oblivioni detur dextera mea.

6. Adhaereat lingua mea faucibus meis, si non meminero tui:
Si non proposuero Jerusalem, in principio laetitiae meae.

7. Memor esto, Domine, filiorum Edom, in die Jerusalem:
Qui dicunt: Exinanite, exinanite usque ad fundamentum in ea.

8. Filia Babylonis misera: beatus, qui retribuet tibi retributionem tuam, quam retribuisti nobis.

9. Beatus, qui tenebit, et allidet parvulos tuos ad petram.

121-140. Responde à recordação, que o interroga sobre os cantos da juventude.

141-175. Não pode cantar os seus próprios cantos quem está fora de si, cheio duma tristeza que ama.

176-180. Não esquece o seu destino celestial.

181-200. Que não possa cantar, se o esquecer.

201-209. A recordação da felicidade celeste não é memória mas «reminiscência».

210-215. A «saudade do céu».

216-225. Sublimação do amor e da beleza.

226-233. Os afectos terrenos que prendem o coração.

234-240. O amor divino e o amor humano.

241-275. O Poeta, com o benefício da Graça, muda de vida e de canto: Palinódia.

276-310. Pede a destruição dos seus vícios e afectos terrenos.

311-325. E o dom da fortaleza.

326-340. Destruição das tentações pela penitência e pelos sacramentos. A Igreja, pedra angular.

341-365. *Final.* — A felicidade perfeita, que será alcançada, vencidos o mundo e a carne.

Para este novo canto, o poeta serve-se de elementos que lhe são habituais, usados com valor simbólico. Eis algumas substituições:

Rio.   Lugar de desterro (verso 1).
Pranto (verso 6).

Babilónia.   O mal actual (verso 9).
A crise do espírito (verso 45).
O terreno e seus males; a experiência dolorosa (versos 172-256).
A confusão.

Sião.   A felicidade passada (versos 10 e 125).
A aspiração espiritual última; o ultra-terreno. O divino. O céu (versos 278-283).

Filho de Babel. A carne (verso 312).

Filhos de Edom. Paixões, vícios, pecados (versos 285 e segs. e 26 e segs.).

Troféus. Recordações (verso 50).
A própria canção (verso 49).

Flauta. Canto profano (versos 61 e segs. e 252).

Lira. Canto sagrado (versos 244, 267, 282).

Terra estranha, bem-aventurada. O céu (versos 181, 201)

«Pena» Equívoco. Símbolo polissémico:
Dor (verso 174).
Pena de ave (versos 169, 174, 178, 184).
Castigo (verso 186).

Saudade. Nostalgia (verso 211).
«Solidão» (verso 157).

Raio. Graça? Luz divina? Revelação? (verso 236)

Sombra. «Particular beleza», reflexo da ideia de Beleza divina. Amor terreno (versos 224-248).

Real. A «Beleza Geral», a absoluta (versos 247).

Senhor e Capitão. Cristo (versos 27 e 308).

Pedra. Símbolo polissémico:
«Pena».
Ministério sacerdotal.
Igreja (verso 335).

Tão importante composição suscitou as mais diversas hipóteses acerca do momento em que teria sido composta e das vivências que a teriam motivado. A discutível nota das *Décadas* de Diogo do COUTO[8] e a interpretação dos versos 186-190 como referentes a uma autêntica «pena» de desterro, levaram os comentadores a imaginá-la escrita com base em alguns dos supostos afastamentos a que teria sido condenado por D. João III ou por Francisco Barreto. STORCK[9], por seu lado, supôs que o choque moral que revela tivesse sido produzido em consequência do naufrágio na costa do Cambodja, ao regressar de Macau a Goa, cerca de 1558 (?). Mas teve de refutar a sua própria hipótese para imaginar uma situação diferente: a viagem de Goa a Malaca, em 1566 (?), que não oferecia certamente as comovedoras perspectivas que tal perturbação espiritual parece exigir. O pequeno avanço da data foi aceite por F. A. LOBO[10], que

---

8 *VIII Década,* Manuscrito da Biblioteca Municipal do Porto.
9 *Sämtliche. Gedichte,* I, p. 346.
10 *História e Memórias da Academia Real das Sciências,* Lisboa, VII, p. 197.

117

supôs a crise ocorrida à chegada do poeta a Goa, tendo cessado o cargo em Macau, quando Constantino de Bragança substituía Francisco Barreto no governo da Índia e ao ter conhecimento da morte de D. Catarina de Ataíde, a quem continuava a votar profundo amor. A. BELL defende que foi escrita em Goa, antes da carta e depois do cruzeiro de D. Henrique de Meneses, cerca de 1554 [11]. J. M. RODRIGUES [12], por sua vez, procura uma data muito mais remota e em relação com os «amores reais». Camões choraria as suas penas em Ceuta, mutilado o rosto, e traduziria no poema as duas fases por que ali passou o seu espírito.

Para delinearmos o problema, poderíamos partir dos seguintes dados:

a) O poeta recebeu o «chamamento da Graça» (versos 235 e segs.) por ocasião de um intenso trauma psíquico: desterro, naufrágio, ferimento..., como se tem pretendido; talvez desengano, prisão, morte de um ente querido, ou, simplesmente, o contacto com uma «grande alma» (podemos imaginar um contacto com um dos companheiros de S. Francisco Xavier ou uma leitura ascética em momento de solidão). Com ou sem choque prévio, a influência de Santo Inácio está patente na imagem da alma como castelo assaltado (versos 316 e segs.), no apelo ao Capitão divino (verso 276), na ideia de valer-se da experiência negativa na futura obra da própria perfeição (versos 316 e segs.) e até na alusão à Igreja, à ordem apostólica e aos sacramentos (versos 331 e segs.), numa obra em que — quer pelo tom bíblico quer pelo sentido reverente, filosófico ou classicista — se evitou qualquer menção nominal devota, onde até o nome de Deus não aparece uma única vez.

A composição supera, sem dúvida, o estado de alma do *Desconcerto do mundo,* cujo pessimismo «concluía na negação da acção» [13] e representa o triunfo da fé sobre o desespero. É, por isso, posterior a ela.

---

11 *Camoens,* pp. 38 e segs.
12 *Camões e a Infanta Donna Maria,* p. 158.
13 G. LE GENTIL, *Camoens,* p. 30.

b) Pode supor-se que, ao possível choque, não seria estranha a atitude adversa de pessoas poderosas. O único passo, de todo o poema, em que fustiga os outros e não a si mesmo, é aquele em que, ao simbolismo dos filhos de Edom como vãs inclinações terrenas, sobrepõe o dos «soberbos tintos no pobre sangue inocente» (versos 286 e segs.).

c) Do poema estão ausentes os *topoi* paisagísticos, que tão gratos lhe eram; em seu lugar, dominam as referências musicais: contém mesmo um «canto ao canto», que é possivelmente uma versão métrica de um passo de S. João Crisóstomo.

O que há de falível nos métodos usados para se chegar à biografia através da obra, revela-se em casos como este: tanto se pode valorizar a ausência de certos valores como o seu domínio obsessivo. A falta de elementos visuais poderia indicar uma situação anómala (prisão, cegueira...) ou revelar a desvalorização de tudo o que não fosse a causa da tensão emocional.

d) Ao asseverar futura fidelidade à recordação da Amada (versos 113 e segs.) não alude à morte dela, mas à sua própria. Por um recurso de supremo decoro, ela é mencionada através de uma citação de outro poeta, revelando uma espécie de desdobramento da personalidade: dá-se, portanto, como vivo o amor — pelo menos no substracto da lembrança — e como viva a mulher que se amou.

e) O poeta sente sobre si o peso da idade. Utilizou-se como argumento contrário [14] a seguinte frase:

> Mas deixar nesta espessura
> o canto da mocidade...
> não cuide a gente futura
> que será obra da idade
> o que é força da ventura.

que, pelo contrário, prova claramente que o poeta, se bem que já entrado nos anos, se sentia jovem de espírito e afastava a suposição de que era a idade, e não a desventura, o que o fazia abandonar a poesia juvenil: ele, com

---

14 A. de CAMPOS, *Camões Lírico*, III, p. 60, nota 1.ª.

melhor sorte (no amor, na vida) poderia continuar a cultivá-la pelos anos fora.

Toda a composição está impregnada desse sentido de introspecção, de exame da própria vida, que só se alcança depois da plenitude da idade. *Sôbolos rios* é obra de um espírito cansado e de uma mão trémula.

f) Está provado que as referências ao desterro podem depender do texto glosado e da ideia exposta, sem a menor relação com um episódio determinado. A ausência de alusões concretas ao seu afastamento da terra natal ou ao sentimento da sua *saudade* como actual, parecem confirmá-lo.

g) O problema da forma é, em meu entender, importantíssimo para a situação deste poema, desta *trova*, como Agostinho de CAMPOS pretendeu chamar-lhe. Porque teria procurado, para exprimir ideia tão elevada, forma tão trivial? A que atribuir as desigualdades formais? Quanto ao metro, a questão fica resolvida com o antecedente da *Conversão* de BOSCÁN, a que aludem os comentadores. Quanto à expressão, *Sôbolos rios* foi sem dúvida escrito sob uma grande tensão emocional. Tem, por isso, muito de *descordo* e reflecte uma prévia «confusão» espiritual. As lágrimas que molham o papel (versos 41 e 42), os cardeais das disciplinas (verso 324), seriam vivências imediatas e não recursos literários. Não é admissível pensar que uma tal expressão do «propósito de emenda» seja uma «farsa exemplar», ou seja motivada por um critério esteticista. É precisamente esta sinceridade, esta «imediatez», o que confere ao canto, tão cheio de imperfeições, um valor superior ao de qualquer apurado soneto petrarquista. O poeta fugiu, deliberadamente, à perfeição formal. Poderiam tê-lo induzido a isso, duas razões: ou a «mortificação da linguagem» de que falaria D. Catarina de la Cerda e em que Santa Teresa conseguiu a perfeição suprema, ou a fuga ao uso das formas italianas «profanizadas» na poesia erótica. Por um destes motivos, ou por ambos, buscou uma forma humilde, que, apesar do incondicional elogio que mereceu a Lope de Vega no prólogo do *Isidro*, resiste a conter o curso das suas ideias e, como o próprio corpo, faz-lhes frente, indomável. Daí, e da tensão, o íntimo desequilíbrio da obra, escrita, conscientemente, contra a corrente. Desequilíbrio que é um dos motivos que a tornam mais característica e mais atraente. Nem esta fuga, na forma, nem este desnível se verificam em obras da juventude. *Sôbolos rios* é também, nos aspectos formais, obra de homem alquebrado. A fadiga fá-lo aborrecer até o próprio tesouro que é o seu domínio dos recursos poéticos. Busca, para a nova vida, um novo e ascético canto. Atitude que seria inconcebível na sua juventude, porque nem teria vastas vivências que recordar (versos 20 e segs.) nem obra celebrada que aborrecer (verso 127).

Por último, muitos são os «traços estilísticos de velhice»: os anacolutos, o próprio uso da *hendiadys*, a reiteração de frases consecutivas precedidas da conjunção «que» no início do verso, a preferência pelas expressões negativas e complementares (relegando as principais), o carácter vago e a hesitação no uso dos signos, o acromatismo e a falta de «quadros» pictóricos (contraditória num poeta do concreto). Tudo contribui para o diagnóstico da *trova* como obra tardia. Dourado fruto de um desenganado outono barroco [15].

SÔBOLOS RIOS...
(Edição de 1595)

Redondilhas, n.º 118

Sôbolos rios que vão
por Babilónia, me achei,
onde sentado chorei
as lembranças de Sião
5 e quanto nela passei.
Ali o rio corrente
de meus olhos foi manado,
e tudo bem comparado,
Babilónia ao mal presente,
10 Sião ao tempo passado.

---

15 Além da bibliografia citada, ver a que figura no último capítulo, em especial os trabalhos de A. SALGADO JÚNIOR e SOUSA DA SILVEIRA.

Ali, lembranças contentes
n'alma se representaram,
e minhas cousas ausentes
se fizeram tão presentes
15 como se nunca passaram.
Ali, depois de acordado,
co rosto banhado em água,
deste sonho imaginado,
vi que todo o bem passado
20 não é gosto, mas é mágoa.

E vi que todos os danos
se causavam das mudanças
e as mudanças dos anos;
onde vi quantos enganos
25 faz o tempo às esperanças.
Ali vi o maior bem
quão pouco espaço que dura,
o mal quão depressa vem
e quão triste estado tem
30 quem se fia da ventura.

Vi aquilo que mais val,
que então se entende milhor
quanto mais perdido for;
vi o bem suceder mal,
35 e o mal, muito pior.
E vi com muito trabalho
comprar arrependimento;
vi nenhum contentamento,
e vejo-me a mim, que espalho
40 tristes palavras ao vento.

Bem são rios estas águas,
com que banho este papel;
bem parece ser cruel
variedade de mágoas
45 e confusão de Babel.
Como homem que, por exemplo
dos transes em que se achou,
despois que a guerra deixou,
pelas paredes do templo
50 suas armas pendurou.

122

Assi, despois que assentei
que tudo o tempo gastava,
da tristeza que tomei
nos salgueiros pendurei
55　os órgãos com que cantava.
Aquele instrumento ledo
deixei da vida passada,
dizendo: — Música amada,
deixo-vos neste arvoredo
60　à memória consagrada.

Frauta minha que, tangendo,
os montes fazíeis vir
para onde estáveis, correndo;
e as águas, que iam decendo,
65　tornaram logo a subir:
jamais vos não ouvirão
os tigres, que se amansavam,
e as ovelhas, que pastavam,
das ervas se fartarão
70　que por vos ouvir deixavam.

Já não fareis docemente
em rosas tornar abrolhos
na riveira florecente
nem poreis freio à corrente,
75　e mais, se for dos meus olhos.
Não movereis a espessura,
nem podereis já trazer
atrás vós a fonte pura,
pois não pudestes mover
80　desconcertos da ventura.

Ficareis oferecida
à Fama, que sempre vela,
frauta de mim tão querida;
porque, mudando-se a vida,
85　se mudam os gostos dela.
Acha a tenra mocidade
prazeres acomodados,
e logo a maior idade
já sente por pouquidade
90　aqueles gostos passados.

Um gosto que hoje se alcança
amanhã já o não vejo;
assi nos traz a mudança
de esperança em esperança,
95   e de desejo em desejo.
Mas em vida tão escassa
que esperança será forte?
Fraqueza da humana sorte
que, cuando a vida passa
100 está receitando a morte!

Mas deixar nesta espessura
o canto da mocidade,
não cuide a gente futura
que será obra da idade
105 o que é força da ventura.
Que idade, tempo, o espanto
de ver quão ligeiro passe,
nunca em mim puderam tanto
que, posto que deixe o canto,
110 a causa dele deixasse.

Mas, em tristezas e enojos
em gosto e contentamento,
por sol, por neve, por vento,
terné presente á los ojos
115 *por quien muero tan contento.*
Órgãos e frauta deixava,
despojo meu tão querido,
no salgueiro que ali estava
que para trofeu ficava
120 de quem me tinha vencido.

Mas lembranças da afeição
que ali cativo me tinha,
me perguntaram então:
que era da música minha
125 que eu cantava em Sião?
Que foi daquele cantar
das gentes tão celebrado?
Porque o deixava de usar?
Pois sempre ajuda a passar
130 qualquer trabalho passado.

Canta o caminhante ledo
no caminho trabalhoso,
por antre o espesso arvoredo;
e, de noite, o temeroso
135 cantando, refreia o medo.
Canta o preso docemente
os duros grilhões tocando;
canta o segador contente;
e o trabalhador, cantando,
140 o trabalho menos sente.

Eu, que estas cousas senti
n'alma, de mágoas tão cheia,
Como dirá, respondi,
quem tão alheio está de si
145 doce canto em terra alheia?
Como poderá cantar
quem em choro banha o peito?
Porque se quem trabalhar
canta por menos cansar,
150 eu só descansos enjeito.

Que não parece razão
nem seria cousa idónea,
por abrandar a paixão,
que cantasse em Babilónia
155 as cantigas de Sião.
Que, quando a muita graveza
de saudade quebrante
esta vital fortaleza,
antes moura de tristeza
160 que, por abrandá-la, cante.

Que se o fino pensamento
só na tristeza consiste,
não tenho medo ao tormento:
que morrer de puro triste,
165 que maior contentamento?
Nem na frauta cantarei
o que passo, e passei já,
nem menos o escreverei,
porque a pena cansará,
170 e eu não descansarei.

Que, se vida tão pequena
se acrecenta em terra estranha,
e se amor assi o ordena,
razão é que canse a pena
175 de escrever pena tamanha.
Porém se, para assentar
o que sente o coração,
a pena já me cansar,
não canse para voar
180 a memória em Sião.

Terra bem-aventurada,
se, por algum movimiento,
d'alma me fores mudada,
minha pena seja dada
185 a perpétuo esquecimento.
A pena deste desterro,
que eu mais desejo esculpida
em pedra, ou em duro ferro,
essa nunca seja ouvida,
190 em castigo de meu erro.

E se eu cantar quiser,
em Babilónia sujeito,
Hierusalém, sem te ver,
a voz, quando a mover,
195 se me congele no peito.
A minha língua se apegue
às fauces, pois te perdi,
se, enquanto viver assi,
houver tempo em que te negue
200 ou que me esqueça de ti.

Mas ó tu, terra de Glória,
se eu nunca vi tua essência,
como me lembras na ausência?
Não me lembras na memória,
205 senão na reminiscência.
Que a alma é tábua rasa,
que, com a escrita doutrina
celeste, tanto imagina,
que voa da própria casa
210 e sobe à pátria divina.

126

Não é, logo, a saudade
das terras onde naceu
a carne, mas é do Céu,
daquela santa cidade,
215 donde esta alma descendeu.
E aquela humana figura,
que cá me pode alterar,
não é quem se há-de buscar:
é raio de fermosura,
220 que só se deve de amar.

Que os olhos e a luz que ateia
o fogo que cá sujeita,
não do sol, mas da candeia,
é sombra daquela Ideia
225 que em Deus está mais perfeita.
E os que cá me cativaram
são poderosos afeitos
que os corações tem sujeitos;
sofistas que me ensinaram
230 maus caminhos por direitos.

Destes, o mando tirano
me obriga, com desatino,
a cantar ao som do dano
cantares de amor profano
235 por versos de amor divino.
Mas eu, lustrado co santo
Raio, na terra de dor,
de confusão e de espanto,
como hei-de cantar o canto
240 que só se deve ao Senhor?

Tanto pode o beneficio
da Graça, que dá saúde,
que ordena que a vida mude;
e o que tomei por vício
245 me faz grau para a virtude;
e faz que este natural
amor, que tanto se preza,
suba da sombra ao Real,
da particular beleza
250 para a Beleza geral.

Fique logo pendurada
a frauta com que tangi,
ó Hierusalém sagrada,
e tome a lira dourada,
255 para só cantar de ti.
Não cativo e ferrolhado
na Babilónia infernal,
mas dos vícios desatado,
e cá desta a ti levado,
260 Pátria minha natural.

E se eu mais der a cerviz
a mundanos acidentes,
duros, tiranos e urgentes,
risque-se quanto já fiz
265 do grão livro dos viventes.
E tomando já na mão
a lira santa, e capaz
doutra mais alta invenção,
cale-se esta confusão,
270 cante-se a visão da paz.

Ouça-me o pastor e o Rei
retumbe este acento santo,
mova-se no mundo espanto,
que do que já mal cantei
275 a palinódia já canto.
A vós só me quero ir
Senhor e grão Capitão
da alta torre de Sião,
à qual não posso subir
280 se me vós não dais a mão.

No grão dia singular
que na lira o douto som
Hierusalém celebrar,
lembrai-vos de castigar
285 os ruins filhos de Edom.
Aqueles que tintos vão
no pobre sangue inocente.
soberbos co poder vão,
arrasai-os igualmente,
290 conheçam que humanos são.

E aquele poder tão duro
dos afeitos com que venho,
que encendem alma e engenho,
que já me entraram o muro
295　do livre alvídrio que tenho;
estes, que tão furiosos
gritando vêm a escalar-me,
maus espíritos danosos,
que querem como forçosos
300　do alicerce derrubar-me,

Derrubai-os, fiquem sós,
de forças fracos, imbeles,
porque não podemos nós
nem com eles ir a Vós
305　nem sem Vós tirar-nos deles.
Não basta minha fraqueza.
para me dar defensão,
se vós, santo Capitão,
nesta minha fortaleza
310　não puserdes guarnição.

E tu, ó carne que encantas,
filha de Babel tão feia,
toda de misérias cheia,
que mil vezes te levantas,
315　contra quem te senhoreia:
beato só pode ser
quem co a ajuda celeste
contra ti prevalecer,
e te vier a fazer
320　o mal que lhe tu fizeste.

Quem com disciplina crua
se fere mais que ũa vez,
cuja alma, de vícios nua,
faz nódoas na carne sua,
325　que já a carne n'alma fez.
E beato quem tomar
seus pensamentos recentes
e em nacendo os afogar,
por não virem a parar
330　em vícios graves e urgentes.

Quem com eles logo der
na pedra do furor santo,
e, batendo, os desfizer
na Pedra, que veio a ser
335 enfim cabeça do Canto.
Quem logo, quando imagina
nos vícios da carne má,
os pensamentos declina
àquela Carne divina
340 que na Cruz esteve já.

Quem do vil contentamento
cá deste mundo visível,
quanto ao homem for possível,
passar logo e entendimento
345 para o mundo inteligível:
ali achará alegria
em tudo perfeita e cheia,
de tão suave harmonia
que nem, por pouca, recreia,
350 nem, por sobeja, enfastia.

Ali verá tão profundo
mistério na suma alteza
que, vencida a natureza,
os mores faustos do mundo
355 julgue por maior baixeza.
Ó tu, divino aposento,
minha pátria singular!
Se só com te imaginar
tanto sobe o entendimento
360 que fará se em ti se achar?

Ditoso quem se partir
para ti, terra, excelente,
tão justo e tão penitente
que, despois de a ti subir
365 lá descanse eternamente.

1. Sobolos < Super illos. Na primeira ed. «sobre os rios...».
13. Ausentes, passados.
34. Que não havia bem duradouro.
38. Não vi alegria alguma.

130

100. «Receitando», ordenando, dispondo segundo a edição de 1595. Corrigiu-se para «recita», em meu entender, erradamente.

105. «Ventura», desventura.

108. «Puderam», poderiam.

114. Estes dois versos procedem do soneto de Boscán que termina:

Donde quiera terné siempre presentes
los ojos por quién muero tan contento.

Corrijo a leitura corrente.

120. Todo este passo é procedente de Santo Ambrósio.

159. «Moura», arcaísmo usado por Camões em outras composições líricas e em *Os Lusíadas.*

176. «Pera», arcaísmo, como noutras ocasiões.

169. Daqui em diante desenvolve-se o «trocadilho» jogando com o valor polissémico de «pena» — pena, condenação e dor.

178. Causa-me a pena, se me causa a pluma.

181. A Bem-Aventurança.

183-4. Que me seja imposta a pena do perpétuo esquecimento.

191-200. «Estas duas estrofes desempenham papel importantíssimo na economia do poema: a memória do poeta pretende voltar a Sião; mas, na realidade, é a pátria espiritual, Jerusalém, que se tornará presente. Como se opera tal transformação? Pela «reminiscência». A *memória* é registo passivo de coisas sensíveis, mas a *reminiscência* traz ao espírito as ideias contempladas numa vida anterior; e é assim que, à força de recordar Sião, o bem temporal, o bem sensível, o poeta acabou por recordar Jerusalém, a pátria celestial. Com a meditação da *palavra divina* — «a escrita doutrina» — o poeta pôde assim desprender-se dos bens temporais e voar, em espírito, ao céu». Costa PIMPÃO, *Rimas,* p. 58, nota.

201. Note-se o sentido platónico que informa toda a estrofe.

219. A mulher, com a sua beleza terrena, é sombra da beleza divina.

221. Hendiadys: os olhos e a luz=a luz dos olhos.

233. Talvez: «em consonância com o pecado».

236. O sentido místico desta estrofe tem sido discutidíssimo: talvez se trate da «purificação pela graça, em geral».

261. Afectos mundanos.

262. Urgentes, opressores.

275. «Recantatio». Recorde-se a ode XVI de Horácio, «O matre pulchra filia pulchrior...», onde surge uma promessa de «re cantatio». Em Platão, aparece no *Phaidros.* Costa Pimpão supõe o passo inspirado pelo diálogo platónico. Observe-se que «cantar la palinodia» é locução vulgar castelhana, desde a época em que o platonismo era «filosofia popular»; a palavra «Palinodia» foi usada no século XVI incluída em títulos de obras como o de Vasco Díaz Tanco.

297. A apoderar-se do seu livre arbítrio.

298. Estes «assaltantes» procedem de *Escala de Amor* de J. Manrique.

327. Pensamentos recém-nascidos=tentações.

334. «Et super hanc petram aedificabo...». A bissemia provém do próprio salmo: «...parvulos tuos ad petram».

345. Mundo inteligível; ideal espiritual.

347. Tal como se lê é incongruente. Talvez seja «escasseia», como pretendia J. M. Rodrigues.

131

Capítulo IX

A LÍRICA DE ARTE MAIOR

A poesia italianizante «de arte maior» ocupa, no Renascimento, o lugar da «de mestria» na Idade Média. Mester nobre e difícil tem o seu pensamento na depuração platónica do amor cortês; o seu metro, no decassílabo; e os seus paradigmas, em Petrarca. O nosso poeta, que manejava com fácil destreza as formas e ideias tradicionais, leva à mais alta perfeição esta direcção poética que Sá de Miranda tinha consagrado ao introduzir o soneto em Portugal. Aqui acharemos não só o auge do petrarquismo português, mas também os maiores triunfos de Camões na expressão literária. Sílvio PELLEGRINI [1] chegou mesmo a afirmar que o épico não conseguiu alcançar a elevação atingida pelo lírico: «Vê-se que o primeiro entrevê um nobre ideal de grandeza e sublimidade estética; mas sente-se que, ao querer realizá-lo, esse ideal fica muito abaixo do que havia sonhado». Quer se esteja ou não de acordo com esta opinião, forçoso se torna confessar que foi tão injusto o desconhecimento da lírica maior camoniana, além Pirinéus, até ao Romantismo, como o desvio romântico que consistiu na exaltação das formas populares. Sonetos, canções, elegias, éclogas contêm autên-

---

[1] Sílvio PELLEGRINI, *Liriche, a cura di...*, Pisa, 1946, Prólogo.

tica poesia, eterna, não superada numa língua «naturalmente» poética.

No entanto, e paradoxalmente, Camões é muito mais original no cultivo das formas tradicionais. Na arte maior realiza, tal como Garcilaso, uma representação de Petrarca que, ao fim de dois séculos, conservava virtualidade suficiente para o exercício de um autêntico magistério. A poesia toscana continuava em plena alvorada para o ocidente da Europa. O que, com o encanto dos frutos recentes da época de «I primi influssi»[2], atraíra Santilhana ou Mena, tinha exercido igual sugestão em Bernardim Ribeiro ou em Boscán, e continuava a ser novo para o nosso poeta.

Camões é três vezes petrarquista: por familiaridade com os seus precedentes imediatos, com o próprio Petrarca e com os seus seguidores. O *Canzoniere* e os *Trionfi* eram a consequência das premissas virgilianas e trovadorescas; e ele sempre teve Virgílio por seu guia, poetou numa língua formada liricamente no canto do «amor cortês» e cultivou as formas derivadas dos velhos *Cancioneiros*. Directamente conhecido, aprendido, traduzido, seguido e parafraseado, Petrarca ocupou, depois de Virgílio, o centro da sua formação e das suas preferências literárias[3]. Por último, viu em Bembo, Garcilaso e Sannazzaro — mas, sobretudo, em Boscán, Castiglione e Bernardo Tasso — uma renovação actualizadora do mestre, e seguiu-os com fervoroso assentimento:

> Cantará-nos aquele que tão claro
> o fez o fogo da árvore Febeia,
> a qual ele, em estilo grande e raro

---

2 SANVISENTI, *I primi influssi di Dante, del Petrarca e del Boccacio sulla Letteratura Spagnuola*, Milão, 1902; B. CROCE, *Primi contatti fra Spagna e Italia*, Nápoles, 1892; FARINELLI, *Italia e Spagna*, Turim, 1929; ROSSI, *La poesia del Petraca in Portogallo*, «Biblos», XX. Ver também a bibliografia citada no capítulo XIV.

3 As influências de Petrarca em Camões foram estudadas por ROSSI, PADULA, F. RAMOS, NABUCO...

Do paralelo entre Camões e Petrarca deduz BELL um maior academismo, à maneira escolar, do segundo: «De modo que se, porventura nunca chega aos altos voos ocasionalmente alcançados por Camões, também não cai nos deslizes que, por vezes, afeia a produção deste» (*Portuguese Literature*, p. 180).

louvando, o cristalino rio[4] enfreia;
tangerá-nos na frauta Sannazzaro,
ora nos montes, ora pela aldeia[5];
passará celebrando o Tejo ufano
o brando e doce Lasso castelhano.

(Oitavas, I)

Não esqueçamos que o Camões da lírica maior é, antes de mais, um «poeta literário», cuja fala está formada, em grande parte, por escolhidos achados de outros escritores. As inclusões constantes, até quase atingir as raias da manta de retalhos, não constituem plágio, antes utilização de menções que evocam situações, autores, obras... Porque neste tipo de poesia importava mais a referência a um facto, através de uma versão poética, do que o facto em si. E não era diminuir-se o valer-se da expressão alheia quem estava seguro de que, ao servir-se dela, a superava[6].

Na poesia italianizante de Camões existem, por isso, muitíssimas composições carentes de originalidade, porque nem ele a pretendeu, nem convinha a um género em que tanto valor se dava aos precedentes. As mais belas e mais famosas são as menos originais. Mas o soneto *Alma minha gentil* excede em «delicadeza» o de Petrarca, *Anima bella...*, em que se inspira; a Ode I, *Detém um pouco...* é mais robusta do que a *Pon freno, musa* de Bernardo Tasso, e *Vão as serenas águas* supera em dramatismo *Claros y frescos ríos* de Boscán, a quem «segue». Ousamos mesmo afirmar que quando um poeta fácil, fecundo, pródigo, como Camões,

---

4 A árvore febeia é o louro, e a metamorfose a que alude é a de Dafne, amada de Apolo. O jogo de palavras estabelece-se através da alusão ao louro como substituição da ideia de Laura, a amada de Petrarca, que vivia junto ao Sorga. Na edição de 1528 aparece substituído «Sorga» por «rios».

5 Ver, neste mesmo livro, capítulo IX, a écloga de Sannazaro que converte em obra lírica esta mesma ideia.

6 MARINO podia ainda afirmar de cabeça bem erguida: «... gl'imaginative feconde, e gl'intelletti inventivi ricevendo in sè a guisa di semi i fantasmi d'una lettura gioconda, entrano in cupidità di partorire il concetto che n'apprendono, e vanno subito machinando dal simile altre fantesie, e spesso per avventura più belle di quelle, che son suggerite dalle parole altrui...» (*La Sampogna*, Veneza, 1621, p. 33).

135

recorre[7] ao culto das contaminações, não é por falta de inspiração, mas porque o género o obriga a partir de bases tópicas e consagradas.

Assim, trouxe à poesia e à língua portuguesa, não só os seus achados, mas também os de um grupo cimeiro de autores que ele manejava facilmente e que, sem esforço, acudiam constantemente à sua pena: nacionalizou, fazendo-os seus, Petrarca, Garcilaso, Sannazzaro...

Quanto à métrica, codificou o «soneto» (introduzido por Sá de Miranda), equiparou-se a Boscán e a Garcilaso no cultivo da «canção» e elevou a «oitava real» a uma perfeição de que nunca mais pôde descer.

Oferecemos, de seguida, versões e comentários de nove sonetos, duas canções e uma écloga.

SONETOS

AMOR É FOGO QUE ARDE SEM SE VER

O poeta interroga-se sobre o sentido de um dos paradoxos do amor. Traz contrariedades, mas abre os espíritos à concordância de amizade; ele mesmo é uma contradição mas une os corações. Para chegar ao enigma do último terceto, enumeram-se aparentes oposições pautadas pelos usuais lugares poéticos: fogo, ferida, contentamento, dor, querer, companhia, satisfação, triunfo, prisão, servidão, morte...: aquilo a que poderíamos chamar «nomes de Amor» na gramática petrarquista. Por isso, Teófilo Braga supôs que Camões não poderia escrevê-lo sem ter lido Leão Hebreu: dominado pela concepção filosófica dos seus *Diálogos*, apresenta-se-lhe como incompreensível a antítese moral das emoções pessoais, e por esta antítese busca a definição do «Amor»[8]. A série de notas antitéticas para defini-lo é tão

---

7 A facilidade camoniana foi ponderada por A. F. G. BELL com a afirmação de que o poeta tinha o dom de «pensar em verso», faculdade que se revela sobretudo, em certas elegias e oitavas (*Portuguese Literature*, p. 180).

8 A hipótese de Th. BRAGA (*Camões, a obra lírica e épica*) sobre o conhecimento directo de Leão Hebreu foi refutada pelo Doutor Joaquim de CARVALHO e Hernâni CIDADE. *Camões*, I, pp. 168 e segs. Ver Bibliografia.

velha na poesia românica que aparece já no século XII[9].
Petrarca tinha-as reiterado no imitadíssimo soneto que se
considera como arquétipo deste:

> Pace non trovo e non ho da far guerra;

que foi «seguido» por Molinet em França:

> C'est doeul joieux, c'est plaisance dolente,
> c'est pleur riant, c'est un très clair orage;

e que em Espanha foi glosado por Santilhana (*Nin punto
fuelgo ni so en reposo*) e por Jorge Manrique:

> Es placer en que hay dolores,
> dolor en que hay alegría;
> un pesar en que hay dulçores,
> un esfuerço en que hay temores,
> temor en que hay osadía...

Em Camões, as antíteses estabelecem-se também mediante enumeração, em série distributiva, de elementos positivos opostos a negativos, um por cada verso, até chegar à
interrogação, que ocupa os três últimos. É uma verdadeira
apoteose do «oxímoro», tão grato a Camões, sempre dado à
busca e aglomeração de imagens contrapostas. FARIA E
SOUSA fez notar que a composição abre e encerra com a
mesma palavra: *Amor*.

O modelo deste soneto tem sido procurado no já citado
Pace non trovo... de Petrarca[10].

Opondo-se à interjectiva sátira de Castilho[11], Carolina
MICHAËLIS incluiu este soneto entre as cem melhores poesias portuguesas[12], por considerá-lo uma admirável definição
«do que era o Eros helénico e do que são as lágrimas das
coisas»[13].

---

9 Ver Italo SICILIANO, *Villon*, pp. 160 e segs., e LE GENTIL, *La poésie
lyrique*, pp. 125 e segs.
10 Ver Agostinho de CAMPOS, *Camões lírico*, V, p. 171.
11 CASTILHO, *Lusitânia*, fasc. 5-6.
12 Edição de 1914, p. 98.
13 Artigo in «Diário de Lisboa», 4-2-1924.

137

Amor é um fogo...
Edição de 1598

(Soneto n.º 5)

Amor é um fogo que arde sem se ver,
é ferida que dói, e não se sente;
é um contentamento descontente,
é dor que desatina sem doer.

5   É um não querer mais que bem querer;
é um andar solitário entre a gente;
é nunca contentar-se de contente;
é um cuidar que ganha em se perder.

10   É querer estar preso por vontade;
é servir a quem vence, o vencedor;
é ter com quem nos mata, lealdade.

Mas como causar pode seu favor
nos corações humanos amizade,
se tão contrário a si é o mesmo Amor?

6. *Entre a gente,* ed. 1598; «por entre», ed. FARIA E SOUSA.
7. *E nunca,* ed. 1598; «e um não», ed. FARIA E SOUSA.
8. FARIA E SOUSA suprime *um.* É pensar que se ganha ao perder-se.
9. *E um estar-se preso* (FARIA).
10. Servir o vencedor a quem o venceu.
11. A maior divergência entre a correcção de FARIA E SOUSA e a versão de 1598 verifica-se neste verso. A leitura posterior, mais divulgada, desvirtua todo o sentido, como fez notar COSTA PIMPÃO. FARIA E SOUSA corrigiu: «*Nos mortais corações conformidade*».

O FOGO QUE NA BRANDA CERA ARDIA

Eis um soneto que o leitor inadvertido classificaria como de autor e época posteriores, e poderia interpretar como mera alegoria imaginativa, amorosa, desenvolvido em puro cultismo. No entanto, é perfeitamente camoniano e tem uma história fácil de traçar. Não se trata de uma mera «visão», mas de um facto real: é uma poesia de circunstâncias. Dona Guiomar de Blaesvelt (Blasfé, para os peninsulares), filha do terceiro conde de Redondo, D. Francisco Coutinho, sofreu um dia o percalço de queimar o rosto com uma

138

vela[14]. Camões captou o valor poético do acidente para estabelecer uma série de antíteses amorosas. A ideia foi desenvolvida por ele, em tom de madrigal, duas vezes. Uma, nas «redondilhas» dedicadas «A. D. Guiomar Blasfé, queimando-se com uma vela no rosto», que dizem:

> Amor, que todos ofende,
> teve, Senhora, por gosto,
> que sentisse o vosso rosto
> o que nas almas acende.
>
> Aquele rosto que traz
> o mundo todo abrasado,
> se foi da flama tocado,
> foi por que sinta o que faz.
>
> Bem sei que Amor se vos rende
> porém o seu pressuposto,
> foi sentir o vosso rosto
> o que nas almas acende.

Outra, o soneto que estamos a comentar.

Na composição apresenta-se o facto como uma vindicta. A dama acende o fogo do amor, e o fogo faz com que sinta no rosto o que ela faz padecer às almas. No soneto, o pensamento avança e complica-se, com notório barroquismo. O fogo aqui sente ciúme, e, no seu ardor, pretende beijar o local onde se espelhava. O poeta tem inveja da chama que apaga os seus ardores na brancura (a neve) de um rosto que em tantos acende amor.

O soneto é uma verdadeira filigrana de jogos bissémicos e trissémicos. Observem-se as séries:

Luz = Beleza

Cera da vela. ————— Neve do rosto. ————— Pureza de desejos.
Fogo da vela. ————— Beleza do rosto. ————— Ardor do desejo.

Contacto do fogo. | Beijo amoroso.
Rosto, espelho da luz. | Beleza reflectida na alma do contemplador.
Fogo que queima o rosto. | Rosto que queima as almas.
Saciar-se do desejo. | Apagar-se da vela.

---

14 STORCK, *op. cit. Vida*, p. 645; Th. BRAGA, *Camões, Época e Vida*, p. 292; J. M. RODRIGUES, *Camões e a Infanta*. p. 24; A. de CAMPOS, *Camões, lírico, Redondilhas*, I, pp. 18 e segs.

A composição oferece múltiplas habilidades expressivas. Desde o primeiro verso se estabelece, através de veladíssima alusão, o contraste entre a brancura e pureza da senhora e o ardor da chama, análogo ao das paixões que desperta. O acorde inicial marca esta contraposição de uma maneira simbólica:

O *fogo* que na *branda cera* ardia.

Num segundo plano, exprime-se (logo na quadra seguinte) o ardor dos ciúmes, e, no primeiro terceto, o dos desejos. Dos dois tercetos, um, ardente, encrespa-se como a «ditosa... flama!»; no outro, brilha uma nova brancura, a da neve dela, que abrasa corações e pensamentos. E «queima o fogo»: o paradoxo hiperbólico retorce-se no final do soneto com um autêntico crepitar.

Mas o carácter madrigalesco não permite ao poeta «condoer-se com a dor» de quem é causa de dores. E quase aparece um ingrato sorriso, de homem impassível perante o risco e o sofrimento da senhora: afinal, sente-se vingado pela importuna vela.

O *fogo que na branda...*

Edição de 1595

(Soneto n.º 7)

O fogo que na branda cera ardia,
vendo o rôsto gentil que eu na alma vejo,
se acendeu de outro fogo do desejo,
por alcançar a luz que vence o dia.

5   Como de dous ardores se encendia,
da grande impaciência fez despejo,
e remetendo com furor sobejo
vos foi beijar na parte onde se via.

Ditosa aquela flama, que se atreve
na vista de que o mundo tremer deve.
10 [a] apagar seus ardores e tormentos
Namoram-se, Senhora, os Elementos
de vós, e queima o fogo aquela neve
que queima corações e pensamentos.

5. *Encendia*, em (FARIA. Os «dois ardores» são o da chama e o do desejo.
6. *Despejo* equivale a «resolução».
8. *Onde se veia:* no rosto.
10. *Na vista a quem o Sol temores deve* (FARIA). A correcção obedecia
ao propósito de continuar a linha de imagens visuais. Suprime-se a preposição,
que falta na edição de 1595.
11. *A apagar* (FARIA).
12. Os quatro elementos: terra, água, ar e fogo.
13. *Aquela neve* é a brancura da pele.

TRANSFORMA-SE O AMOR NA COUSA AMADA

Como outros sonetos de Camões, este tem origem, na
sua ideia fundamental, num verso de Petrarca. O processo,
a que já antes aludimos, de partir de uma frase de outro
autor para uma nova composição, foi chamado também pelos
nossos poetas medievais *filhar*. Aqui, a frase que contém
o tema foi *filhada* do *Trionfo d'Amore* (verso 162):

L'amante n'ell amato si trasforma.

Já Auziàs March e Ruy Gonçalvez, entre outros, a tinham
adoptado. É um «conceito» de idealismo amoroso, comum
à poesia neoplatónica da época e que tem derivações até nas
coplas populares. «Mas, afirma Hernâni Cidade, será difícil
encontrar outro soneto em que o conceito platónico da
ideia assim reforce seu poder expressivo com o conceito
aristotélico da *forma*». «A união concebida pelo pensamento,
que é divino (...), é ascensão espiritual, porque é conversão
de uma alma em outra, que fica no corpo como acidente
no sujeito, a ideia no pensamento; mais ainda, a forma na
matéria» [15].

De tanto pensar na amada, o amante acaba por trans-
formar-se nela; a nada melhor pode aspirar. Esta afirmação

---

15 Hernâni CIDADE, *op. cit.*, I, p. 90.

141

é a tese sobre que assenta a primeira quadra. Deve entender-se que o poeta enamorado estabelece, segundo um dos recursos que lhe são mais caros, uma antítese hiperbólica como resposta mental à proposição; mas isso ainda não é tudo. A segunda quadra está traçada em pura vacilação. O poeta que afirmou («não tenho mais que desejar») duvida agora («que mais deseja o corpo alcançar?»). E constrói filosoficamente uma antinomia que, em puro amor, veremos desenvolvida no *Filodemo*. Não basta, não, responde, que, coincidindo as duas almas e originando uma posse imaterial, se produza esta abstracta identidade. O amor do amante continua insatisfeito: «o Poeta dá a razão de não se bastar a si próprio, embora tenha em si a *parte desejada*: é que está em si como ideia (pensamento platónico), e o puro e vivo amor procura realizar-se, objectivar-se em forma» (Costa PIMPÃO) [16].

Quanto ao momento em que foi composto, J. M. RODRIGUES [17] inclui-o entre as composições da primeira etapa do amor à Infanta; FARIA e SOUSA [18] e JUROMENHA [19] supuseram-no escrito «vendo-se o poeta assaltado por algum desejo lascivo». As palavras que Castilho chamava depreciativamente «metafisicadas», mais parecem reflexão sobre uma leitura, talvez a de Auziàs March, do que produto de um momento de reflexão erótica.

Transforma-se o Amador...
Edição de 1595

(Soneto n.º 20)

Transforma-se o Amador na cousa amada,
por virtude do muito imaginar;
não tenho, logo, mais que desejar,
pois em mim tenho a parte desejada.

---

16 Edição das *Rimas*, p. 73.
17 *Camões e a Infanta*, p. 42.
18 *Op. cit.*, II, p. 29.
19 *Op. cit.*, II, p. 367.

5   Se nela está minha alma transformada,
     que mais deseja o corpo de alcançar?
     Em si somente pode descansar,
     pois consigo tal alma está liada.

     Mas esta linda e pura semideia,
10   que, como o acidente em seu sujeito,
     assim co a alma minha se conforma,

     está no pensamento como ideia:
     [e] o vivo e puro amor de que sou feito,
     como a matéria simples busca a forma.

5. Se a minha alma está convertida na coisa amada.
8. *Liada* é vulgaríssimo de «ligada», com perda da sonora intervocálica. *Que* com *el tal alma*, nas edições corrigidas.
10. *O acidente*, nas correcções. COSTA PIMPÃO interpreta: o acidente é inseparável do próprio sujeito.
11. *Se conforma:* adapta-se à forma, ajusta-se.
12. *Está no pensamento como ideia.* Suprimimos, como na edição de 1595, a conjunção inicial porque a frase ganha em vigor.

UM MOVER DE OLHOS, BRANDO E PIADOSO...

Entre os retratos de mulher que podemos encontrar nos sonetos de Camões, este é o mais individualizado e, portanto, o menos tópico. Não estamos já na presença de um louvor como o que é feito na *Presença bela, angélica figura;* não se trata aqui de um cânone, mas de um verdadeiro esboço. Através dele se quis procurar uma identificação pessoal, e, dentro dos amores do poeta, julgou-se [20] que fosse a moça chinesa perdida no naufrágio do Mecom-rio, e chorada no sereno pranto de «Alma minha gentil...». Uma figura oriental, hierática, teria merecido assim o tributo de um soneto neoplatónico e de uma etopeia que, por se afastar neste aspecto do clima renascentista, se torna reaccionária; não barroca, mas pré-rafaelista.

Excepto o último terceto, todo o poema está dedicado à «descriptio puellae», mas não em séries de metáforas à «fresca rosa», nem em comparações com figuras («Judith

[20] A. PEIXOTO, *Dinamene*, p. 19.

en fais...»), nem sequer pela superlativação da «formosura acabada»[21]; a hipérbole comparativa ficou reservada para o final: a amada, por *antífrase*, faz lembrar Circe, a feiticeira; ela, como filha do Dia e da Noite, de Helios e de Perseia, que exercia a «atropopaia» convertendo os homens em feras, deu ao poeta a poção capaz de fazê-lo mudar de sentimentos. A longuíssima enumeração tem um tal carácter litânico que, para colocar o verbo no décimo primeiro verso, foi preciso recorrer a uma forma pronominal («esta foi»). Mesmo assim, o final torna-se vazio porque o reflexo da serenidade da mulher evocada é desenvolvido em todo o soneto e o traço conceituoso nada acrescenta, antes confirma o já suposto efeito da beleza na alma do cantor.

A figura feminina é vista como paradigma da mesura. Por isso, este soneto recorda logo o

«tanto gentile e tanto honesta pare»

de Dante, de quem, por certo, provém também (e não da lírica, mas do poema) o verso do mover dos olhos:

«e nel mover degli occhi onesta e tarda»[22].

Também na linha geral da composição procede, neste caso, de Petrarca (CLIX Soneto), e serve, como nenhum outro, para comprovar como se conforma a nova criação ao desenvolvimento do modelo que a inspira, seguindo o mesmo caminho, apenas sem repetições de frase. No poema *Grazie ch'a pochi'l Ciel largo destina* sublinham-se os valores de quietude, a passividade da amada. Aqui, o sorriso forçado, o rosto humilde receoso da alegria, o quieto desembaraço, o sossego modesto, o encolhido ousar..., dentro do processo antitético camoniano, adquirem subtis matizes. Sob o longo e obediente sofrimento adivinha-se a servidão de quem subjugou com os seus feitiços o poeta.

---

21 Ver RENIER, *Il tipo estético della donna nel medio evo.*
22 *Commedia*, Purgatório, VI, 61. A frase refere-se a um varão (em Sordello de Goito) e não a uma mulher.

Um mover d'olhos, brando...
Edição de 1595

(Soneto n.º 90)

Um mover d'olhos, brando e piadoso,
sem ver de quê; um riso brando e honesto,
quase forçado; um doce e humilde gesto,
de qualquer alegria duvidoso;

5   Um despejo quieto e vergonhoso;
um repouso gravíssimo e modesto;
ũa pura bondade, manifesto
indício da alma, limpo e gracioso;

um encolhido ousar; ũa brandura;
10   um medo sem ter culpa; um ar sereno;
um longo e obediente sofrimento;

Esta foi a celeste fermosura
da minha Circe, e o mágico veneno
que pôde transformar meu pensamento.

2. J. M. RODRIGUES propõe: «um não sei quê». Já houve também quem propusesse «sem ter de quê». Agostinho de CAMPOS observa que, na Beira, a expressão «ver de...» equivale a procurar, tratar ou averiguar alguma coisa.
3. *Gesto* é rosto na linguagem de Camões.
4. Receoso.
5. *Despejo* é resolução, desembaraço. A. de CAMPOS comenta: é a compostura perfeita e equilibrada, feita de natural à-vontade, justo meio termo entre o pejo ou pudor e a ingénua liberdade de modos ou movimentos.
6. E *honesto* (JUROMENHA).
11. *Sofrimento,* capacidade de sofrer, submissão, mansidão, resignação.
12. Chegou a supor-se que *celeste* aludisse à origem chinesa de Dinamene (!).
13. Alusão ao episódio da Odisseia em que Circe transforma os companheiros de Ulisses em porcos.
14. *Meu pensamento,* a minha maneira de pensar, o meu antigo amor, num outro novo.

MUDAM-SE OS TEMPOS, MUDAM AS VONTADES

Camões rende tributo, neste soneto, finamente elaborado, ao «topos» *ubi sunt,* cuja trajectória foi estudada por DYRHOFF e SPITZER.

As suas «neves de antanho» são já «verduras das eras», enquanto, por contraste, o doce canto de ontem se converte em choro. Tudo muda, menos a dor. Para o poeta não há primavera e, em perpétuo inverno, espanta-se de ser, só ele, uma excepção, negativa, na mutabilidade das coisas.

A queixa pela passagem do tempo é uma das constantes na literatura europeia e não faltam em Portugal cultores do tema na poesia moralizante:

E nom vi nenhum estado
que nem fosse descontente,
hũs choram polo passado
e outros polo presente,

dizia Luís da Silveira, em paráfrase do Ecclesiastes [23]. E é de Álvaro de Brito, na sua duríssima sátira social, aquele verso

fez o tempo outra volta,

que encontra ainda eco na poesia popular:

São voltas que o mundo dá.

Na própria poesia portuguesa, temos um antecedente imediato no belo soneto de Sá de Miranda (*O Sol é grande, caem co'a calma as aves*), onde o jogo de símbolos é o mesmo: horto — primavera = juventude — alegria; ocaso — inverno = = velhice — tristeza; e onde o final contém o mesmo «conceito» sob a forma anedótica que Camões soube elevar à álgebra da sua poesia filosófica:

E tudo o mais renova; isto é sem cura,

coincidente com a famosa queixa de João de Menezes no *Cancioneiro Geral*, quando, pensando na *triste mudança* dos dias passados sem alívio, dizia:

Mi tormiento desigual
para mas pena sentir
me tiene fecho inmortal
y no me dexa bevir.

---

[23] *Cancioneiro Geral*, III, 314.

A alusão à mudança de estações, contrária à que se opera no Poeta, levou alguns comentadores a defenderem que se trata de uma obra de velhice. Almeida LUCAS rectifica-os no sentido de que, no homem, a dor motivada pela mudança da sua vida espiritual pode ser independente de achaques de idade [24]. No século XVII foi este um dos sonetos mais apreciados de Camões. Para FARIA E SOUSA, o melhor. Vale a pena transcrever o superlativo e «oralíssimo» elogio: «Viva o Parnaso, que desde a sua fundação até hoje não se escreveu soneto igual a este. Pesa mil arrobas de majestade, de elegância e de imagens e de belezas... Só sabe dizer isto com tal limpidez e eficácia quem o tem muito bem trilhado com profundíssima ponderação» [25]. O soneto aparece, com o texto que damos, na edição de 1595. O manuscrito Luís Franco dá uma segunda versão «tão má, que seria injurioso atribuí-la a Camões» (A. de CAMPOS).

Mudam-se os tempos...
Edição de 1595

(Soneto n.º 92)

Mudam-se os tempos, mudam-se as vontades,
muda-se o ser, muda-se a confiança;
todo o mundo é composto de mudança,
tomando sempre novas qualidades.

5   Continuamente vemos novidades,
diferentes em tudo da esperança;
do mal ficam as mágoas na lembrança
e do bem (se algum houve), as saudades.

O tempo cobre o chão de verde manto,
10 que já coberto foi de neve fria,
e, enfim, converte em choro o doce canto.

---

[24] ALMEIDA LUCAS, *Sonetos*, p. 73, e S. RECKERT, *Mudanças e enganos*.
[25] *Rimas várias*, I, II, p. 118.

E, afora este mudar-se cada dia,
outra mudança faz de mor espanto,
que não se muda já como soía.

1. *Vontades,* quereres, afectos.
2. Rodrigues LAPA interpreta *confiança* como segurança em si mesmo, nas opiniões próprias.
2 e 3. *Ser,* carácter. *Confianças e mudanças* no manuscrito de L. Franco, cujas variantes julgamos inoportuno apontar, por alheias ao poeta.
3. A mudança é lei da vida.
4. A variação adopta sempre índole e aspecto diferente. Não se esqueça o sentido que na Música e na Coreografia tinha a palavra mudança.
6. *Da esperança,* do que se esperava.
7-8. *Ficam... saudades.*
12. *Afora,* excepto.

AQUELA TRISTE E LEDA MADRUGADA

Este soneto faz parte do grupo temático das «despedidas» de que existem mais de cinquenta exemplos nas «cantigas» do género tradicional nos velhos *Cancioneiros* e à volta das quais giram séries inteiras «de amigo». Em finais da Idade Média chegaram mesmo a constituir uma espécie de tipo de canção com tópicos obrigatórios: adeus, separação, ausência, promessa de fidelidade, antecipação da saudade... Villasandino ainda repetia as mesmas palavras dos jograis do século XIII:

> Desque de vos me parti,
> lume destes olhos meus,
> por la fe que devo a Deus
> jamás plazer nunca vi [26].

Uma vez mais se manifesta a continuidade da linha tradicional na poesia camoniana e o apego às fórmulas que as gerações precedentes não haviam esgotado e que Camões facilmente superava. As fontes imediatas não são, no entanto, nem portuguesas nem medievais: o tema tinha sido tratado de forma muito afim na poesia italiana do século XIII (recorde-se um soneto de Messer Onesto Bolognese). Creio

---

26 *Canc. Cast.,* p. 612.

que um outro, de Matteo Maria Boiardo, de tema absolutamente diferente (visão de uma dama na alegria primaveril) pode ter condicionado a situação e a estrutura:

Gia vidi uscir de l'onde una matina.

A reiteração *vidi*, e *vidi* no começo das quadras e dos tercetos (que se verifica também em outro soneto de Boiardo), aparenta-o directamente com o de Camões.

Por isso, afigura-se arriscada a pretensão de situar esta produção (como tantas outras) em certo momento da vida do poeta e supor que tenha sido inspirada por determinadas vivências.

Não deve omitir-se, no entanto, a concretíssima história que se lhe atribui [27]: seria a sua despedida de D. Isabel de Tavares, seu primeiro amor, logo abandonado, em Lisboa, em 1553, por ocasião do seu embarque na «Nau São Bento» para a Índia. Imagine-se que o poeta lutou, indeciso consigo mesmo, ao ver chorar a amada de ontem (soneto *Por cima de estas águas*), com quem a partida impediu de se reconciliar; decidida a viagem, conservou a recordação daquele «magoado» adeus e traduziu-o em formosíssimos sonetos. Tal é o «romance da crítica». Quanto à obra...

A hora escolhida e espelhada com agudeza pictórica é a da alvorada; momento das separações na tópica medieval e nas suas sobrevivências populares (das «Albadas» ao «Cantam os galos pró dia»). Mas, aqui, a manhã tem uma luz fria e indecisa, que penetra todo o poema. Os epígonos da poesia trovadoresca buscaram uma *saudade local*, adscrevendo a recordação ao local da despedida: *Oh campos de Santarém*, de Álvaro de BRITO; *Depois me dexo nos Vales*, de BRANDÃO; *Aquellos lugares todos*, de D. João Manuel; *Sierras de Guadalupe*, de GUEVARA... Além disso, os *dolci colli* de Petrarca ofereciam um exemplo paralelo em autoridade

---

27 J. M. RODRIGUES, *Camões e a Infanta*, pp. 32 e 188.
28 G. LE GENTIL, *La poésie ly:ique*, I, p. 146.

149

mais aceite[28]. Mas Camões busca a hora, não o local. A madrugada acende, com as suas tímidas luzes, a recordação. A aurora esfuma, assim, o que outros coloriram de verdor. Esta palidez matinal (belamente indiferente à cena amorosa) é talvez o melhor achado de todo o poema e uma das mais conseguidas impressões naturalistas do poeta.

O soneto tem uma arquitectura simplicíssima, a que não falta até um outro matiz arcaico — o leve paralelismo:

<blockquote>
Ela só viu...
apartar-se uma vontade de outra...
</blockquote>

Aquela
manhã
<blockquote>
Ela só viu...
juntarem-se as lágrimas em rio...
</blockquote>

<blockquote>
Ela ouviu...
as palavras magoadas...
</blockquote>

Tal esquema, de elementar e tardia «imobilidade», faz lembrar não tanto o paralelismo originário como o mais próximo de nós. É um plano a que poderíamos chamar becqueriano. E, de facto, toda a composição, incluindo a sua própria imprecisão, anuncia-nos de longe a técnica das *Rimas*.

Por outro lado, não falta até o jogo, quase constante em Camões, daquelas outras distribuições antitéticas em que é fértil. Por isso, a madrugada é triste e alegre, está cheia de pena e de piedade; a claridade do dia coincide com a separação das almas e, por fim, ao buscar a hipérbole, falar-se-á de tornar o fogo frio e de dar descanso aos que eternamente estão condenados a suportá-lo. RODRIGUES LAPA comenta: «a tortura dessas derradeiras palavras era tão grande que, se os condenados às penas infernais as sentissem, apesar de sofrerem imenso, experimentariam, por comparação, um alívio às suas dores»[29].

---

29 Rodrigues LAPA, *Líricas*, p. 84.

150

Aquela triste e leda madrugada
Edição de 1595

(Soneto n.º 81)

Aquela triste e leda madrugada,
cheia toda de mágoa e de piedade,
enquanto houver no mundo saudade
quero que seja sempre celebrada.

5   Ela só, quando amena e marchetada
saía, dando ao mundo claridade,
viu apartar-se de ũa outra vontade,
que nunca poderá ver-se apartada.

Ela só viu as lágrimas em fio,
10 que de uns e de outros olhos derivadas,
se acrescentaram em grande e largo rio.

Ela viu as palavras magoadas
que puderam tornar o fogo frio
e dar descanso às almas condenadas.

1. *Triste* para os amantes; em si mesma, alegre.
5. Só a manhã. *Marchetado* é lavrado, «embutido». Deve interpretar-se como matizada. Camões gostava desta palavra, que usou em muitas ocasiões e com sentido análogo.
6. *À terra,* nas edições corrigidas.
7. *Vontade,* sentimento.
11. *Juntando-se, formando largo...,* nas referidas edições.
12. *Ouviu,* nas edições corrigidas. Preferimos, como Rodrigues LAPA, pela sua força expressiva, o *ver* original: presenciou tudo, incluindo o gesto que acompanhou as palavras. Desde D. Dinis os poetas *vêem* as palavras.
13. *Puderam:* poderiam.

ALMA MINHA GENTIL QUE TE PARTISTE...

A poesia petrarquista portuguesa culmina neste soneto.

Pretendeu-se encontrar o motivo da sua composição na *Década* de Diogo do COUTO, passo muito discutido pela crítica actual, que é o seguinte: «...e ali se afogou uma moça china que trazia muito fermosa com que vinha embarcado e muito obrigado, e em terra fez sonetos à sua morte em que entrou aquele que diz — «Alma minha gentil que te partiste (...)». A esta chama ele nas suas obras (...) Dinamene».

151

Daqui se imaginou a existência de um «ciclo Dinamene» na sua poesia (ver p. 210). O soneto *Quando de minhas mágoas...* apresentaria o poeta perseguindo o perdido amor como se este fosse um fogo-fátuo, que fugisse à sua aproximação; em *A minha Dinamene* depreciaria a sua vida perante a morte dela; em *Cara minha inimiga,* prometeria à amada, já que não pôde ter sepultura terrena, eternizar o seu puro amor em versos; e tê-lo-ia conseguido, sobretudo com estes.

«Em seu mais popular soneto, que em Portugal todos recitam de cor, já o seu desejo se imaterializou, e sabe, como ensina São João da Cruz, que as dores de amor não se curam

sino con la presencia y la figura,

roga à sua morta, como Garcilaso, que peça a Deus

que apresure el tiempo que este velo
rompa del cuerpo, y verme libre pueda...» [30].

Assim deixa Cossío traçado o enquadramento ideológico do poema, com dois pontos de referência na lírica petrarquista castelhana.

A nós, que agora o comentamos, prescindindo, por exigências de crítica, de toda a história da moça chinesa e da sua improvável relação com Dinamene, o puríssimo amor que aqui se reflecte afigura-se-nos muito próximo do de Lope de Vega na elegia ao seu filho. Não será um amor paternal ante o frágil despojo de uma criancinha morta o que terá feito Camões adaptar assim Petrarca? Esse «ver nos olhos» não terá maior relação com o «incipe, parve puer» de Virgílio do que com a gramática amorosa do Renascimento? E a insistência na partida prematura não parece referir-se antes a um ser infantil do que a uma mulher amada? Por outro lado, existe outra peça importantíssima da lírica camoneana relacionada com esta: é a fala final da Écloga I, quando

---

[30] J. M. COSSÍO, *Los sonetos amorosos de Camoens,* «Cruz y Raya», 19, p. 73.

Aónia, D. Joana, filha de Carlos V, chora a morte de seu esposo. A sua extensão parece conferir-lhe um carácter de glosa em confronto com o soneto; as ideias e até mesmo as palavras são, muitas vezes, as mesmas. Não é admissível que o Poeta se sentisse tão profundamente afectado pela morte do pai de D. Sebastião. Ali aparece incluída, como aproveitamento, sem adaptações desnecessárias, de uma elegia pré--existente e talvez até redigida já em castelhano. É o pranto por um ser amado, serenamente derramado, reflexiva e filosoficamente contido, sem patetismo, mas com uma notícia talvez esperada. É impossível separar, como se tem feito, estas duas peças mestras, soneto e elegia; o primeiro contém, duma forma mais apurada, o pensamento fundamental; a segunda dilui-o em reflexões e desejos, mas uma e outra têm que situar-se no ponto culminante do engenho poético camoneano porque, em ambas, a palavra (portuguesa num, no outro, castelhana) dobra-se ductilmente à ideia, com uma sujeição que só os grandes criadores alcançam na sua plenitude.

Quanto às fontes literárias, convém assinalar o contraste entre o «original» e a «criação» camoniana a que dá origem. Como em outras ocasiões, a matriz desta obra encontra-se numa composição intranscendente. Neste caso, um frio e trivial soneto, o XXXVII, de Petrarca:

Anima bella, da quel nodo sciolta
che più bel mai non seppe ordir Natura,
pon dal ciel mente alla mia vita oscura,
da si lieti pensieri a pianger volta.

La falsa opinión dal cor s'é tolta
che mi fece alcun tempo acerba e dura
tua dolce vista: omai tutta secura
volgi a me gli occhi, e i miei sospiri ascolta.

Mira'l gran sasso donde Sorga nasce;
e vedravi un che sol tra l'erbe e l'acque
di tua memoria e di dolor si pasce.

Ove giace'l tuo albergo e dove nacque
il nostro amor, vo' ch'abbandoni e lasce,
per non veder n' tuoi que ch'a te spiacque.

153

Com o tema inicial deste soneto viria a coincidir Sannazzaro:

Anima eletta, che col tuo Faltore,

em cujo soneto, as duas primeiras quadras têm um desenvolvimento paralelo ao de Camões. O vocativo é a contrapartida do que abre outro soneto famoso, de Mateo CORREGIARE:

Gentil Madona mia, speranza cara;

e o de Petrarca a Laura doente:

Quest'anima gentil che si diparte
anzi tempo chiamata a l'altra vita...

A que se deve a apreciação de que este soneto é o «rei dos restantes»? GRACIÁN[31], para considerá-lo assim, partia da sua noção das «agradáveis proporções conceituosas»; FARIA E SOUSA, segundo o mesmo critério, afirmava: «Não se pode escrever nenhum soneto que, de algum modo, se sobreponha a este, nem em limpidez, nem em facilidade, nem em harmonia, nem em efeitos»[32]. Outros comentadores basearam-se na musicalidade, no sentimento *saudoso*, no carácter de prece, na simplicidade de expressão, no seu classicismo, na sua perfeição formal, e até na existência de uma espécie de contradição motivada por um suposto substantivo de irónica amargura[33].

Chaves do êxito são a magia verbal do primeiro decassílabo e o ritmo expressivo, perfeitamente adequado à ideia. O verso inicial bastaria para imortalizar qualquer poeta. A mera comparação da sua linha melódica com a dos seus antecedentes imediatos italianos revela quanto nele existe de pura valorização poética, pessoalíssima e... inspirada.

---

31 *Agudeza y Arte de Ingenio*, Disc. IV.
32 *Rimas*, I, II, p. 54.
33 Ver outras opiniões em A. de CAMPOS, *op. cit.*, IV, *Sonetos Completos*, pp 168 e segs.

Observe-se, antes de mais, a posição da cesura (sempre detenção e não corte) e que o «ictus» se obtém através da tonicidade da vogal que ocupa o posto mais alto na escala da agudeza e em palavra oxítona: «gentil». Outros dois acentos, que recaem também sobre *i*, equilibram o verso, em cuja primeira metade abunda a clara vogal neutra; em contraposição, nos «apagados» «ees» na segunda:

á a i a e í — e é a i e

A palavra axial do verso («gentil») é muito grata a Camões [34]; chegou a afirmar-se que o caracteriza, se bem que as estatísticas favorecem, em *Os Lusíadas* três outras (*alto, peito* e *duro*); no seu conteúdo, ao lado da significação de «nobre» [35], de perfeito em virtudes (a «gentileza» é a fidalguia italianizante), alinham-se outras noções que nunca deixa de sugerir: a graça corporal, a dignidade (até mesmo a própria «gentileza» de que procederia Dinamene é levemente aludida, segundo os partidários do «ciclo»). Antes desta palavra vem o equívoco «Alma minha», mais do que possessivo, identificador com a amada; seguindo-o, a alusão à morte, como partida. O grito inicial que, isolado, representaria um chamamento, suspende-se com a evocação, morosa, da partida (...que... te...).

Depois de um achado destes, o leitor receia que não possa manter-se o vigor alcançado na abertura da composição. E considera «maravilha» — é a palavra que sempre se usa para este soneto — que a perfeição subsista. A série de paralelismos antitéticos em que se apoia, vai-se estabelecendo, quase verso a verso, como uma harmonia, nota contra nota. Cada palavra adquire assim, rigorosamente, pela sua posição, valor preponderante e separa os pares opostos, como um quebra-mar, acalmando os contornos da frase: *vida, céu, terra,*

---

[34] Desde Guinizelli e Dante até Petrarca foi consagrada na abertura de sonetos e canções. São famosos os de Corregiano, Frescobaldi e Orgagni, que com ela esmaltam os primeiros versos.

[35] «Amor e cor gentil sono una cosa» tinha pregado Dante.

155

etéreo, vida, dor, remédio... exercem sucessivamente esta função, que não ultrapassa o primeiro terceto. Eis as contraposições:

repousa ela (verso 3)	viva eu (verso 4)
céu (verso 3)	terra (verso 4)
repousa eternamente (verso 3)	sempre triste (verso 4)
assento etéreo (verso 5)	esta vida (verso 6)
lá (verso 5)	cá (verso 13)
memória (verso 6)	esquecimento (verso 7)
olhos meus (verso 8)	tua vista (verso 8)
me ficou (verso 10)	te perdi (verso 11)
roga tu (verso 12)	teus anos encurtou (verso 12)
cedo te levou (verso 14)	cedo ver-te (verso 13)

Através de um processo análogo ao que vimos usado em outras composições, a reiteração de uma ideia inicial serve-lhe para conseguir a unidade do conjunto; «tão cedo» (2), «tão cedo» (13), «quão cedo» (14); «olhos meus» e «meus olhos», no final das quadras e dos tercetos desempenham idêntico papel.

Já foi observado que apenas um cultismo, «assento etéreo», adorna a composição; como no soneto de Jacob e Labão, o recheio é mínimo, imperceptível, quase sempre monossilábico.

Por último, ao lado do vocalismo em arco ogival do primeiro verso, a linha horizontal, serena, do último terceto, constituído sem um único *i*, e onde os finais em *ou* põem uma nota fúnebre, ainda que de emoção contida, pelo paroxitonismo do verso.

Costa PIMPÃO comentou a sorte diversa que teve o soneto: «Glosaram-no os poetas de seiscentos e como tal frequência, que no século XVIII se produziu uma espécie de reacção contra ele e, de uma maneira geral, contra o magistério de Camões» [36]. Hoje voltou a reivindicar-se e é como que um símbolo do renascentismo nos povos do Ocidente europeu.

---

36 Costa PIMPÃO, *Rimas* (Selec. 1943), p. 78, Notas. Entre os paralelos em poetas coevos, o mais belo é o Soneto I, XCI, de Herrera.

Alma minha gentil...
Edição de 1595

(Soneto n.º 80)

Alma minha gentil, que te partiste
tão cedo desta vida descontente,
repousa lá no céu eternamente,
e viva eu cá na terra sempre triste.

5   Se lá no assento etéreo, onde subiste,
memória desta vida se consente,
não te esqueças daquele amor ardente
que já nos olhos meus tão puro viste.

E se vires que pode merecer-te
10 algũa cousa a dor que me ficou
da mágoa, sem remédio, de perder-te,

roga a Deus, que teus anos encurtou,
que tão cedo de cá me leve a ver-te,
quão cedo de meus olhos te levou.

1. *Alma minha gentil,* a pessoa amada.
1. *Gentil,* nobre, perfeita, fidalga, elegante, graciosa.
2. *Deste corpo.* Ms. Franco.
2. *Descontente* qualifica alma.
3. *Repousa tu no céu.* Ms. Franco.
4. Costa PIMPÃO faz notar como Camões usa o *se,* para as súplicas humildes.
5. *Assento etéreo,* morada celeste.
6. *Deste mundo.* Ms. Franco.
9. *Pede.* Ms. Franco.

ESTÁ O LASCIVO E DOCE PASSARINHO

A fábula de Eros, cruel e cauto caçador que surpreende as suas vítimas, apresenta-se com a limpidez de uma pintura, neste soneto. O início, como em tantos outros, é tipicamente quatrocentista e paralelo ao *Quel rosignol chi si soave piange* e ao *Vago augelletto* de Petrarca. A visão do coração enamorado como livre passarinho tinha inspirado, já no século XIII, o soneto *Cosí diviene a me...* do florentino Chiaro Davanzati. O desenvolvimento apresenta uma curiosa forma binária: a apresentação anedótica ocupa as duas quadras; a sua apli-

157

cação ao caso pessoal, os tercetos. Na primeira, a composição tem o mesmo curso narrativo que o soneto de tema bíblico *Sete anos de pastor*, mas, longe daquela simplicidade, busca o ornato mediante pares de epítetos, que recordam o ritmo balanceador dos escritores espanhóis da época isabelina: «lascivo e doce», «alegre e brando», «calado e manso». Na segunda, pelo contrário, o ritmo precipita-se até final, onde volta a repousar na lhanura de um verso antológico, de puro recorte garcilasiano.

Uma e outra parte, a narrativa e a reflexiva (que à visão do pássaro ferido acaba por sobrepor a sua própria desventura), estão cheias de felizes condensações verbais, sobretudo na cena inicial, com valores dinâmicos para a evocação do pássaro que «ordena» as suas penas e que, do ramo, solta («espede») o seu canto; para a aproximação cautelosa do caçador; para a queda fatal da ave ferida... A partir deste momento, a graça verbal, o jogo dos diminutivos, o tratamento «rendilhado» do tema, mudam até ao tom máximo da confissão amorosa. O soneto foi situado por M. RODRIGUES no «ciclo da Infanta»: o amor a que, desde muito longe, o poeta estava destinado seria aquele que desde o berço, segundo a Canção, o esperava; o novo amor fere-o mortalmente.

Entre os louvores feitos a estes versos, escolhemos, como exemplo, o de LUZÁN: Camões «escolheu com tanto cuidado as palavras mais ternas para dar maior suavidade a este soneto que, por esta e por outras circunstâncias, é esmerado»[37].

Está o lascivo e doce passarinho
Edição de 1595
(Soneto n.º 14)

Está o lascivo e doce passarinho
com o biquinho as penas ordenando,
o verso sem medida, alegre e brando,
espedindo no rústico raminho;

---

[37] LUZÁN, *La Poética y reglas...* Edición de Madrid, 1789, I, p. 127.

158

5 o cruel caçador (que do caminho
se vem calado e manso desviando)
na pronta vista a seta endireitando,
lhe dá o Estígio lago eterno ninho.

Dest'arte o coração, que livre andava,
10 (posto que já de longe destinado)
onde menos temia, foi ferido.

Porque o Frecheiro cego me esperava,
para que me tomasse descuidado,
em vossos claros olhos escondido.

1. *Lascivo*, com o sentido de travesso, buliçoso, inquieto, na língua de Camões.
3. Como verso livre.
4. *Espedindo*, na edição de 1595; *despedindo*, nas edições corrigidas. Sempre com o sentido de soltar.
6. Manso, mansamente, inadvertidamente.
7. *Com pronta vista* (edições corrigidas).
8. *Em morte lhe converte o caro ninho*, na edição de 1595 e nas corrigidas por FARIA E SOUSA e JUROMENHA. A. de CAMPOS aceitou a segunda por crer que a alusão mitológica à extensão da lagoa Estígio prejudicava a simplicidade da composição.
10. Costuma relacionar-se este verso com a terceira estrofe da Canção *Vinde cá*, onde diz que já o frecheiro cego o havia ferido no berço («já no berço»). Almeida LUCAS interpreta: «as tormentas amorosas do poeta faziam parte do seu destino».
11. *Onde*, quando.
12. Deste verso deduziu FARIA E SOUSA que os olhos da dama eram verdes, porque o caçador se oculta na verde espessura (!). *Claros*, fúlgidos, é tópico que não necessita esclarecimento.

SETE ANOS DE PASTOR JACOB SERVIA...

Talvez seja este o mais conhecido e imitado dos sonetos de Camões. Pelo menos, é o mais geralmente «sentido». Partilha essa fama universal aquela negra pérola que é *Alma minha gentil...* E é aliciante o contraste que oferecem: límpida e translúcida narração o que evoca os amores de Jacob; altíssima e ponderada reflexão filosófica o que chora os amores de Dinamene. E ambos, sendo autenticamente camonianos, carecem de originalidade.

Não é necessário afirmar que este soneto se inspira muito livremente no texto do *Génesis* (XXIX, 16-31), que conta os amores de Jacob com Raquel e com Lía, filhas de Labão, a cujo serviço estava como pastor. O achado poético

159

não se deve, em rigor, a Camões, mas a Petrarca, que sugere o feliz engano em dois lugares: uma Canção (a CCVI), onde se lê:

Per Rachel ho servito e non per Lía,

versão do versículo 27, b.; e nos *Trionfi*, onde se reitera e desenvolve:

gran padre schernito
che non si pente e d'aver non gl'incresce
sette e sett'ani per Rachel servito.

O facto de tal sugestão ter suscitado o novo poema não retira a este o seu valor de autêntico e fecundo achado. A história bíblica serve como exemplo da força dos sentimentos amorosos que tudo vencem. «O tempo — diz J. M. COSSÍO numa insuperável síntese da ideia-chave [38] —, trágica dimensão da vida, é impotente face ao amor. A afirmação da sua invulnerabilidade faz-se em soneto memorável», acolhido com igual fervor nas duas línguas peninsulares.

A causa do seu êxito tem que procurar-se, sobretudo, na sua diafaneidade. O curso narrativo flui, sem tropeços, livre de reflexões e quase totalmente despido de todo o ornato retórico, até acabar por suspender-se na antinomia final, talvez a mais funda e sentida das muitas que saíram da pena de Camões. É jóia de uma única e extraordinária pedra; de um só conceito, mas «conceito de eternidade», de uma «exagerada ponderação». «Teve eminência nelas o imortal Camões — afirma GRACIÁN na sua *Arte de Ingenio* —, mas este foi o alvo de seus aplausos».

É talvez a composição de Camões que teve maior fortuna literária. Em Portugal, foi imitado ou glosado por Leitão de Andrade, Melo, Barbosa Bacelar, Cardoso da Costa, Silva Leitão... Já FARIA e SOUSA [39] reconheceu que nenhum outro havia alcançado maior fama em Castela, onde foi

---

[38] *Los sonetos amorosos de Camoens*, «Cruz y Raya», XIX, p. 68.
[39] Th. BRAGA, *Um Soneto de Camões...* Lisboa, 1889. A notícia procede do *Panegírico de la Poesía*, 1627. Quanto ao juízo de Faria e Sousa: «É o (soneto) que do meu poeta consegue fama em Castela; considero-o dos seus medianos...», *Rimas Várias*, I, II, pp. 74 e segs.

utilizado, integral ou parcialmente, por Alarcón, Gracián e pelo Príncipe de Esquilache, e adaptado ou traduzido por Lope de Vega, Quevedo, Trillo de Figueroa, Gallardo, Barrios e Ribera. Chegou até a supor-se que o próprio Filipe II o glosou [40]. Um primoroso estudo de Carolina MICHAËLIS [41] veio pôr em relevo a transcendência desta verdadeira «obra-prima» na Literatura universal. O texto do soneto aparece na edição de 1595, organizada por Lobo SOROPITA, e foi corrigido por FARIA E SOUSA tal como vai indicado nas notas:

Sete anos de pastor...
Edição de 1595

(Soneto n.º 30)

Sete anos de pastor Jacob servia
Labão, pai de Raquel, serrana bela;
mas não servia ao pai, servia a ela,
e a ela só por prémio pretendia.

5 Os dias, na esperança de um só dia,
passava, contentando-se com vê-la;
porém o pai, usando de cautela,
em lugar de Raquel lhe dava Lia.

Vendo o triste pastor que com enganos
10 lhe fora assi negada a sua pastora,
como se a não tivera merecida,

começa de servir outros sete anos,
dizendo: — Mais servira, se não fora
pera tão longo amor tão curta a vida!

3. *Ao pai,* no original.
4. *Que a ela,* em FARIA E SOUSA. *Que* é causal.
8. *Lhe dan a Lía,* em FARIA E SOUSA e A. de CAMPOS.
10. *Assi lhe era negada,* em FARIA E SOUSA.
12. *Começa de servir.* Em castelhano existia também a mesma construção de infinitivo com *de.* FARIA E SOUSA corrigiu para *Começa de servir.*
14. *Pera,* na edição de 1595.

---

40 Ver ainda os estudos de F. de FIGUEIREDO COSSÍO, Eugénio de CASTRO, Joaquim FERREIRA, Almeida LUCAS e Agostinho de CAMPOS, citados na bibliografia.
41 *Vida de Luís de Camões,* pp. 251 e segs.

CANÇÃO IV

Vão as serenas ágoas

Apresentamos aqui duas canções de Camões: uma, original na ideia e na estrutura (a IX); outra, de perfil nitidamente petrarquista, em que se segue muito de perto um modelo, a de Boscán que começa:

Claros y frescos ríos,
que mansamente vais
siguiendo vuestro natural camino;
desiertos montes míos,
que en un estado estáis
de soledad muy triste de contino;
aves, en quien hay tino
de descansar cantando;
árboles que vivís
y, en fin también moris,
y estáis perdiendo a tiempos y ganando:
oídme juntamente
mi voz amarga, ronca y tan doliente.

E que por sua vez traduz Petrarca:

Chiare, fresche e dolci aque,
ove la belle membra
pose colei che sola a me par donna;
gentil ramo, ove piacque
(con sospir mi rimembra)
a lei di fare al bel fianco colonna;
erba e fior che la gonha
leggiadra ricoverse
co' l'angelico seno;
aere sacro sereno,
ov'Amor co' begli occhi il cor m'aperse;
date udienza insieme
a le dolenti mie parole estreme.

«A sugestão da canção boscaniana é sensível, apesar de quanto de individual uma poderosa personalidade como a de Camões não podia deixar de lhe dar de si própria» (Hernâni CIDADE).

162

Pretende STORCK que foi composta a caminho de Lisboa, por Alcobaça, ao trocar a Universidade pela Corte. A maioria dos comentadores considera que é obra de juventude. Mas o apreço pelo repouso como um bem perdido, a alusão ao desengano e a profundidade e perfeição formal revelam antes a maturidade. Supõe-se que, no intuito de a tornar precisamente mais local e juvenil, tenha sido deturpado o seu texto por copistas e eruditos. Argumenta-se com aquele encantador poema em favor do nascimento do poeta em Coimbra, interpretando que, ao afirmar que aí começaram as suas penas para não acabarem nunca mais, o que assegura é que ali começou a sua vida.

Perante a teoria autobiográfica, em relação com as vivências expressas no poema, surge agora uma nova interpretação: o tema fundamental será a história de Inês de Castro. Mas, ou a canção está profundamente refeita, ou é difícil reconhecê-lo. No entanto, o que não oferece dúvidas é que a evocação da desventurada vítima da razão de Estado está nela presente. Primeiro, de uma maneira tácita, quando se mencionam as águas do Mondego, na comparação inicial com as *mágoas* do poeta; expressamente, no final do *commiato* (envio), em que, depois de reiterar a menção com as mesmas palavras de rima, se conclui o canto aludindo às lágrimas do local da lenda:

Minhas lágrimas fiquem por memória.

Já se tem feito observar como Camões conseguiu dar nesta obra uma sensação de quieta e vaga placidez, tanto na pintura (canónica, não pitoresca nem realista) da Natureza, como na visão também modelar e impessoal, da amada. A primeira estrofe acentua a subtil contraposição, já apontada nos modelos, entre uma e outra beleza. Os epítetos são os mesmos ou equivalentes para ambas:

serenas águas	olhar sereno
descendo mansamente	siso brando suave
lugar ameno	gesto delicado

163

Outro paralelo se estabelece, tacitamente, na mesma estrofe, entre a perenidade das *mágoas* e a que na alma do poeta adquire a imagem da mulher

> que sempre n'alma me estará pintando.

O esquema da canção é este:

4 | a b C a b C | ; | c d e e D f F |

de hexassílabos predominantes e decassílabos. O *commiato* tem oito versos:

g h A g h A i I

e é a excepção numa estrutura que repete nitidamente os modelos; a estrofe é idêntica às da Canção XIV de Petrarca e à II de Boscán, de que é imitação.

A forma foi criticada por FARIA e SOUSA, para quem a Canção era demasiado breve, sobretudo em contraste com o *envio* de oito versos, com uma hemi-estância em excesso e que, por isso, rompe o equilíbrio da composição. A *Dolci memorie!* de Petrarca tem sessenta e cinco versos, mais os três do *commiato*; Boscán acrescentou as estâncias até treze, número igual ao de versos que somam «piedi» e «sirima». O «remate» longo aparece em Petrarca, quantas vezes equilibrado com a «sirima», mas não a excede. No *Tesoro de Poesía Varia* e em Hurtado de Mendoza usa-se esta tendência consagrada por Camões. Em geral, os poetas peninsulares mostraram, neste ponto, a sua independência dos mestres italianos, quer suprimindo-o, quer usando rimas diferentes, quer ainda, como neste caso, aumentando-o em excesso [42].

---

[42] Ver SEGURA COVARSI, *La Canción Petrarquista en la lírica española del Siglo de Oro*, Madrid, CSIC, 1949, e Margherita MONRREALE, *Claros y frescos ríos*, «Thesaurus», Bogotá, VIII, 1952.

CANÇÃO IV

1

Vão as serenas águas
do Mondego descendo
mansamente, que até o mar não param;
por onde minhas mágoas,
5 pouco a pouco crecendo,
para nunca acabar se começaram.
Ali se ajuntaram
neste lugar ameno,
aonde agora mouro,
10 testa de neve e ouro,
riso brando e suave, olhar sereno,
um gesto delicado,
que sempre na alma me estará pintado.

2

Nesta florida terra,
15 leda, fresca e serena,
ledo e contente para mim vivia;
em paz com minha guerra,
contente com a pena
que de tão belos olhos procedia.
20 Um dia noutro dia
o esperar me enganava;
longo tempo passei,
co a vida folguei,
só porque em bem tamanho me empregava.
25 Mas que me presta já,
que tão fermosos olhos não os há?

3

Ó quem me ali dissera
que de amor tão profundo
o fim pudesse ver inda algũa hora!
30 Ó quem cuidar pudera
que houvesse aí no mundo
apartar-me eu de vós, minha Senhora!
Para que desde agora
perdesse a esperança,
35 e o vão pensamento,

desfeito em um momento,
sem me poder ficar mais que a lembrança,
que sempre estará firme
até o derradeiro despedir-me.

4

40   Mas a mor alegria
que daqui levar posso,
com a qual defender-me triste espero,
é que nunca sentia
no tempo que fui vosso
45   quererdes-me vos quanto vos eu quero;
porque o tormento fero
de vosso apartamento
não vos dará tal pena
como a que me condena:
50   que mais sentirei vosso sentimento,
que o que minha alma sente.
Moura eu, Senhora, e vós ficai contente!

5

Canção, tu estarás
aqui acompanhando
55   estes campos e estas claras águas,
e por mim ficarás
chorando e suspirando,
e ao mundo mostrando tantas mágoas,
que de tão larga história
60   minhas lágrimas fiquem por memória.

1. «Claros y frescos ríos», em Boscán.
2. FARIA E SOUSA fez notar o que hoje chamaríamos a «plasticidade» destes versos, evocadores de uma das mais deliciosas paisagens portuguesas.
3. *E mansamente até o mar não param,* nas edições corrigidas.
4. *Por onde.* A. de CAMPOS interroga-se: «junto das quais? Em cujas margens?». Parece lógico inclinarmo-nos para a segunda opinião.
6. Verso que se tem interpretado como alusivo ao nascimento do poeta.
7. *Ali se me mostraram,* segundo as edições corrigidas.
8. Recentemente tentou-se a correcção *nesse.* «É perfeitamente natural e até eminentemente poética esta vacilação no emprego de advérbios e pronomes. O poeta, ausente, evoca a sua juventude coimbrã; umas vezes vê tudo como se estivesse presente; outras vezes vê as coisas a uma distância cheia de saudade» (Rodrigues LAPA).
12. *Gesto,* rosto.
16. O *glorioso* que aparece aqui, nas versões mais divulgadas é correcção pouco feliz de FARIA E SOUSA.
17. Observem-se as antinomias.
21. Acertadíssimo o ritmo que reflecte algo da loucura da vida.

25. *De que me serve?*
26. *Não os há.* De todas as interpretações parecem as mais satisfatórias «não os desfruto já», «não os tenho já para mim». A imediata alusão à ausência justifica o porquê. Há outra interpretação provável! «de que me serve hoje render-me a uns olhos como não há outros?».
27-31. *Ali* e *aí* têm valor temporal: «então». *Houvesse aí,* fosse possível.
32. «El alma ha de estar firme». em Boscán.
34. *Já perdida a esperança,* em edições corrigidas.
39. *Até à morte.* Despedir-me, como «apartar-me» da vida, na língua dos clássicos.
42. «Defender-me no juízo final», apresentando a sua dor como atenuante.
45. *Vos eu quero,* em edições corrigidas.
47. Observe-se o uso de *vosso,* que sublinha a ausência, em vez de *nosso* que, segundo Rodrigues LAPA introduziria uma ideia de igualdade.
50. A. de CAMPOS propõe a correcção *senti eu mais o vosso sentimento.* O poeta afirma que, mais que a ausência, lhe pesa o ressentimento da amada contra ele.
53. *Tu canção estarás,* correcção, como *por estes campos estas claras águas.* C. MICHAËLIS propôs outras correcções.
60. Há, sem dúvida, uma alusão, como no início do poema, às *lágrimas* de Inês de Castro, e ao lugar que tem esse nome.

CANÇÃO IX

JUNTO DE UM SECO, FERO E ESTÉRIL MONTE

Antes de mais, situemos, no tempo e no espaço, esta canção, que é talvez a mais sincera e equilibrada de todas as de Camões. Foi escrita entre 1553 e 1556, durante a sua estadia na Índia, em um dos cruzeiros que os vice-reis empreendiam periodicamente contra os turcos [43], possivelmente durante o que foi capitaneado por D. Fernando de Menezes em 1554 e que decorreu de Fevereiro a Novembro; como assinala Aubrey BELL [44], o poeta escreve pouco depois de sair de Portugal e com o coração cheio de dolorosas memórias. O lugar escolhido situa-se em África, no extremo oriental do Nordeste: o poeta alude na antífrase a um topónimo, o «Monte Félix» (o «Mons Elphas» dos romanos), junto ao cabo Guardafui (Djar Hafun, Aromata): o braço alto de mar será o Golfo de Adem; Abássia, a actual Somália; Berenice é nome clássico de uma das cidades do Mar Vermelho.

---

43 Sobre estas viagens, ver a bibliografia recolhida no final deste volume. Além disso, convém consultar J. M. RODRIGUES, *Introdução aos Autos de Camões. Filodemo,* p. 15.
44 A. F. G. BELL, *Luís de Camões,* Oxford, 1923, p. 37.

O poeta pinta uma natureza «áspera e dura» que, juntamente com as suas memórias, se ergue contra ele e que com a evocação de alegrias, dobra a aspereza dos males presentes (estrofes I e V); a imagem da amada distante («menina dos olhos verdes» ou dama de alta linhagem?) devolve-lhe a esperança de voltar a vê-la e servi-la (estrofes VI e VIII) [45]; no entanto, a canção termina, voltando ao tormento inicial: o Desejo abre ao enamorado as chagas do sofrimento. Um belíssimo «envio» (Camões alcançou nos «envios» uma perfeição que faria inveja aos grandes mestres da «canzone» italiana) fecha a obra reiterando o mote glosado já no século XV, tão grato aos escritores peninsulares, e que Santa Teresa de Jesus havia de perpetuar:

«que muero porque no muero».

A Canção tem, assim, aquela «interior unidade» que Cascales exigia ao defini-la como «composição magnífica e esplêndida, de partes dirigidas a um único pensamento [46].

Como em toda a lírica maior camoniana, estão presentes os arquétipos clássicos (aqui Ovídio) e renascentistas (Petrarca, Garcilaso...). Há reminiscências dos cancioneiros do século XV, algumas bem pronunciadas, e não falta até uma menção bíblica (Salmo XXI, 7, repetido por S. Mateus). Apesar disso, Agostinho de CAMPOS afirma: «Para a erudição tudo é velhíssimo debaixo do sol; mas a verdade é que Luís de Camões se inspirou aqui apenas da própria alma e da sua própria dor. Com isso fez obra absolutamente original, porque é sincera e sentida» [47].

---

[45] J. M. RODRIGUES supõe que, em 1554, chegou a Goa o vice-rei Mascarenhas com a notícia de que se tinham desfeito os projectos matrimoniais da Infanta D. Maria com Filipe II, por ter ficado viúva de Eduardo VI, Maria Tudor. A notícia faria renascer as esperanças do desesperado Camões e obrigaria o vice-rei a afastá-lo no cruzeiro ao Estreito de Meca. A composição reflectiria o estado de espírito do poeta nesse momento. Ver esta tese amplamente exposta em *Filodemo*, pp. 15 e segs.

[46] Francisco CASCALES, *Tablas poéticas*, Madrid, Sancha, 1779, pp. 207 e segs.

[47] *Camões Lírico*, V, pp. 127 e segs.

Quanto à sua estrutura, é composta por oito estrofes e um *commiato*. As estâncias de 15 versos com a fórmula:

Piedi		Sirima		Commiato
A B C	B A C	C D e f F E D g G	+	X h H

em endecassílabos e octossílabos.

A forma, sem dúvida, original, não se acha entre as fórmulas usadas por Petrarca. O «piedi», pelo contrário, é de tipo petrarquista e dos mais usados, mas não a «sirima». O Doutor Tejada e Juán de Jáuregui aproximaram-se deste tipo de estância.

1

Junto de um seco, fero e estéril monte,
inútil e despido, calvo, informe,
da natureza em tudo aborrecido;
onde nem ave voa, ou fera dorme,
5   nem rio claro corre, ou ferve fonte,
nem verde ramo faz doce ruído;
cujo nome, do vulgo introduzido,
é Félix, por antífrase, infelice;
o qual a Natureza
10 situou junto à parte
onde um braço de mar alto reparte
Abássia, da arábica aspereza,
onde fundada já foi Berenice,
ficando à parte donde
15 o sol que nele ferve se lhe esconde;

2

nele aparece o Cabo com que a costa
Africana, que vem do Austro correndo,
limite faz, Arómata chamado
Arómata outro tempo, que volvendo
20 os céus, a ruda língua mal composta,
dos próprios outro nome lhe tem dado.
Aqui, no mar, que quer apressurado
entrar pela garganta deste braço,
me trouxe um tempo e teve
25 minha fera ventura.
Aqui, nesta remota, áspera e dura

169

parte do mundo, quis que a vida breve
também de si deixasse um breve espaço,
porque ficasse a vida
30 pelo mundo em pedaços repartida.

3

Aqui me achei gastando uns tristes dias.
tristes, forçados, maus e solitários,
trabalhosos, de dor e de ira cheios,
não tendo tão sòmente por contrários
35 a vida, o sol ardente e águas frias,
os ares grossos, férvidos e feios,
mas os meus pensamentos, que são meios
para enganar a própria natureza.
Também vi contra mi,
40 trazendo-me à memória
algũa já passada e breve glória,
que eu já no mundo vi, quando vivi,
por me dobrar dos males a aspereza,
por me mostrar que havia
45 no mundo muitas horas de alegria.

4

Aqui estive eu com estes pensamentos
gastando o tempo e a vida; os quais tão alto
me subiam nas asas, que caía
(e vede se seria leve o salto!)
50 de sonhados e vãos contentamentos
em desesperação de ver um dia.
Aqui o imaginar se convertia
num súbito chorar, e nuns suspiros
que rompiam os ares.
55 Aqui, a alma cativa,
chagada toda, estava em carne viva,
de dores rodeada e de pesares,
desamparada e descoberta aos tiros
da soberbia Fortuna;
60 soberba, inexorável e importuna.

5

Não tinha parte donde se deitasse,
nem esperança algũa onde a cabeça
um pouco reclinasse, por descanso.
Tudo dor lhe era e causa que padeça,

65 mas que pareça não, porque passasse
o que quis o Destino nunca manso.
Oh! que este irado mar, gritando, amanso!
Estes ventos da voz importunados,
parece que se enfreiam!
70 Sòmente o Céu severo,
as Estrelas e o Fado sempre fero,
com meu perpétuo dano se recreiam,
mostrando-se potentes e indignados
contra um corpo terreno,
75 bicho da terra vil e tão pequeno.

6

Se de tantos trabalhos só tirasse
saber inda por certo que algũa hora
lembrava a uns claros olhos que já vi;
e se esta triste voz, rompendo fora,
80 as orelhas angélicas tocasse
daquela em cujo riso já vivi;
a qual, tornada um pouco sobre si,
revolvendo na mente pressurosa
os tempos já passados
85 de meus doces errores,
de meus suaves males e furores,
por ela padecidos e buscados,
tornada (inda que tarde) piadosa,
um pouco lhe pesasse
90 e consigo por dura se julgasse;

7

isto só que soubesse, me seria
descanso para a vida que me fica;
com isto afagaria o sofrimento.
Ah! Senhora, Senhora, que tão rica
95 estais, que cá tão longe, de alegria,
me sustentais com doce fingimento!
Em vos afigurando o pensamento,
foge todo o trabalho e toda a pena.
Só com vossas lembranças
100 me acho seguro e forte
contra o rosto feroz da fera Morte,
e logo se me ajuntam esperanças
com que a fronte, tornada mais serena,
torna os tormentos graves
em saudades brancas e suaves.

171

8

Aqui com elas fico, perguntando
aos ventos amorosos, que respiram
da parte donde estais, por vós, Senhora,
às aves que ali voam, se vos viram,
110 que fazíeis, que estáveis praticando,
onde, como, com quem, que dia e que hora.
Ali a vida cansada, que melhora,
toma novos esp'ritos, com que vença
a Fortuna e Trabalho,
115 só por tornar a ver-vos,
só por ir a servir-vos e querer-vos.
Diz-me o Tempo, que a tudo dará talho;
mas o Desejo ardente, que detença
nunca sofreu, sem tento
120 me abre as chagas de novo ao sofrimento.

9

Assi vivo; e se alguém te perguntasse,
Canção, como não mouro,
podes-lhe responder que porque mouro.

1. O primeiro verso busca deliberadamente uma antítese com os que, em
posição análoga, evocam a plácidez de um lugar grato (cf. o «claros y frescos
ríos» de Boscán de que parte a Canção IV). Tal antítese procede de Garcilaso,
na sua Canção I: «Si a la región, desierta, inabitable».
3. «Aborecido», detestado.
8. Através da «antífrase», uma ideia funesta se exprime utilizando uma
palavra grata.
13. Ptolomeu, que fundou uma das cidades com este nome.
15. «Nele» em A. de CAMPOS; segundo ele, tem como antecedente «braço».
O feminino, terá «mar» e é conforme a primeira edição.
16. Observe-se que as estrofes estão ligadas sobre solução de continuidade
na contracção da frase. Este verso, na correcção: «Nele aparece o cabo».
17. Seguindo-a desde a parte...
18. A etimologia popular procura a origem da denominação na vegetação
balsâmica daquela zona.
19-20. «A roda», ed. corrigida. Com o mudar dos tempos.
21. «Os próprios», os nativos. O novo nome, Guardafui, que, por certo,
aplicam os europeus a um cabo diferente daquele a que os indígenas davam
esse nome.
22. Rápidas correntes determinadas pelos ventos do Índico.
23. «Garganta», com o sentido de pulso. Em castelhano usa-se para denominar o ponto de união do pé e da perna.
30. Um dos versos mais citados do poeta. Aplica-se, sobretudo, à inquietação dos descobridores, missionários, conquistadores e emigrantes.
32. Daqui se inferiu erroneamente um novo desterro de Camões.
36. «Grossos», corrompidos, como em castelhano «aguas gruesas» [cf. português «águas turvas» — N. T.].
57. Tem-se querido ver aqui uma alusão à morte do seu amigo Pero Moniz.

172

61. [A alma cativa] não tinha...

64. «Tudo dor lhe era a causa...» Ed. de 1598.

70. «Irado gemendo amanso», em edições corrigidas. STORCK deduziu da análise estilística desta frase que o passo dos *Lusíadas* I, 106, foi redigido na mesma ocasião.

78. «Bicho da terra vil». No Salmo XXI e em S. Mateus...

79. *Só tirasse,* conseguisse ao menos.

85. *Doces errores,* culpas de amor, como suaves males, penas amorosas.

91. Comentando a cláusula introduzida pela fórmula «Isto só...», A. de CAMPOS considera, opondo-se à censura de FARIA E SOUSA, que «sábia e artisticamente o poeta conseguiu como que encurtar com aquela fórmula o longo discurso precedente, ajudando o espírito do leitor e mitigando o anacoluto» (*Camões Lírico,* V, 152).

97-98. «Logo que vos figura o pensamento», em edições corrigidas.

103-104. «Tornada», «torna» — esta repetição, censurada por algum crítico, é uma elegância, discutível, mas muito da época, um poliptoto de particípio e verbo de forma pessoal.

106. *Elas,* as «saudades».

107. «Ventos amorosos». STORCK supõe que o monção estival de N.O. impediu a navegação das naus portuguesas.

109. «Que ali», que lá, em Portugal. Quis-se resolver a contradição com o verso 4 «onde não voa ave», fazendo mudar o sentido da frase.

A ÉCLOGA II, DEDICADA AO DUQUE DE AVEIRO

ALIEUTO, pescador; AGRÁRIO, pastor

Eis agora Camões, cabeça-de-ponte do barroco, compondo uma das mais sumptuosas decorações verbais que honraram um grande senhor, antes de o duque de Béjar receber o inegualável presente das *Soledades*. Aqui, o destinatário é D. João de Lencastre, um membro da família real, descendente bastardo de D. João II, e que entrou de posse do título ducal em 1557; de suas glórias se faz apologia na introdução, ainda que com voo mais curto do que o que tinha conseguido Garcilaso para o ditirambo do duque de Alba, o *Don Fernando* da segunda das suas églogas.

A de Camões está escrita com a intenção de fazer confluir a veia bucólita (que, partindo da literatura alexandrina, tinha incarnado em Virgílio, como em modelo não superado) com a nova corrente que buscava na vida marítima um ideal de feliz naturalismo. Sannazzaro, «o pescador Sincero» do verso 58, tinha dado vida ao género nas suas cinco *Eclogae piscatoriae,* em língua latina. O autor de *Os Lusíadas* podia

173

imaginar que, em justiça, deveria ter cabido a um português a glória de fazer nas letras o que em pedra foram as janelas do Convento de Cristo em Tomar. E, achando já criada a écloga marinha, ideou uma terceira forma, em que coincidissem «Bucólica» e «Piscatória» («façamos novo estilo, novo espanto») como no monarca tinham coincidido o Pastor e o Nauta. Para isso, faz com que se encontrem, junto ao mar, *Agrário*, um pastor de Écloga, incarnação da velha poesia campesina, com um pescador, *Alieuto*, que representa o «novo marítimo» estilo. Camões formou o nome deste sobre um helenismo da época imperial usado por Gélio (*halieuticus*, relativo à pesca) e que Ovídio, o mestre da poesia do mar, a quem tanto devem os homens do Renascimento, deu como título a um dos seus poemas: *Halieutica*[48].

A «tensão» entre os dois cantores é um mero pretexto para opor os dois *estilos* da écloga, o velho e o novo, o campesino e o marítimo, e, através deles, os tópicos de uma e outra vida, sem que nenhum dos interlocutores se declare vencedor.

A figura feminina amada pelo pastor é a famosa Dinamene (o nome já se encontra em Garcilaso), em torno da qual se imaginou todo um *ciclo* dentro da poesia amorosa camoniana; *Alieuto*, por seu lado, ama Lenoría ou Lemnoría, uma Leonor, talvez amada pelo Duque, se o nome é um criptónimo e não uma alusão à ilha egeia. Como compete ao carácter tradicional da poesia bucólica e até à cor do campo, a mulher amada por *Agrário* tem os «olhos verdes», enquanto Lenoría os tem da cor do mar e do céu.

A sinopse do conteúdo da bucólica é este:

A) *Introdução.*
Proposição. Versos 1-18.
Invocação e apologia do Duque de Aveiro. Versos 19-60.
Apresentação. Versos 61-63.

---

48 Plínio usou também o nome em um dos seus tratados, e Apício denominou *Halieus* outro que trata dos guisados de peixes.

B) *Narração.*

Apresentação do Agrário. Versos 64-90.
Apresentação de Alieuto. Versos 91-120.
Diálogo prévio. Versos 121-184.

C) *Debate.* Versos 185-280.

D) *Final.* Versos 281-302.

O novo género prestava-se a ir enfrentando oposições. Camões foi, antes de mais, um «poeta da antítese» e concebeu o diálogo do pastor e do marítimo em puro paralelismo de «contrapontos», que a indeterminação final deixa de pé:

Diálogo prévio

ALIEUTO. Surpresa pela presença do pastor na praia.
AGRÁRIO. Razão desta presença.
ALIEUTO. Convite ao canto.

Debate

AGRÁRIO. Invocação das divindades campesinas.
ALIEUTO. Invocação das divindades marinhas.
AGRÁRIO. Metamorfoses campesinas: deuses como pastores ou animais dos campos.
ALIEUTO. Metamorfoses marinhas: os deuses do mar.
AGRÁRIO. Apóstrofe a Dinamene: recordação de presentes campesinos que lhe deu.
ALIEUTO. Apóstrofe a Lenoría: recordação de presentes marinhos.
AGRÁRIO. O inverno, imagem dos ciúmes.
ALIEUTO. O temporal, imagem do desespero amoroso.
AGRÁRIO. A beleza do campo, superada pela de Dinamene.
ALIEUTO. Os encantos do mar, superados por Lenoría.
AGRÁRIO. Elogio dos olhos verdes.
ALIEUTO. Elogio dos olhos azuis.

Toda a Écloga aparece esmaltada de frases procedentes de um e outro estilo: Virgílio, de um lado, e Ovídio e Sannazzaro, que com ele alternam; acrescenta-se-lhe a recordação constante dos petrarquistas peninsulares. Esta série de menções tácitas dotaria já, por si só, a composição de uma ten-

175

dência culta, que a linguagem acentua através de um latinismo constante. Não existe obra de Camões em que, de uma forma tão contínua, se ponham em jogo os recursos cultistas, sobretudo em construções e léxico, pois é raro o terceto em que não possa anotar-se um hipérbato ou uma importação verbal clássica.

Mais do que nunca, Camões procura aproximar-se nestas estrofes da ordem normal latina, mas procura também, com a liberdade que lhe é própria, dispor do máximo de recursos expressivos e métricos. O caminho é o que tinham seguido Juan de Mena e Garcilaso; mas, no seu aproveitamento estético, ninguém o superaria até ao século XVII. Observem-se as contínuas inversões («brasas roxas acende a roxa flama», «Pastor se fez um tempo o moço louro», «Pescador foi já Glauco»...) e a distância entre o verbo e o complemento directo — cinco versos na primeira frase da Écloga [49] — combinada, em plena exaltação cultista, com zeugmas ou elisões («um de escamas coberto, outro de lãs»); com a precedência do advérbio («afábil me escutais»); a rotura da adjectivação mediante o possessivo («ao vale seu primeiro», «a luz dos olhos teus celestes e viva»)... e, sobretudo, com a abundância de classicismos os mais proparoxítonos (*rústico, atónito, hórrido, horrísono, cornígero, túmido, angélico, marítimo, vítreo, côncavo, cerúleo, múrice*), alguns excepcionais, que creio de formação camoniana, como o são os nomes dos cantores, *saxátil, escámeo, nutante; sal* por mar, como em Virgílio, e o difícil *peto* do verso 277, ao lado de outros mais usados (*cultor, undoso, remoto, insano, licor, discrepante, sacro, implume, amara*). O jogo dos epítetos, quase sempre duplos («rústicos e humanos»), e algumas vezes triplos («arenosa, húmida e fria»), busca e consegue a novidade que o «novo estilo» exige: «saxátiles lampreias», «alto pego», «cormígero marido», «líquido marmol». A presença de mitologias e alusões geográficas de tipo clássico enobrece a expressão

---

[49] Catorze versos separam o começo da apódose numa condicional: «Se não sabem (...) saberão só cantar».

que, em grata aliança, nunca perde o contacto com a tradição romance. Por exemplo em

> a deusa que na líbica *alagoa,*

ou em

> *mansas ovelhas* junto da água fria
> guardou fermoso Adonis...

Por vezes as enumerações, com reiterada proposição do verbo, situam a frase muito próximo das estruturas do Cântico de S. João da Cruz:

> (...)
> Agrário começaba, e da harmonia
> os pescadores todos se admiravam
> e desta arte Alieuto respondia
> (...)
>
> (Versos 182-184)

> As conchinhas da praia que apresentam
> a cor das nuvens, quando nace o dia;
> o canto das sirenas que adormentam;
> a tinta que no múrice se cria.
>
> (Versos 257-260)

Construção e léxico fazem com que a frase adquira muitas vezes um aspecto gongórico. Exemplos:

> Mancebo era de idade florecente
> pescador grande de alto, conhecido
> pelo nome, de toda húmida gente.

E, sobretudo, ao lado do avanço que, em conjunto, representa a Écloga para a linguagem poética das literaturas hispânicas, o que é indubitável é que o português adquire com ela uma plasticidade, uma beleza formal plena, como poucas vezes foi superada em língua românica por escritores clássicos. Por exemplo, os quatro últimos versos, cinzelados numa língua que, com Camões, atinge o seu zénite:

> Mas o pastor de Admeto o carro leve
> molhava n'água amara, e compelia
> a recolher a roxa tarde e breve;
> e foi fim da contenda o fim do dia.

ÉCLOGA II

Ao Duque de Aveiro

Alieuto, pescador
Agrário, pastor

A rústica contenda desusada
entre as Musas dos bosques, das areias,
de seus rudos cultores modulada,
a cujo som, atónitas e alheias,
5   do monte as brancas vacas estiveram
e do rio as saxátiles lampreias,
     desejo de cantar; que se moveram
os troncos e as avenas dos pastores,
e os silvestres brutos suspenderam.
10 Não menos o cantar dos pescadores
as ondas amansou do alto pego,
e fez ouvir os mudos nadadores.
     E se, por sustentar-se o Moço cego
nos trabalhos agrestes a alma inflama,
15 o que é mais próprio no ócio e no sossego,
     mais maravilhas dando a voz da fama,
no mesmo mar undoso e vento frio
brasas roxas acende a roxa flama.
     Vós, ó ramo de um tronco alto e sombrio,
20 cuja frondente coma já cobriu
de Luso todo o gado e senhorio,
     e cujo são madeiro já saiu
a lançar a forçosa e larga rede
no mais remoto mar que o mundo viu;
25   e vós, cujo valor tão alto excede
que, cantá-lo em voz alta e divina
a fonte de Parnaso move a sede;
     ouvi da minha humilde sanfonina
a harmonia que vós alevantais
30 tanto, que de vós mesmo a fazeis dina.
     E se, agora que afábil me escutais,
não ouvirdes cantar com alta tuba
o que vos deve o mundo que dourais;
     se os Reis avós vossos que de Juba
35 os reinos devastaram, não ouvis
que nas asas do verso excelso suba;
     se não sabem as frautas pastoris
pintar de Toro os campos, semeados
de armas, corpos fortes e gentis,

40   por um moço animoso sustentados
    contra o indómito pai de toda Espanha,
    contra a Fortuna vã e injustos Fados;
      um moço, cujo esforço, brio e manha
    fez decer do Olimpo o duro Marte
45 e dar-lhe a quinta esfera, que acompanha;
      se não sabem cantar a menos parte
    do sapiente peito e grão conselho
    que pôde, ó Reino ilustre, descansar-te;
      peito que o douto Apolo fez, vermelho,
50 deixar o sacro Monte, e as Nove irmãs
    diz que a ele se afeitem, como a espelho:
      saberão só cantar as suas vãs
    contendas de Alieuto vil e Agrário,
    um de escamas coberto, outro de lãs.
55 Vereis, Duque sereno, o estilo vário,
    a nós novo, mas noutro mar cantado,
    de um, que só foi das Musas secretário:
      o pescador Sincero, que amansado
    tem o pego de Pócrita co canto
60 pelas sonoras ondas compasado.
      Deste seguindo o som, que pode tanto,
    e misturando o antiguo Mantuano,
    façamos novo estilo, novo espanto.
      Partira-se do Monte Agrário insano
65 para onde a força só do pensamento
    lhe encaminhava o lasso peso humano.
    [...]
      tal Agrário chegado, enfim, se via
    onde o grão pego horrísono suspira
90 numa praia arenosa, húmede e fria.
      Tanto que ao mar estranho os olhos vira,
    tornando em si, de longe ouviu tocar-se
    de douta mão não vista e nova lira.
      Fê-lo o som desusado desviar-se
95 para onde mais soava, desejando
    de ouvir e conversar, e de provar-se.
      Não tinha muito espaço andado, quando
    nũa concavidade de um penedo
    que, pouco e pouco, fora o mar cavando,
100 topou cum pescador que, pronto e quedo,
    nũa pedra assentado, brandamente
    tangendo, fazia o mar sereno e ledo.
      Mancebo era de idade florecente,
    pescador grande do alto, conhecido

105 pelo nome de toda a húmida gente,
    Alieuto se chama, que perdido
    era pela fermosa Lenoria,
    Ninfa que tem o mar enobrecido.
    Por ela as redes lança noite e dia,
110 por ela as ondas túmidas despreza;
    por ela sofre o Sol e a chuva fria.
    [..]
    Quando já as liras súbito tocavam
    Agrário começava, e da harmonia
    os pescadores todos se admiravam;
    e desta arte Alieuto respondia:

                    AGRÁRIO

185 Vós, semicapros deuses do alto monte,
    Faunos longevos, Sátiros, Silvanos;
    e vós, deusas do bosque e clara fonte,
    ou dos troncos que vivem largos anos,
    se tendes pronta um pouco a sacra fronte.
190 a nossos versos rústicos e humanos,
    ou me dai já a coroa do loureiro,
    ou penda a minha lira dum pinheiro.

                    ALIEUTO

    Vós, húmidas deidades deste pego,
    Tritões cerúleos, Próteo, com Palemo;
195 e vós, Nereidas do sal em que navego,
    por que[m] do vento as fúrias pouco temo;
    se às vossas ricas aras nunca nego
    o congro nadador na pá do remo,
200 vencida seja aqui da lira minha.

                    AGRÁRIO

    Pastor se fez um tempo o Moço louro,
    que do Sol as carretas move e guia;
    ouviu o rio Anfriso a lira d'ouro
    que o sacro inventor ali tangia.
205 Io foi Vaca; Júpiter foi touro;
    mansas ovelhas junto da água fria
    guardou fermoso Adónis; e tornado
    em bezerro Neptuno foi já chamado.

ALIEUTO

Pescador já foi Glauco, o qual agora
210 deus é do mar; e Próteo focas guarda.
Nasceu no pego a deusa, que é senhora
do amoroso prazer, que sempre tarda.
Se foi bezerro o deus que Amor adora
também já foi Delfim; e quem rês guarda
215 verá que os moços pescadores eram
que o escuro enigma ao Vate deram.

AGRÁRIO

Fermosa Dinamene, se dos ninhos
os implumes penhores já furtei
à doce filomela, e dos murtinhos
220 para ti, fera!, as flores apanhei;
e se os crespos medronhos nos raminhos
a ti, com tanto gosto, apresentei,
porque não dás a Agrário deditoso
um só revolver d'olhos piadoso?

ALIEUTO

225 Para quem trago eu d'água em vaso cavo,
os curvos camarões vivos saltando?
Para quem as conchinhas ruivas cavo
na praia os brancos búzios apanhando?
Para quem, de margulho, no mar bravo,
230 os ramos de coral venho arrancando,
senão para a fermosa Leonoria
que com só riso a vida me daria?

AGRÁRIO

Quem viu já o desgrenhado e crespo Inverno
daltas nuvens vestido, hórrido i feio,
235 ennegrecendo a vista o Céu superno,
quando arranca os troncos o rio cheio;
raios, chuvas, trovões, um triste inferno,
mostra ao mundo um pálido receio;
tal é o amor cioso a quem suspeita
240 que outrem de seus trabalhos se aproveita.

ALIEUTO

Se alguém viu pelo alto o sibilante
furor, deitando flamas e bramidos,
quando as pasmosas serras traz diante,
hórrido aos olhos, hórrido aos ouvidos,
245 a braços derrubando o já nutante
mundo, cos elementos destruídos,
assi me representa a fantasia
a desesperação de ver um dia.

AGRÁRIO

Minh'alva Dinamene, a Primavera,
250 que os campos deleitosos pinta a veste,
e, rindo-se, ũa cor aos olhos gera
com que na terra vêem o arco celeste;
o cheiro, rosas, flores, a verde hera,
com toda a fermosura amena, agreste,
255 não é para meus olhos tão fermosa
como a tua, que abate lírio e rosa.

ALIEUTO

As conchinhas da praia que apresentam
a cor das nuvens, quando nace o dia;
o canto das Sirenas, que adormentam;
260 a tinta que no múrice se cria;
navegar pelas águas que se assentam
co brando bafo quando a sesta é fria,
não podem, Ninfa minha, assi aprazer-me
como ver-te ũa hora alegre ver-me.

AGRÁRIO

265 A deusa que na Líbica alagoa
em forma virginal apareceu,
cujo nome tomou, que tanto soa,
os olhos belos tem da cor do céu,
garços os tem; más ũa que a coroa
270 das fermosas do campo mereceu,
da cor do campo os mostra, graciosos,
quem diz que não são estes os fermosos?

182

ALIEUTO

Perdoem-me as deidades; mas tu, diva,
que no líquido mármol és gerada,
275 a luz dos olhos teus, celeste e viva,
tens por vício amoroso atravessada;
nós petos lhe chamamos; mas quem priva
do dia o lume, baixa e sossegada,
traz a dos seus nos meus, que o não nego;
280 e com tudo isso inda assi estou cego.

Assi cantavam ambos os cultores
do monte e praia, quando os atalharam
a um, pastores; a outro, pescadores;
e quaisquer a ser vate coroaram
285 de capelas idóneas e fermosas,
que as Ninfas lhe teceram e ordenaram;
a Agrário, de murtinhos e de rosas;
a Alieuto de um fio de torcidos
búzios e conchas ruivas e lustrosas.
290 Estavam na água os peixes embebidos,
co as cabeças fora e quási em terra,
os músicos delfins estavam perdidos.
Julgavam os pastores que na serra
o cume e preço está do antigo canto;
295 que quem o nega contra as Musas erra.
Dizem os pescadores que outro tanto
tem da sonora frauta quando teve
o campo pastoril de antigo Manto.
Mas já o pastor de Admeto o carro leve
300 molhava n'água amara, e compelia
a recolher a roxa tarde e breve;
e foi fim da contenda o fim do dia.

6. *Saxátiles:* que habitam os pedras. De «saxum».
11. *Pego:* pélago. Alto mar.
12. *Mudos nadadores:* os peixes.
13. *Moço cego:* Cupido.
14. Maior maravilha do que a de inflamar de amor os que se dedicam aos trabalhos do campo é que prenda os pescadores, que estão no mar: fogo na água. Típica antítese camoniana.
19. *Sombrio:* que dá sombra, acolhedor. Alude ao mecenatismo.
20. *Coma:* copa.
22. *São madeiro:* as naus.
24. Alude às navegações do tempo de D. João II, seu avô, que foi ao mesmo tempo «pastor e navegante», como rei o primeiro e como navegador o segundo. A sua «pesca» tem carácter evangélico. Interpretação vigente desde FARIA E SOUSA.

183

34-35. *Os reinos de Juba:* Numídia, a Mauritânia.

38. A batalha de Toro entre Afonso V de Portugal — sendo D. João 11 de Portugal ainda Príncipe — e Fernando o Católico. D. João é o «moço animoso» da Écloga.

51. *Dizque:* corrigido nas edições de 1596-1598, por *para que.* Aceitam a correcção Hernâni CIDADE e Costa PIMPÃO. Sem dúvida que se deve subentender «sus vasallos» como sujeito de «se afeitem» que tem o valor do espanhol «se miren», indicando suspensão e assombro na espera da resolução de outros.

58. *Sincero:* nome pastoril de Jacopo Sannazzaro.

59. *Pócrita:* a ilha de Prócida, no Golfo de Nápoles.

62. O *Mantuano* é Virgílio.

63. *Espanto:* assombro.

102. *Faz,* na primeira edição; *jazia,* nas edições corrigidas.

103. A *húmida gente* que o conhecia, pode ser a gente do mar, ou as musas.

185. *Semicapros deuses:* as divindades compestres que se apresentam com chifres e pés de bode.

187. *Fronte,* na edição de 1595.

189. *Fonte,* na edição de 1595.

194. Os azulados tritões, Proteu e Palemon.

195. *Sal:* o mar, como em Virgílio.

196. *Porque* na primeira edição; *por quem,* na edição corrigida de FARIA E SOUSA.

201. *Moço louro:* Apolo, guardador do gado de Admeto nas margens do rio Anfriso.

205. *Io,* filha de Inaco de Tesália, metamorfoseada em vitela.

206. Alude à metamorfose de Júpiter.

207. *Adonis* como pastor.

208. Metamorfose de Neptuno. Ovídio, VI, 115.

209. *Glauco:* transformado em tritão, por ter comido certas ervas.

211. *Naceu,* nas edições corrigidas. A deusa é Vénus, nascida do mar.

213. *Que a moradora,* na edição de 1595. Substituído por *que ca se adora,* na correcção de FARIA E SOUSA. O deus será Neptuno.

214. Metamorfose de Neptuno em Delfini: rapto de Melanto.

216. O enigma a que se alude é o que uns pescadores deram a Homero. Colhido na *Officina* de Ravisio TEXTOR e reproduzido por H. CIDADE em nota adicional ao volume *Géneros Líricos Maiores* da Colecção Sá da Costa.

219. A murta é dedicada a Vénus.

231. *Pera,* na edição de 1595; *para,* nas edições corrigidas.

241. FARIA E SOUSA substituiu totalmente o verso por outro muito inferior.

243. *Serras* (de água): ondas como montanhas.

245. *Nutante:* vacilante.

251. *Os olhos... vem.*

259. O *canto* das Sereias para encantarem os homens. Recorde-se o texto da *Odisseia.* Um belo livro de F. de Castro PIRES DE LIMA estuda o mito em Portugal.

260. A púrpura.

262. Modificado por FARIA E SOUSA: *Quando o sol se enfria.*

265. O lago Tritónide, em Trípoli; Palas Tritogeneia, por ter aí nascido.

274. Vénus, gerada no mar, líquido marmóreo. *Marmole* na primeira edição.

276-277. Vénus foi chamada *paeta* pelo seu olhar de lado, de través, afectadamente: *petos,* vesgos, estrábicos.

277-278: *Quem:* a que; *baixa e sosegada,* o olhar da Amada.

298. Entendo *manto* como contracção do mantuano: o vate manto. *Manto* é o nome da mulher tebana que, casada com o deus de Tibre, gerou o fundador de Mântua.

299. Apolo.

Capítulo X

CAMÕES, ÉPICO: OS LUSÍADAS

«Por um português — afirma BOWRA — foi escrito o primeiro poema épico que, pela sua grandeza e universalidade, fala em nome do mundo moderno». Camões, conciliador de contrários, encontra, assim, no culto de uma forma permanentemente anacrónica, ocasião de exaltar a actualidade dos portugueses na História. O classicismo da sua obra é, ao mesmo tempo, evasão e enobrecimento; a sua lusitaneidade enraíza-se na própria época e nas firmes realidades de uma tradição nacional: «Os Lusíadas são, sem dúvida, o maior poema histórico-nacional que existe, uma das mais nobres epopeias da literatura universal, e, entre as do Renascimento, a que mais impregnada está da grandeza do antigo espírito helénio e latino e a que renova as suas formas de maneira mais feliz» [1]. Nesta valoração da épica de Camões, o professor RÜEGG põe nitidamente em relevo, com as suas qualidades, o lugar que ocupa entre as grandes criações artísticas, como obra estética e como imagem, cheia de vitalidade, do esforço do homem e, em particular, o de um povo de navegantes, para o domínio da Natureza e das suas forças.

---

1 RÜEGG, Luis de Camões und Portugais Glanzzeit im Spiegel seines Nationalepos, Basileia, 1925.

O TÍTULO DO POEMA

A denominação escolhida por Camões para esta obra épica é, por si só, uma declaração de princípios e revela, tanto ou mais do que a proposição, o que o poeta se propôs ao compô-la. Trata-se de um cultismo de invenção humanística e de história conhecida. André de Resende orgulhava-se de tê-lo criado («A Luso unde Lusitania dicta est, Lusiadas adpellevimus Lusitanas») sobre o virgiliano Aeneadas e trocando Lysiadae por Lusiadae[2].

O poema tem, assim, o nome do povo português, o herói impessoal com as suas façanhas ao longo da história, sem concretizar em figura ou acção precisa, de modo que nem Vasco da Gama é o protagonista, nem a descoberta do caminho marítimo do Oriente é a única acção cantada.

A Espanha não compreendeu o valor camoniano da palavra; daí a insistência na tradução feminina, embora coerente, *Las Lusíadas;* quer dizer, as gestas dos portugueses, não os próprios portugueses. Seja dito, em nossa justificação, que Diogo do Couto e Enrique Garcez, entre os conterrâneos coevos do poeta, assim o entenderam também.

OS ANTECEDENTES

Para explicar a génese de *Os Lusíadas* tem-se levantado o problema dos antecedentes épicos portugueses.

Em contraste com Castela, geradora e difusora de gestas e romances, Portugal, tal como a Galiza e tantas outras terras periféricas, é por evidente importação do género e até dos temas: depois das investigações de Th. BRAGA, J. Leite de VASCONCELOS e C. MICHAËLIS, o próprio romanceiro apresenta-se-nos como nova, embora vigorosa, ramificação e sem

---

2 André de RESENDE, in *Vicentius Levita et Martyr* (1545). *Erasmi encomion* e *Epistola* a Pedro Sanchez (c. 1561). Ver Xavier COUTINHO, *Ensaios,* Porto, 1941, e *O Título da Epopeia de Camões. Essa prestigiosa palavra «Lusíadas»,* Panorama, 42-43, 1972.

capacidade para reflectir a grande epopeia nacional dos *Descobrimentos;* um único romance, *A Nau Catrineta,* tem a marca das navegações lusitanas. Falta de inclinação natural para a narrativa heróica, preferência pelo cantar e desdém pelo contar, carência de um núcleo mítico criador, cristalização política tardia... qualquer que seja a causa ou o complexo de causas, Portugal, cheio de figuras e de feitos retumbantes, carecia de uma poesia que os reflectisse. Por isso, é paradoxal que caiba a um português criar a obra-prima da épica literária que as Espanhas não tinham.

A ideia de que as letras portuguesas necessitavam de um grande poema não só aparece de uma maneira tácita e prática nas tentativas frustradas de Henrique Caiado, mas manifesta-se também, de uma maneira directa e argumentada, nos poetas: Jorge Coelho quereria ser um Estácio ou um Lucano para celebrar as gestas lusitanas (*Atque utinam unus ex his forem, ut Lusitanorum res clarissimas terra marique gestas pari impetu possem celebrare*), e Damião de Góis pedia que Homero voltasse a aparecer para cantá-las: *Ea enim sunt facta praeclara nostrae gentis, et magnitudo varietasque rerum ea novitas insularum climatumque ut si denuo aliquis. Homerus exurget, posset non incommode ex Rebus Lusitanicis, et Iliadae et Odisseae argumentim non fabulare, sed ex vero componere.* Manuel de Galegos animava Mateus da Costa a superar os poetas clássicos celebrando os triunfos dos portugueses:

> Mas ó tu que latina musa evocas
> (douto Mateus da Costa), que puderas
> trazer tras ti cantando as firmes rocas
> se em cadeias de espanto as nom prenderas
> celebra os vencedores lusitanos
> e vencerás Virgilios e Claudianos.

Joam Fernandes, ao exortar os jovens a seguirem o exemplo de seus maiores, afirma-lhes que poderão cantar em latim, língua adequada para que se difunda a história de Portugal; e o mesmo critério defende António Ferreira (que, no dizer de Diogo Bernardes, «nunca lhe deu em língua alheia» nem um verso) quando induz os poetas mirandinos (Andrade Caminha, Vasconcelos, Castilho, Bernardes, Teive...) à empresa de um grande poema heróico em verso português:

> Fuja daqui o odioso
> profano vulgo; eu canto
> as brandas Musas, a uns spritos dadas
> dos Céus a novo canto
> heróico e generoso,
> nunca ouvido dos nossos bons passados.
> Neste sejam cantados.
> altos reis, altos feitos;
> costume-se este ar nosso à lira nova[3].

Os próprios historiadores sentem a necessidade da presença de uma nova epopeia: João de Barros, quando fixa a história dos *Descobrimentos,* afirma na primeira das suas *Décadas:* «Certo grave e piadosa cousa de ouvir, ver ũa nação a que Deus deu tanto ânimo que se tivera criado outros Mundos já lá tivera metido seus padrões de vitórias, assi é descuidada na posteridade de seu nome, como se não fosse tão grande louvor notá-lo por pena como ganhá-lo pela lança». Castanheda, ao escrever a sua *História do Descobrimento e Conquista da Índia,* compara, com vantagem para os portugueses, os seus feitos com os dos grandes heróis da Antiguidade. O próprio Gaspar Correia, com as suas leituras sobre os novos países (*Lendas da Índia*), sugeria o tratamento artístico dos temas históricos e geográficos das terras incorporadas na cristandade.

Os antecedentes imediatos e menos conhecidos de *Os Lusíadas* são os poemas históricos compostos ou ideados por humanistas italianos que se relacionaram com reis de Portugal por serem preceptores de príncipes, cronistas áulicos, ou ambas as coisas ao mesmo tempo: Mateus de Pisano, que se encarregou da educação de D. Afonso V e a quem Zurara

---

3 *Poemas Lusitanos,* VIII, Ed. de Marques Braga, Clássicos Sá da Costa, vol. 2, p. 115.

chama «poeta laureado e hum dos suficientes filósofos e oradores que em seus dias concorreram na Christandade», festejou a tomada de Ceuta, no poema *De bello sptensi;* o letrado dominicano Justo Baldino, que foi encarregado pelo régio discípulo de Pisano, de traduzir para latim as Velhas Crónicas de Portugal e viu frustrado o seu trabalho com a morte na gesta de 1463; Angelo Poliziano, que escreveu a D. João II oferecendo-se para cantar, sob o seu mecenato, em verso grego ou latino, os seus grandes feitos e os descobrimentos e conquistas verificados no seu reinado, para «pleitear primazias com a Antiguidade» e «imortalizar o seu nome», «digno do pregão divino», e que mandou copiar crónicas portuguesas para iniciar a obra; e sobretudo, Cataldo Aquila Sículo, trazido, até 1488, por D. João II de Portugal para a instrução de D. Jorge, bastardo de D. Afonso V e de D. Ana de Mendoza, e que, depois de ocupar o cargo de preceptor durante um decénio, passou para a Corte para ser secretário de cartas latinas, orador de câmara, cronista e letrado régio, para ocupar uma cátedra na Universidade de Lisboa... e morrer, cerca de 1500, entre privações e miséria (*...dum celebrat reges equites, tot regna triumphos modestia periit, frigore, febre, fame*), segundo diz o epitáfio que para si mesmo escreveu...

Dos dois poemas por ele compostos, um deles, *Aquila*, celebra a conquista de Santarém por Afonso Henriques; outro, *Arzitinge*, as conquistas de Arzila e Tânger por D. Afonso V e seu filho o príncipe D. João.

Todas estas tentativas são, como sagazmente diagnostica Luís de MATOS [4], crónicas rimadas ou, simplesmente, prosa, panegíricos, episódios soltos, não uma epopeia. No entanto, a do siciliano Cataldo Sículo revela flagrantes coincidências de critério e composição com a obra camoniana: a afirmação de que conta realidades e não fantasias, embora estas sejam próprias de poetas; a consideração (à margem da tradição hispânica) do mouro como ímpio e inimigo irre-

---

4 Luís de MATOS, «O Humanista Diogo de Teive», *Rev. da Univ. de Coimbra*, XIII, p. 246.

conciliável (Dedicatória); a coexistência do maravilhoso pagão e do sobrenatural cristão (Júpiter espanta-se das impiedades dos que não crêem na Imaculada e autorizam a poligamia e o incesto [versos 102 e segs.]; a intervenção dos deuses em favor dos portugueses (versos 223 e segs.), a atitude desconfiada dos que vêem a partida das naus (versos 216-218); as reflexões líricas (versos 310 e segs. e 489 e segs.) e o uso de longos discursos (versos 223 e segs. e 293 e segs.), a quebra da unidade de lugar e, dentro do puramente formal, o carácter tópico das descrições, e, sobretudo, a aceitação do absoluto magistério virgiliano [5].

Apesar destas e de outras coincidências, o poema *Arzitange*, mais do que modelo próximo de *Os Lusíadas*, é o sintoma de maior significado da existência do *clima*, agudamente estudado por Fidelino de FIGUEIREDO, em que tinha que surgir a obra ímpar de Camões [6].

A ELABORAÇÃO DO POEMA

Quanto à génese de *Os Lusíadas*, existem duas hipóteses opostas:

A tradicional supõe como prévia a trama da acção principal (navegações do Gama) e como sobrepostas as restantes, de forma episódica. Parte do conceito clássico do poema narrativa, da fidelidade de Camões aos seus paradigmas e de que ele considerava as navegações como o momento de maturidade ou culminação da história portuguesa.

Em face desta concepção, o erudito comentarista de Camões, José Maria RODRIGUES, sugeriu, em 1929, a hipótese, imediatamente desenvolvida por Amorim de CARVALHO, de que o propósito teria sido escrever a história de

---

5 Ver o estudo de Dulce Cristina da SILVA, *Catado Aquila Sículo e o Arzitinge*, in «Gil Vicente», vol. I, 1950.

6 Para o estudo dos aspectos que abarca esta rubrica, é importantíssima a obra de Fidelino de FIGUEIREDO, *A Épica Portuguesa no século XVI*, Lisboa, 1932 (reedição ampliada, S. Paulo, Brasil, 1950). É importante também a obra de A. José SARAIVA, citado mais adiante.

190

Portugal, e que a introdução da narração condutora teria vindo por uma resolução tardia. Assim, a composição poderia ter começado pelo reinado de Afonso Henriques (Canto III) e o «episódio» de Vasco da Gama teria passado ao primeiro plano quando o poeta cantava o reinado do rei D. Manuel: a aparição do Indo e do Ganges tê-lo-ia feito conceber o assunto e mudar totalmente o plano e até o género do poema. As suspeitas de que o episódio de Inês de Castro se tenha divulgado antes de ser conhecida a totalidade da obra contribuem para reforçar a ideia da precedência da parte medieval [7].

Uma terceira posição, representada sobretudo por ENTWISTLE, renuncia à discriminação: Não há processo — afirma — de penetrarmos no laboratório de Camões ao tempo da composição de Os Lusíadas. Podemos fixar uma data, a da famosa «aposiopesis»; podemos conjecturar outros dados, mas, de uma maneira geral, o poema constitui uma unidade tão bem ligada, que não é possível fraccioná-la.

Na realidade, esta posição evasiva reflecte o estado actual da opinião, pois os comentaristas abandonaram o estudo destas hipóteses para abordarem o problema do género a que pertence o poema, questão prévia e vital para compreendê-lo.

O PROBLEMA DO GÉNERO: O CLIMA PRÉVIO

Os que consideram Os Lusíadas como uma epopeia e aceitam como definição desta forma a diferença última de que glosa poeticamente um mito, lançaram-se na busca do clima criador deste mito colectivo que veio a coroar a poderosa individualidade do poeta. Basta enunciar o intento para comprovar as suas raízes românticas na noção do «volk-geist». Reconheçamos que, nas mãos de um erudito como Fidelino de FIGUEIREDO, a empresa pôde dar lugar a um livro fun-

---

7 Ver o estudos de J. M. RODRIGUES, Amorim de CARVALHO, J. Prado COELHO e ENTWISTLE, citados na Bibliografia, rubrica Os Lusíadas. Edições comentadas e estudos.

damental e atractivo. Ambas as qualidades poderá o leitor encontrar em *A épica portuguesa no século XVI*, que conserva intacto o seu valor, embora o conjunto de façanhas pessoais e factos reais historiados, glosados e até levados às artes plásticas pelos artistas portugueses que precederam Camões, não possa ser considerada pelo leitor como constitutiva de uma criação mítica, nem exista, sobre eles, uma elaboração colectiva lendária ou poética; o próprio poema, baseado na História, ao contrário da fábula clássica ou de cavalaria, parece patentear a sua recusa a deixar-se classificar entre as epopeias populares.

Por seu lado, os escoliastas que consideraram inexistentes os antecedentes míticos e afirmaram, portanto, que a obra de Camões não era o coroamento de uma criação literária colectiva, foram demasiado longe na sua reacção. Parece um exagero simplista passar, por isso, a situar *Os Lusíadas* fora da épica. Fê-lo A. F. G. BELL, ao classificá-lo como grandioso hino lírico. Outro tanto pode dizer-se do que seria outorgar-lhe a classificação de poema didáctico ou de discurso apologético, em visões parciais que lhe retiram uma realidade indiscutível.

A orientação que parece segura é a que parte do enquadramento da obra no mesmo marco genérico em que a situou o próprio poeta. Assim, *Os Lusíadas* aparecem como um poema *épico literário*, não espontâneo, sobre modelo clássico e com finalidade apologética. Um poema escrito para ser lido, que fazia entrar em jogo tempo, pátria e crenças do leitor. Para isso tinham que existir, e existiam: um ambiente histórico intensamente vivido pelo poeta (H. CIDADE), uma moda artística e uma preceptiva que seria a de G. VIDA que a regia (BOWRA) e intentos análogos recentes (SARAIVA) que abriam caminho à realização e até à ânsia de superá-la [8].

Uma epopeia literária, mas com traços profundamente originais. Uma verdadeira criação pessoal, dentro de um género clássico.

---

[8] Além dos estudos, já tantas vezes citados, de BELL, CIDADE e BOWRA, ver A. J. SARAIVA, *Para a História da Cultura em Portugal*.

POEMA-MISCELÂNEA

A sinopse de *Os Lusíadas* não pode construir-se seguindo o curso dos seus cantos. O poema é formado por uma série de conjuntos que se fragmentam e dispersam conservando unidade temática, encaixados no relato geral da navegação de Vasco da Gama, mero fio de colar, em «conto de contos». Creio que nunca se indicou a novidade absoluta que para a epopeia representa este processo e a sua afinidade com a técnica oriental. Nem é uma epopeia de personagens, cuja acção se subordine à pessoa de Vasco da Gama; nem uma elaboração poética do espaço, como as *Teogonías;* nem uma epopeia-evento: o argumento é acidental e mero pretexto (a estatística de oitavas que lhe são dedicadas é bem eloquente). *Os Lusíadas* têm um carácter essencialmente episódico. A sua unidade não assenta no protagonista, no lugar ou no assunto, mas no autor (Camões), no fim (Portugal) e no meio (o poema épico clássico).

Se examinarmos o poema, é procedermos à separação dos seus diferentes planos, reconheceremos (dentro dessa profunda unidade que o poema possui) a existência dos seguintes elementos:

A) Discursos e considerações morais.
B) Cosmografia. Tratados da descrição do Universo segundo o sistema de Ptolomeu, a da Europa, etc., etc.
C) Apontamentos e observações soltas «de questões naturais».
D) Série sistemática de episódios de história de Portugal, desde as origens até ao rei D. Sebastião.
E) Série de perfis de claros varões que se distinguiram em Portugal ou na Índia.
F) *Relação poética da viagem de Vasco da Gama.*
G) Um poema mitológico: Vénus defende, contra Baco, os portugueses e recompensa os seus heróis.
H) Um poema cavalheiresco tomado como histórfico: Os doze de Inglaterra.
I) Um episódio mítico-cavalheiresco: Adamastor.

J) Notas soltas de memórias e recordações autobiográficas.
K) Uma sátira política contra a decadência actual do antigo valor.

Os Lusíadas são, portanto, uma obra naturalmente digressiva. A introdução de episódios opera-se através de quatro processos:

a) Directo. Usado para a acção fundamental: a viagem de Vasco da Gama.

b) Indirecto. Quando o episódio é posto na boca de uma personagem. Exemplos: Vasco da Gama conta ao rei de Melinde a história de Portugal; Paulo da Gama evoca os Varões Ilustres ao mostrar as bandeiras ao Catual; Veloso narra a história dos Doze de Inglaterra. Observe-se que a tradição dos poemas e as normas clássicas exigiam que o poema não começasse pelo princípio, mas que logo de início o herói contasse a história anterior; assim, o Gama reforça o seu carácter e torna-se o representante de Portugal no narrar o que o antecede [9].

c) Reflexivo. O poeta monologa as suas ideias morais, ou os seus conhecimentos científicos, ou refere aspectos autobiográficos. Exemplo: as «Moralidades» no final da maioria dos Cantos.

d) Profético. Os deuses anunciam ou narram acções futuras. Exemplos: o discurso do Adamastor ou o de Tétis no final do poema.

Esta técnica do poema-miscelânea [10] foi sobreposta por Camões à preceptiva escolástica da «épica literária» partindo de uma base para a qual até hoje não se chamou a atenção, mas a que se alude inconscientemente ao procurar-lhe paralelos nos poemas de Hugo, Espronceda e Leconte de Lisle.

---

9 H. CIDADE, *Luís de Camões. O Épico,* em especial o capítulo III.

10 Para se encontrar uma obra-prima literária de contextura tão diversa na sua unidade como *Os Lusíadas,* é forçoso recuar até essa obra polícroma que é o *Libro de Buen Amor.* Embora sejam diferentes, entre outras razões, porque em *Os Lusíadas* a finalidade é clara e no Arcipreste de Hita é motivo de uma frase no prólogo logo contradita; o instrumento é simplesmente o programa de um jogral casmurro e não uma forma trabalhada e com perceptiva concreta; o Arcipreste é o único nexo do *Libro,* enquanto em Camões existe outro tipo superior de vínculos com eficácia tal que a obra se nos apresenta como um todo coerente.

Porque, para Camões, como para os românticos, a ideia da sobreposição ilimitada de temas históricos e novelescos num conjunto, sem outra unidade que a de metro e objecto, veio necessariamente do romanceiro: *Os Lusíadas* são, em certa medida, um «romanceiro» não popular, mas erudito, em metro nobre e submetido ao padrão clássico de uma acção principal que serve de encaixe ao forçoso fragmentarismo das partes. A sua unidade é a das crónicas: a unidade que teria a *Grande e General Estoria* se tivesse sido aperfeiçoada: a unidade que para os feitos humanos se sonhou desde o *De Moesta Mundi* [11]. Porque «o poema não resulta de uma evasão da vida, é a sua contemplação de muito alto, para tudo abranger».

«PAINÉIS DE HISTÓRIAS»

Quando Fidelino de FIGUEIREDO coloca entre os antecedentes do poema, os painéis com histórias de armas («a ostentosa tecedura de grandes tapeçarias históricas, entre elas colecções consagradas ao descobrimento e conquista da Índia») [12], acerta, não só quanto ao propósito de Camões, e a isso se refere, mas também quanto à sua técnica épica: *Os Lusíadas* são uma espécie de grande série de tapeçarias tecidas para o rei D. Sebastião.

A ideia da pintura como meio de perpetuar os feitos compenetrou-se de tal maneira com estes, que dizer «histórias» foi o mesmo que dizer quadros ou painéis, e «pintar histórias» equivalia poeticamente a realizar feitos dignos de serem perpetuados:

> «Estas sus viejas *hestorias*
> que con su braço *pintó*
> en joventud,
> con otras nuevas victorias
> agora las *renovó*
> en senectud»

Assim se lê nas coplas de Manrique.

---

[11] Sobre Osório, ver FAINCK, *Paul Orose et sa conception de l'Histoire*, Paris, 1951, e Mário MARTINS, *Correntes da Filosofia Religiosa em Braga nos séculos IV a VII*, Porto, 1950.

[12] *Op. e loc. cit.*

Este estratagema, a que chamaríamos épico-pictórico e que, através da apresentação de um quadro ou série de quadros, transporta até ao presente o passado ou o futuro, tem antecedentes clássicos: a descrição do escudo de Aquiles (interpolação tardia no poema homérico), a visão das pinturas do tempo de Cartogo por Eneias, no primeiro canto do poema de Virgílio... Até a confiança de Camões no poder emotivo da pintura é um traço próprio dos escritores da Antiguidade. Ao comparar estes dois episódios clássicos, Louis HOURTICQ sublinha que o traço original da apresentação dos frescos da tomada de Tróia, na *Eneida*, tem um carácter independente, como «uma espécie de microcosmos onde se acham juntos o universo e a sociedade, a paz e a guerra»[13]. O mesmo acontece em Camões, onde as «glórias» pictóricas têm um valor próprio, à margem da acção e superiores a ela, e as mesmas ambições pluralistas.

A «galeria» dos heróis nos Cantos VIII e X, sobretudo no último, é excepcional na epopeia, mas não é estranha nas letras, e menos ainda na poesia renascentista. Aqui, como em outros lugares do poema, parece entrever-se algo do espírito paleocristão ou bizantino. Camões tinha manejado textos clássicos tardios (o nome de Adamastor porvém de Claudiano) e muitas vezes deles se aproxima nas suas construções literárias. Este processo recorda os epigramas de S. Dâmaso, mas mais ainda o *Dittochaeon* de Prudêncio, escrito para ilustrar uma série de figuras murais, «ut littera monstret quod manus explicuit», como dizia S. Paulino de Nola. Aproxima-se mais das séries de elogios de figuras ilustres, que puseram em verso etopeias e retratos e que, em prosa e sobre o modelo de Salústio, se ajustavam ainda à pauta da *descriptio* medieval. Creio que o antecedente imediato de Camões são os *Loores de los claros varones de España*, de Fernando PÉREZ DE GUZMÁN (c. 1376-c. 1460), editados em Sevilha, em 1516, e *Las Sietecientas*, e os poemas alegóricos de Juan de Mena (1411-1458) e de Juan de Padilla (1468-c. 1522), que contêm traços semelhantes.

---

13 Louis HOURTICQ, *L'art et la litterature*, Paris, 1947.

O HISTORICISMO DO POEMA

Camões escreve para perpetuar pela Arte a gesta de Portugal.

Para melhor se compreender este propósito, é forçoso recordar a consideração do triplo viver do homem, pensamento grato à poesia moral do Renascimento: a vida é breve, mas pode alongar-se pela fama, prémio temporal de nossas obras, incomparável à felicidade eterna, mas apetecível no mundo mais do que qualquer outra fortuna, excepto o amor. Angelo Poliziano aludia a ela quando se oferecia a D. João II para cantar as glórias portuguesas; Jorge Manrique exaltou assim este perenizar-se pelas claras memórias:

> (...)
> pues otra vida más larga
> de la fama gloriosa
>   acá dejáis;
> aunqu'esta vida d'honor
> tampoco no es eternal
>   ni verdadera,
> mas, con todo, em muy mejor
> que la otra temporal
>   perescedera.

A esta ideia alude a segunda estrofe do poema:

> (...) por obras valerosas
> se vão da lei da morte libertando.

Só servindo a verdade poderá verificar-se esta libertação. Falsas façanhas criam heróis novelescos; a história supera a novela por ser autêntica. Daí a adesão de Camões aos factos:

> A verdade que encontro nua e pura
> vence toda grandiloca escriptura (V-89).

Daí, também, a deliberada apresentação dos factos em estilo de Crónica:

> Passada esta tão próspera victória (III-118)

Daí, ainda, o didactismo do poema, a sua exactidão científica dentro do quadro de conhecimentos da época, não

197

só quanto à sucessão dos factos nacionais, mas também na Cosmografia, na Astronomia, na Biologia...

Ao apegar-se a tal historicismo, o poeta, com a sua grandeza, escolhe a sua própria servidão: não pode já criar heróis a seu gosto, nem modelá-los segundo as conveniências da acção, nem dotá-los de qualidades sobre-humanas; maneja um material conhecido, e cairia na falsidade e no ridículo se desfigurasse o que é notório. Põe em segundo plano a imaginação e dá primazia à técnica, uma técnica difícil que exige habilíssimas evasões. Em compensação, dota o poema com a verdade de um herói real e conhecido, em quem pode incarnar, como um entre tantos outros, o povo, verdadeiro protagonista da acção épica.

Ao dizermos «epopeia histórica», colocamos *Os Lusíadas* na linha das grandes constantes peninsulares, o apego à verdade e a tendência para a pintura literária da Natureza ou do facto autêntico, aquilo a que imprecisamente se convencionar chamar *realismo* [14]. Os dois antecedentes de fôlego épico na poesia hispânica, erudito um e para ser «cantado por jograis» o outro, buscam, em épocas distantes, pelo apego ao que de facto sucedeu, a sua consistência, o seu vigor poético: o *Bellum civile* de Lucano e o *Cantar del Cid*. Em povos onde a gesta pode servir de fonte para a História — recordem-se as *Relíquias* exumadas por MENÉNDEZ PIDAL [15] — é lógica esta sede de verdade, que faz, como réplica, a Épica credora da História.

Os Lusíadas, como epopeia nacional, pretendem reflectir o carácter do povo que exaltam. Apesar de ser um vastíssimo

---

14 Não deve entender-se que *Os Lusíadas* devam ser interpretados como um poema «de batalhas». O carácter geral da obra (navegação, retratos, reflexões...) não lhe outorga um primeiro plano. *Os Lusíadas* não são uma *Ilíada,* nem sequer uma *Farsália:* são constituídos por uma trama muito complexa de evocações que se ligam mediante uma acção marítima mais civil do que bélica. No entanto, não faltam, entre os grandes quadros ou tapeçarias de feitos passados, as pinturas guerreiras: Ourique (III, 42-52), o Salado (III, 107-117), Aljubarrota (IV, 28-44)...

15 *Reliquias de la Poesía Épica Española,* publicadas por R. MENÉNDEZ PIDAL, Madrid, 1951.

É este o caso de Camões. A sua fé épica é feita de dúvidas, e a sua «fúria», impregnada de nostalgia.

louvor, uma apologia, não retira à realidade o contraste entre os elementos positivos e os pontos fracos. É certo que o herói tem uma espécie de impassibilidade estatutária, que atinge os limites do inumano: o Gama carece de paixões e até de antagonista, que podia ter sido um português. Mas em face do amor à independência pátria, do valor desesperado, do sacrifício, do desprendimento do próprio nome e nos altares do rei que representa e da Pátria, não deixam de adquirir especial relevo as notas do «perigo conhecido». BOWRA salienta como no poema se acentuam reiteradamente duas notas opostas: a voluptuosidade que origina irresponsabilidades e cria desordens e um sentido da justiça que atinge as raias da crueldade; importa recordar que em figuras e casos que a História desculpa (a sentença de Albuquerque censurada na oitava 46 do Canto X), Camões é um fiscal em relação a ela [16].

Mas isso diz já inteiramente respeito à técnica de contrastes a que tantas vezes temos aludido como essencial na obra de Camões. Este jogo verifica-se igualmente entre o passado exemplar e o passado condenável; entre o passado glorioso e o presente mesquinho ou, em geral, entre glória e desengano.

«A julgar pelos seus melhores exemplos, a epopeia literária floresce não tanto no apogeu de uma nação ou de uma causa, mas nos seus últimos dias ou no seu declínio. Numa ocasião dessas, um homem olha o passado recente de êxitos fulgurantes e pergunta se eles hão-de durar; analisa-lhes a força, chama a atenção para a sua importância e insiste pela sua duração (BOWRA) [17]. É este o caso de Camões. A sua fé épica é feita de dúvidas e a sua «fúria» impregnada de nostalgia.

Por outro lado, o realismo do poema, a sua profundidade pictórica, são alcançados através de traços sombrios, usando uma técnica nitidamente barroca. As apóstrofes do *Velho do Restelo* cortam a superfície ascensional das navegações,

---

[16] *Virgílio, Tasso, Camões e Milton*, p. 111.
[17] *Idem, ibidem*, p. 37.

com uma negra linha de desengano que situa em planos de verdade e não de imaginação quanto se segue. De igual modo, é a meio do mar que os portugueses dominam, Adamastor, com a negrura de seus augúreos, ensombra quanto de venturoso possa suceder. Em contrapartida, a *realidade épica*, constante defesa da verdade das glórias evocadas, só na aparência pode apresentar-se em contraste com a máquina mitológica e o amplo desenrolar da imaginação que adornam a obra. Nada mais semelhante a *Os Lusíadas*, neste aspecto, na arte do século XVI, do que o *Enterro do Conde de Orgaz*, com o seu duplo jogo de planos sobrepostos. A diferença assenta em que o poema tem, por sua vez, uma cisão da gloriosa altura em dois compartimentos impenetráveis: um sobrenatural, tão verdadeiramente sentido como a história heróica, e outro, de pura ficção poética, de pura mitologia. O plano religioso ilumina não poucas vezes o plano heróico; máquina e realidade corrompem leitos diferentes e só num ponto, vértice da composição, confluem homens e deuses: na risonha *Ilha dos Amores*. Mas, por seu turno, o conjunto total forma um plano arquetípico, exemplar para a conduta do homem português e do Portugal futuro. Apenas uns quantos caracteres (Veloso, Leonardo...) escapam ao conceito canónico, modelar, que o poema exige de Camões. Quando, com deleite, nos aproximamos desses flexíveis tipos humanos, entramos no mundo do romance, onde não priva certamente um «dever ser», mas uma realidade revivida. E *Os Lusíadas* são a anti-romance; a história feita poesia.

ÉPICA E SUASÓRIA

À característica de «poema histórico» creio que deve acrescentar-se outra, até agora pouco notada: *Os Lusíadas* são uma obra «suasória», tanto pelo tom declaratório adoptado pelo autor desde a proposição, como pela própria finalidade com que foi composto. Observe-se uma diferença fundamental entre este e os poemas precedentes, que foram dedicados a alguma alta individualidade: são apologias «pessoais», e neles se procura adular o mecenas «pessoalmente»;

aqui, não. Em contrapartida, se *Os Lusíadas* são um poema de propaganda, esta foi desinteressada. Não houve Mecenas nem Augusto para o autor da «Eneida de Portugal». «Para um homem que, ao que parece, foi acusado de prevaricador, é nota merecedora de especial ponderação» (Rodrigues LAPA) [18]. Camões elogia e honra D. Sebastião, mas a sua finalidade não é essa: quer orientá-lo para novos feitos dignos do seu povo e dos seus antepassados: aconselha, repreende, vaticina... «coloca-se diante d'El-Rei D. Sebastião — diz FARIA E SOUSA — como um João Baptista diante de Herodes, condenando-lhe os seus costumes... Perspicaz, dissimulada e ousadamente repreende de frente o rei D. Sebastião...» [19]. De tal modo se opõe Camões ao Monarca, que a obra chega a oferecer um aspecto muito patente de sátira política. Para quem vir uma contradição entre o tom reverente dos elogios e a crueza da crítica, não só dos rumos da governação do Estado, mas também de aspectos muito íntimos da personalidade de D. Sebastião (o caçador Actéon, afastado do gosto pela beleza humana e rodeado de cães aduladores, Canto IX-26), deve recordar-se que o critério sobre as limitações do poder régio defendido pelos teólogos (Suárez, sobretudo) era compartilhado e difundido por o que chamaríamos *literatura social*. Daí o tema da legitimidade de exercício da soberania e da subordinação ao bem comum numa relação de meio e fim. O Portugal de Camões.

> A rei não obedece nem consente
> que não for mais que todos excelente.

(III-93)

Os «conselhos» do poema estão na continuidade de uma literatura paremiológica que no século XV peninsular culmina nos dizeres de Sem Tob e de Manrique. No entanto, é inusitada que um súbdito doutrine assim publicamente o Mo-

---

[18] Rodrigues LAPA, Prólogo da Selecção de *Líricas*, «Textos Literários», Lisboa, 1945.
[19] *Op. cit.* Ver CALMÓN, *O Estado e o Direito n'Os Lusíadas,* Rio de Janeiro, 1945.

narca; a juventude do rei justifica-o, mas é estranho que a sua «lição», depois de abarcar extremos muito diversos da governação do Reino, recaia fundamentalmente sobre um motivo bélico de política externa.

Os Lusíadas são um livro «doutrinal» que abarca todos estes temas:

Contra a divisão da Cristandade (VII-9).
Sobre o exercício da Soberania (III-93; VIII-85 e segs.).
Recompensa e ingratidão por serviços ao Rei (X-23).
A fábula de Actéon (IX-26).
Contra os religiosos sem zelo apostólico (X-119).
Contra a cobiça e desigualdades (VII-85 e segs.; IX-93-94).
Degeneração da nobreza (VI-95 e segs.).
Louvor da experiência (IX-152).

O moralista que existe em Camões assoma no final da maioria dos cantos (V, VI, VII, VIII, X) para criticar e para persuadir. O moralista, o satírico e também o homem de Direito. Das grandes «orações» incluídas no poema, três têm carácter de suasórias forenses:

Vénus, diante de Júpiter, defendendo os portugueses.
Baco diante dos deuses marinhos.
Vasco da Gama defende-se da acusação de pirataria.

Outras duas são arengas: uma positiva, a de Nun'Álvares em Aljubarrota; outra negativa, a do *Velho do Restelo*.

As primeiras têm um carácter nitidamente forense, na sua concepção, no subtil manejo das alegações, na disposição dialéctica das provas. Se relacionarmos esta maneira de apresentar os temas com o fundo político-moral dos passos satíricos, imaginaremos facilmente no autor um antigo estudante de leis, um frustrado governante.

Porque tudo conflui para o futuro governo do jovem Rei e, concretamente, para o problema da cruzada africana, que, desde a abertura do poema e aparecendo nos momentos culminantes, se apresenta como o futuro histórico imediato, como o «destino» de *Os Lusíadas*.

Camões quer induzir o seu Rei a uma cruzada, porque o considera possível chefe de uma Cristandade dividida; quer que Portugal a realize, porque não julga fechado, mas aberto, o plano das suas acções na história dessa Cristandade. A própria salvação individual, na fama e na vida celestial, será conseguida pelos que morram em campanha:

> Oh ditosos aqueles que puderam,
> entre as agudas lanças africanas,
> morrer enquanto fortes sustiveram
> a santa Fé nas terras mauritanas;
> de quem feitos ilustres se souberam,
> de quem ficam memórias soberanas,
> de quem se ganha a vida com perdê-la
> doce fazendo a morte as honras dela!

(VI-83)

Um ou outro comentador manifesta reservas em face da ideia generalizada de que o poeta fez parte do partido africanista e contribuiu para animar D. Sebastião para a trágica aventura de 1578. Porque, de facto, não indicou lugar, oportunidade ou meios; se alguma acção concreta se postula em *Os Lusíadas* é a do norte de África, e servindo-se destas alegações:

a) Apresentam-se os mouros como inimigos natos de Portugal (passim).

b) A África, e não o Extremo Oriente, é campo propício ao heroísmo português (Fala do Velho do Restelo).

c) O jovem Rei terá como missão providencial, a de vencer os mouros (Dedicatória, I, 6-8; e Final, X-156), e não só os de África, mas também os da Turquia e da Terra Santa (I-8).

d) A disciplina militar só se aprende na própria guerra (X-153).

Este é o objectivo mais concreto de toda a suasória camoniana: mostrar ao Rei o campo das suas futuras façanhas. Engenhar, de certo modo, o vencedor. Profetizar sobre a sua vitória.

Os Lusíadas, livro «de mensagem», obra em si inconclusa, apresenta uma acção que não culmina com a passageira orgia da *Ilha dos Amores,* nem pode terminar com o

203

regresso dos expedicionários da Índia, o suficiente para encerrar uma epopeia. O poema não tem, pois, no desenvolvimento dos seus cantos, nem peripécia nem desenlace; porque o nó da acção depende de uma figura inédita quando se escrevem Os Lusíadas, de um enigma, então esperança, e desesperança do sonho pouco depois, após a sua cavalheiresca morte. E o poema não poderá terminar enquanto Portugal existir.

Vencendo a monotonia de caracteres ou situações tópicas, há na obra de Camões algo que não se encontra em nenhuma outra epopeia: uma ânsia. Eis, na sua roupagem heróica, a «saudade».

MODELOS E FONTES

A obra artística que Camões empreendia gozava de uma codificação preceptiva recente: Girolamo Vida, à qual podia ater-se o poeta. O modelo do género iria encontrá-lo no autor que preferia entre todos os clássicos — Virgílio. As suas qualidades poéticas, coincidissem ou não com as exigências da forma adoptada, tinham que dobrar-se a elas. Todo o poema revela uma luta entre a personalidade de Camões e os cânones da épica literária, luta em que, por vezes, triunfa o lírico e em que, outras vezes, se impõe a fidelidade ao género.

Deste desacordo, que já PELLEGRINI sublinhou [20], depende porventura a brevidade do poema, um dos mais curtos da épica em todas as literaturas. A luta não podia manter-se longo tempo sem desmerecer a própria obra. O que espanta é que não tenha prejudicado o seu equilíbrio: polícromia em matizes, variadíssima em temas, produto de fontes díspares... criação de um poeta lírico e, no entanto, um prodígio de estruturação e de coerência. «Não é a melhor de todas as epopeias — afirmou ENTWISTLE —, mas é a mais unida e a melhor equilibrada» [21].

---

20 PELLEGRINI, op. e loc. cit.

21 «Um peninsular enormemente fecundo, mas dos que, como diz A. BELL, não empregam quatro palavras quando podem escrever seis, ao fim de vinte e cinco anos, publica um poema mais curto, melhor equilibrado, mais económico do que o do mestre do classicismo, Virgílio».

O modelo da obra é-lhe oferecido pela *Eneida*, declarando logo no início a aceitação do precedente. Este padrão impõe-se para a «montagem» da máquina, a linha geral da acção, o processo de introdução dos episódios, as «narrativas» históricas, o concílio dos deuses... mas, sobretudo, para a expressão tantas vezes vazada nos moldes virgilianos.

De todos estes contributos, abundantíssimos, existem quatro estudos guiados por critérios muito diferentes: as concordâncias de lugares entre Virgílio e Camões, recolhidas no inventário publicado por BARATA [22], onde aparecem objectivamente apontados com critério informativo; os cotejos de FARIA E SOUSA, que têm carácter apologético e procuram exaltar o saber humanístico do poeta português; os de José Agostinho de MACEDO ([22] bis), que, pelo contrário, pretendem fazer desmerecer a obra por falta de originalidade, e, por último, as breves e substanciais páginas que H. CIDADE [23] dedica ao tema, e que não se fixam já tanto nos empréstimos como na maneira como Camões os aproveitou, por vezes como orgulhoso competidor, outras como seguidor admirado, as restantes libertando-se da influência, recebendo com ele um primeiro impulso lírico. Os passos em que mais de perto segue a *Eneida* em *Os Lusíadas* são a proposição, que se inicia com a tradução literal do primeiro verso, o concílio dos deuses e a petição de Vénus a Júpiter; a imagem de Inês de Castro atada, que provém da de Cassandra no palácio de Dido; o sonho do rei D. Manuel com a aparição do Indo e do Ganges, que procedem do sonho de Eneias e da visão do Tibre.

Quanto à linguagem poética, é rara a sequência em que não possam assinalar-se primores de versão, incomparáveis adaptações, definitivos enriquecimentos expressivos do português, que Camões «virgilianizou» com perdurável acerto.

---

[22] *Concordantur proecipua loca inter Virgilium et Camonium,* publicado por A. F. BARATA.
M. E. DANTAS, Chagas FRANCO, ENTWISTLE, BOWRA... estabeleceram também paralelos entre Virgílio e Camões.
[22] bis P. José Agostinho de MACEDO, *Censura dos Lusíadas,* 4.ª ed., 1820.
[23] *Luís de Camões,* I, pp. 121 e segs.; II, pp. 27 e segs.

Ao lado do modelo virgiliano anotemos a constante influência de Ovídio. Se Virgílio é o mestre por quem a Idade Média se fez renascentista, foi Ovídio quem guiou os homens do Renascimento a caminho do barroco, e nesse caminho encontramos Camões. Poucas obras da Antiguidade o teriam impressionado com maior intensidade do que as *Metamorfoses*. Se a primeira influência, a virgiliana, fica assinalada em extensão, a segunda dá-se em intensidade: no poema, a marca do que se chamou a *Lenda Dourada* da Antiguidade, quando se torna patente, é de uma maneira profunda e para originar uma verdadeira criação: é o caso do mito das *Niobides* que inspira a visão do Adamastor convertido em rochedo e que tem na lírica de Camões uma belíssima réplica, quando o desespero amoroso leva o poeta a desejar converter-se em pedra.

Não esqueçamos também que Camões tinha presentes os intentos realizados no mundo românico, desde a *Teseida* de Boccaccio, para igualar ou superar a *Eneida*. De Boccaccio [24] vinha a consagração da oitava como estrofe da nova épica; Boiardo e Ariosto já lha entregaram trabalhada e apta para melhores empresas [25].

É dentro deste quadro que Camões há-de mover-se em *Os Lusíadas*. Mas o seu não é um poema de imaginação, nem pode bastar-lhe a erudição mitológica que os poetas clássicos, o próprio Boccaccio, ou Cocci Sabellico, podiam fornecer-lhe. É um «poema histórico» que exige fontes narrativas e geográficas, e teve de manejá-las em extensão e com consciência. Desde a crónica de Fernão Lopes às obras de André de Resende, e de Duarte Galvão, aos cronistas da viagem à Índia, Rui de Pina, João de Barros, Castanheda, existe toda uma aglomeração essencialmente narrativa, que as inclinações científicas e as próprias vivências foram tornando fecunda, ao longo de um poema que percorre toda a

---

24 Camões deve a Boccacio não pouco da copiosa informação clássica sobre nomes de lugar, e mitologia de que faz gala nas suas obras; concretamente, a ideia dos deuses como demónios procede das *Genealogiae*, XIV.

25 Ver observações sobre as dívidas a Boiardo e Ariosto em BOWBRA e CIDADE.

história de Portugal e as amplas derrotas das terras do Oriente. De como um passo de crónica se torna, ao mesmo tempo, épica virgiliana e lírica petrarquista, sob a influência catalizadora de um antecedente imediato (neste caso, A. FERREIRA) e de impressões paisagísticas directas, dá testemunho o episódio de Inês de Castro. Como se torna epopeia a geografia ptolomaica fica bem patente no discurso de Tétis mostrando Orbe aos portugueses. Mas talvez seja ainda mais digna de reflexão a coincidência de fontes poéticas clássicas e de fontes históricas numa digressão geográfica: a visão dos rios (Canto IV, 67-75). O seu padrão terá que achar-se tanto em Virgílio como em João de Barros e é, ao mesmo tempo, lugar-comum épico e versão de um passo de crónica. Chegou até a pensar-se que teria sido o ponto de partida da acção que chegou a centrar todo o poema; quer o tenha sido ou não, deixa bem clara a sua elaboração.

O episódio que serve de modelo é o sonho de Eneias, no início do Livro VIII do poema virgiliano, quando o herói ameaçado pelo levantamento de toda a Itália, entre as preocupações de uma noite de angústias, cai num torpor durante o qual vê erguer-se o rio, que lhe fala, vaticinando a conquista. O rei D. Manuel ocupa aqui o lugar do fundador de Roma, e os dois rios da Índia, o do sagrado Tibre. Até aqui, o modelo literário; mas existe uma fonte histórica. Este famosíssimo passo poetiza um facto real. BARROS, nas suas *Décadas*, conta que o Infante, estando em Sagres, se levantou um dia decidido e ordenou que se preparassem os navios «como se naquela noite lhe fora dito que sem mais dilação nem inquirição do que perguntava, mandasse descobrir». E acrescenta que, pelo modo como ordenou e por outros motivos, «dissera ser ele exortado por oráculo divino que logo o fizesse» [26]. É uma entre tantas visões anunciadoras de feitos culminantes. A leitura de M. de BARROS terá suscitado em Camões a recordação do episódio virgiliano e deu origem às belas estrofes simbólicas.

---

[26] I, II *Décadas*.

Para concluir este assunto, convém indicar em que proporções participam estes ingredientes na composição de *Os Lusíadas*. Se considerarmos o poema dividido em três partes, uma, aproximadamente, corresponde a elementos mitológicos e poéticos que procedem de fontes clássicas, e outra, de dados retirados de crónicas e histórias, incluindo as de cavalaria; a terceira divide-se em outras três partes: vivências, dados científicos e imaginação. Calculamos, assim, que só uma nona parte de *Os Lusíadas* é pura invenção criadora, enquanto dois terços procedem da erudição clássica e da história pátria.

A «MÁQUINA»: CRISTIANISMO E MITOLOGIA

Em *Os Lusíadas* — o poema do domínio do mundo para a propagação da fé cristã — utiliza-se o maravilhoso mitológico. De todas as antíteses camonianas, nenhuma deu mais que comentar. Vamos examinar brevemente o como e o porquê desta «dupla máquina».

Antes de mais, reafirmemos que Camões se propôs escrever, e conseguiu-o, um grande poema cristão — ainda mais, católico —, e que a religiosidade do autor nele aflora a todo o momento; assim se justifica a existência de um autêntico plano sobrenatural de acordo com as suas crenças. Correspondem a este *maravilhoso cristão:*

A) *Na economia do poema.*

1) O sentido providencialista da história portuguesa, em geral, e da acção de Vasco da Gama, em particular.
2) O espírito de missão que o contacto com povos infiéis justifica.
3) O desígnio de cruzada a que o poema se dirige.
4) A fala e a acção dos heróis portugueses.

B) *Em episódios sobrenaturais milagrosos.*

1) *Na metrópole:*

— Cruz de Ourique (III, 42-52).
— Cerco de Lisboa; a palma no túmulo (VIII-18).

2) *No Ultramar:*

— Ormuz. As setas voltadas contra os mouros (II-49).
— Milagres de S. Tomás (X-108 e segs.).
— A Nau do Gama não quer entrar em Mombaça (II-33).

Quanto ao *maravilhoso pagão*, corresponde a toda uma acção mitológica, gémea da que interfere com a acção histórica que o poema reflecte. Para este maravilhoso, Camões vale-se de uma vastíssima nómina de divindades; no entanto, o esquema funcional é muito simples e, portanto, afastado da complexidade da autêntica mitologia antiga: tudo fica reduzido à «estrela de Salomão», base construtiva de que é tão difícil sair nas artes:

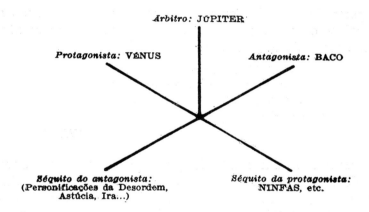

Júpiter, que, como Vénus, tem perfil nitidamente virgiliano, protege Portugal n'*Os Lusíadas* como fizera a Roma na *Eneida*, e profetiza a sua grandeza: assim «revela Camões a crença de que a sua pátria é a sucessora natural e predestinada de Roma»[27]:

> Via estar todo o Céu determinado
> de fazer de Lisboa nova Roma.
>
> (VI-7)

---

[27] BOWRA, *op. cit.*, p. 127.

E Vénus, que tem a «missão especial de favorecer a projecção de Roma no mundo moderno» (BOWRA), ama Portugal porque vê nele uma continuação de Roma. É o amor, a harmonia, a criação... Formam o seu cortejo auxiliador, as ninfas e as nereidas; Tétis, que aparece sobretudo no episódio do Adamastor, na profecia final[28], e outras divindades marinhas: Ino, Glauco, Tritão (Canto VI).

Não faltam no poema alusões à Musa e às Musas: são a inspiração. Recorde-se a invocação inicial às do Tejo (tão lisboetas como toledanas) no Canto I:

> E vós, Tágides minhas, pois criado
> tendes em mim um novo engenho ardente;
>
> (I-4)

ou, perto do final do Canto VII, numa ousada suspensão que faz volver os olhos para musas inspiradoras, para as ninfas do mesmo Tejo e do Mondego:

> (...) Mas, ó cego
> eu que cometo, insano e temerário,
> sem vós, Ninfas do Tejo e do Mondego,
> por caminho tão árduo, longo e vário!
>
> (VII-78)

Baco é o antagonista de Vénus. A sua missão é opor-se aos desígnios dos portugueses. Julga-se que foi escolhido por Camões, por considerá-lo o conquistador mítico do Índia. O temeroso cortejo que o secunda provém, ao que parece, da *Tebaida*, onde o rodeiam a Ira, o Furor, o Medo e a Valentia.

A intriga mitológica desenrola-e (sempre na técnica «de tapeçarias» que caracteriza o poema) em três painéis: um concílio de deuses para resolver o apoio a Portugal ou negar-lho (I-20 e segs.), e duas crises, em que triunfa Vénus sobre Baco: uma, em Moçambique, mediante a discórdia e o ódio aberto entre os mouros que lutam contra os portugueses (II, 16-24); a outra, no Índico, quando a deusa lança as forças

---

[28] Ver o nosso comentário ao fragmento correspondente ao Adamastor que publicamos adiante.

do mar (VI). Ambas as crises são vencidas pela decisão de Vénus.

O «Concílio» constitui uma peça mitológica ímpar nas literaturas românicas. Parte de uma ideia fecunda nos poetas clássicos: os deuses reunidos decidem sobre o destino dos heróis. A sua inserção no início do poema é uma réplica do antecedente da *Odisseia*: a *Telemaquia* começa assim, com um conclave de divindades (I, I), que logo voltará a reunir-se para decidir o destino de Ulisses (II, V) e orientá-lo (II, VIII). A forma procede de Virgílio: o que se discute na *Eneida* é o destino do protagonista; Vénus defende-o como protectora dos troianos, e Juno advoga pelos latinos, seus inimigos (X). Camões segue, nas suas linhas gerais, o segundo modelo; no entanto, existem divergências que devem mencionar-se: a Vénus filial da *Eneida* beijada apenas, levemente tocada por Júpiter, desencadeia em *Os Lusíadas* o desejo dos deuses e é abraçada pelo Pai de todos eles, a quem apenas a presença deles obriga a conter-se.

Existe autêntico paralelismo entre o episódio camoniano e a discussão mantida entre as «inteligências celestes» no *Pantagruel;* sobretudo, na atitude receosa em relação aos humanos: a visão de Rabelais, humorística; heróica, a do poema de Camões. Não parece que de um episódio como o das pretensões matrimoniais de Panurgo possa ter brotado a visão de *Os Lusíadas,* mas é absurdo aceitar a impossibilidade cronológica que se apresenta; o *Pantagruel* apareceu em Lyon em 1533 e Camões podia tê-lo conhecido. Os dois partem de uma ideia comum, tipicamente renascentista: o homem confia em si mesmo e orgulha-se de ter nas suas mãos as forças da Natureza; os velhos deuses sentiriam inveja dele.

Os pontos de interferência entre deuses e humanos em *Os Lusíadas* são muito escassos. Encontram-se na *Ilha dos Amores* (IX, 89 e segs.), quando Vénus recompensa os portugueses, e em estranhos momentos do poema que nos deva à polémica que a sua «máquina» suscita: Baco disfarça-se de sacerdote cristão para enganar os portugueses (II-10 e segs.); Tétis conta a vida e os milagres de S. Tomé, apóstolo das Índias (X-108 e segs.)... O paradoxo que esta dualidade implica

211

foi posto em relevo, em França, por RAPIN, VOLTAIRE e LA HARPE; em Portugal, por Luís António de VERNEY e José Agostinho de MACEDO. Recentemente, António José SARAIVA e Aquilino RIBEIRO trouxeram de novo o tema ao primeiro plano da exegese camoniana [29]. Na realidade, a crítica do «duplo céu» é fácil e subsistiu burilada por uma frase de Voltaire:

«Le principal but des Portugais, après l'etablisement de leur commerce, est la propagation de la foi, et Vénus se charge du succès de l'entreprise. À parler sérieusement, un merveileux si absurde défigure tout l'ouvrage aux yeux des lecteurs sensés» [30].

Mas ainda mais desconcertante do que a duplicidade de máquina [31] é a facilidade com que o próprio Camões se encarrega de desmontá-la, uma vez fazendo os deuses afirmar que não foram senão famosos mortais (IX-91), outra, que são astros (II-33), em vários lugares, que são meros símbolos (IX-89), e até que são símbolos cristãos, porque Júpiter aparece como representação da Providência (X, 83-84).

À primeira vista, poderia parecer que todas estas incongruências procederiam de imposições externas. A interpretação, brevemente apontada em LEONI e BOWRA, toma corpo na prosa de Aquilino RIBEIRO, onde Frei Bartolomeu Ferreira e Camões chegam ao compromisso literário a que temos

---

29 A. J. SARAIVA, «*Os Lusíadas*» *e o ideal renascentista da epopeia*, in *Para a História da Cultura em Portugal*, 1.º vol., pp. 59 e segs.; e Aquilino RIBEIRO, *Camões, Camilo, Eça e alguns mais*, pp. 11 e segs.

30 *Essai sur la poésie épique*, Paris, 1733.

31 A coexistência do Olimpo pagão e do sobrenatural cristão na obra de Camões constitui um paradoxo tipicamente renascentista; o facto de os seus resultados poderem comentar-se humoristicamente não quer dizer que esta técnica a que poderíamos chamar «dupla cúpula» pudesse parecer aos contemporâneos de Camões risível ou sequer pitoresca. É certo que, se se produz uma tempestade, Vasco da Gama implora cristãmente a protecção da Divina Providência, intervém Vénus para salvar a frota portuguesa, e então Vasco da Gama dá graças a Deus, como bom cristão, por tê-lo salvo. A pergunta que fazemos hoje, perante o que se nos afigura desnecessária intervenção, carece de sentido se não se tem em conta a «linguagem» mitológica clássica que constitui o elemento essencial da épica do Renascimento.

212

aludido ao falar da edição de *Os Lusíadas*. Para isso, é necessário supormos o poeta e o frade dotados de uma unidade espiritual rara no seu tempo. Prefiro pensar que nenhum dos dois a possuía, mas que concordavam na utilização poética dos mitos e em algo muito mais importante, isto é, no desprezo da «máquina» como tal, em não dar valor aos fados. Nem um nem outro podiam já considerar a epopeia como o canto de um destino heróico, porque não acreditavam no destino: Camões, católico e proclamadamente anti-reformista, exalta o livre arbítrio dos heróis do seu poema.

O que realmente demonstram estas contradições em que incorre Camões quando procura explicar (e explicar-se) o dualismo, é que nem ele mesmo o compreendia. Nas suas próprias interpretações estão já, em gérmen, todas as que vieram a aparecer depois: o *evehmerismo* dos escoliastas, o astrologismo, as «segundas causas» (BOWRA), o simbolismo cristão (DUPERRON DE CASTÉRA), realidade-ficção (Hernâni CIDADE), que até o verbo «fingir» lhe acorre ao verso, quando quer justificar-se:

> (...)
> fingidos de mortal e cego engano;
> só pera fazer versos deleitosos
> servimos (...)

> (X-82; ver também IX-90)

A chave é esta do «verso deleitoso», e não por via de imaginação, mas da «fala». A mitologia é uma parte da expressão do poeta; o seu contraditório maravilhoso não é uma religião, mas uma linguagem. Umas vezes, heróica; outras, simbólica ou astronómica; as restantes, somente poética, mas sempre um modo de dizer. E não apenas uma linguagem, mas uma linguagem preferida, a que melhor domina, a que mais liberdade de expressão proporciona, e a que a épica literária exigia.

Porque, no tempo, a máquina pagã era uma exigência do género e do seu conceito virgiliano no poeta. Sem ela, não podia conceber-se o poema, como não se concebe um jardim renascentista sem estátuas clássicas. Quase diríamos

213

que sem ela não poderia imaginar-se a «poesia literária», e já desde o século XV, porque a mitologia é uma parte da língua poética humanística, e nem mesmo a prosa religiosa se tinha subtraído à sua utilização. Não devemos esquecer, por exemplo, o auge da erudição pagã na oratória sagrada. Podia ainda condená-la o bispo de Climens, quando, ao reeditar a *Rethorica Ecclesiastica* de Frei Luis de Granada, aludia àqueles que «julgaram fazer um grande benefício aos pregadores, escrevendo *Mythologias* ou *Theatros de los Dioses*, e outros fizeram *Calendarios* profanos, ou *Diarios de las Fiestas de los Gentiles* para as aplicarem às de Deus e dos Santos, e não hesitaram em pôr aquelas fábulas por temas para pregarem sobre os Santos, a Virgem Maria e Jesus Cristo» [33].

Quando se afirma que Camões utilizava os deuses como figurações de ideias abstractas, como atributos da divindade ou «segundas causas», diz-se uma meia verdade; ele mesmo «falava por meias palavras» quando declarava o significado de alguma cena. A mitologia era, mais e menos do que uma reserva de símbolos: era um conjunto de formas de expressão. O poeta acha-as dispostas e caracterizadas, e, ao empregá-las, pode permitir-se, como no mágico jogo da palavra, dar-lhes vida nova. É um mundo de personagens imaginárias com dotes divinos e um imenso repertório de possibilidades estéticas ao serem postas em actividade. Se ainda nunca foi dito, convém postulá-lo com certo atrevimento: o mais humano de Camões são os seus deuses.

Outro «grande da Europa», com sangue português, Velásquez de Silva [34], havia de humanizá-los também, mas indo muito mais longe, tanto, que nem nos atrevemos a chamá-los pelos seus nomes mitológicos; o seu Baco, a vossos olhos, é um «Bêbado» qualquer. O poeta de *Os Lusíadas* ama demasiado os deuses, como belas criações clássicas, para fazê-los descer tanto. Mas quando tem algo de íntimo a dizer, é-lhe mais fácil que por ele fale Vénus do que Vasco da Gama.

---

[33] *Los seis libros de la Retórica Eclesiástica... por el V. P. M. fray Luis de Granada...* Introducción de don José Climent, obispo de Barcelona, Barcelona, Jolis, 1770.

[34] Ver Reinaldo dos SANTOS, *Conferência de Arte*, Lisboa, 1949.

Para mim, o poema desenrola-se num cenário com decoração mitológica, um jardim com estátuas ou num salão com imensos frescos ou painéis de temas clássicos e uma «abertura» superior para a glória cristã.

O contraste que isto provoca é violento, mas não novo, tão medieval como renascentista. Entre o asceta de *Babel e Sião* e o libertino da *Ilha dos Amores* ou das epístolas eróticas medeia a mesma distância que entre as *Cantigas de Santa Maria* e os *maldizeres* de Afonso X, ou entre as preces e as licenciosidades do Arcipreste de Hita. E quem diz Afonso X ou Juan Ruiz, pode dizer Chaucer ou Villon. A veleidade com que todos eles passavam de um a outro campo não se baseava na crença de que fossem análogos, mas na certeza de que eram demasiado diversos para poderem ser confundidos ou apenas comparados. Chesterton intuiu-o agudamente. Para eles, «o seu paganismo era como um muro, e o seu catolicismo, como uma janela... Não hesitaram em decorar a parede com figuras altamente pagãs de deuses e ninfas; consideradas como iluminações murais, iluminavam muito... Mas, em contraste com a janela, pareciam escuras».

No passo mais poético da fatigante *Elegia I* podemos encontrar um eloquente testemunho do reconhecimento deste contraste pelo poeta, quando passa da evocação de um faustoso paganismo à saudade do sereno céu aberto à sabedoria infinita. É o tema condutor da paráfrase *Super Flumina*, da agostiniana *Elegia V* (tão próxima do castelhano Frei Luis), das *Oitavas da Seta*, onde tão conscientemente se coloca o panteon clássico ao serviço de uma ideia Cristã:

> Ascánio (se trazer-me é concedido,
> entre santos exemplos um profano)
> rei do largo Império conhecido
> romano, e só relíquia do Troiano,
> vingou, com seta e ânimo atrevido,
> as soberbas palavras do Numano;
> e logo foi dali remunerado,
> com louvores de Apolo celebrado.

Mas esse «céu aberto» era imprescindível para o poeta: a escatologia cristã era a sua, e o herói, colectivo, a nação.

215

Os «Varões assinalados», medievais ou recentes, que a encarnam, não podem imaginar-se falando com as ninfas, aludindo ao Hades ou invocando Vénus Victrix. Ele próprio era um crente e por fé escrevia; pouco importa que se afrouxassem os seus vínculos morais — o contraste entre fé e conduta é muito da época —; Camões não renegaria nunca as suas crenças, confessa a todo o momento os últimos fins da sua vida e da sua actividade e não só se mostra cristão, mas católico: recordem-se as suas explícitas condenações da heresia luterana. Até mesmo por espírito nacional, apoiado na fé, e por espírito europeu, para marcar a superioridade sobre o Oriente pagão, tinha necessidade desta abertura da parte superior dos seus grandes quadros de história. O que acontece é que as estátuas ou figuras murais de âmbito poético em que nos situa são mais «naturais» do que a maioria dos rígidos e heróicos cortesãos que erram pela terra firme da verdade: Camões manteve bem aberta a brecha do além cristão e soube tornar divinamente humanos os deuses clássicos; mas não pôde divinizar os homens. A grande incongruência do poema, o seu desiquilíbrio, não se verifica no contraste entre Cristo e Júpiter ou entre a Virgem e Baco, porque estão em planos diferentes; dá-se entre Baco e Vasco da Gama, porque têm as suas posições cruzadas: Baco é um astutíssimo letrado de quinhentos, e Vasco da Gama não chega a ser um Aquiles, nem um Eneias... não é um homem nem um semi-deus; é «o herói», e o seu próprio carácter modelar dá-lhe uma frialdade de mármore ou oculta-o sob a trama de uma tapeçaria gigantesca; mas, por outro lado, os deuses não são heróis de uma história exemplar e podem apresentar-se com características vulgares: travessos, apaixonados, fanfarrões, cheios de realismo, comovidos e comovedores, «humanos».

OS CARACTERES

Camões, que soube caracterizar, com uma adjectivação exacta, mundos, povos e seres, que possuía também dotes dramáticos e soube caracterizar um Olimpo de deuses individualizados, pessoais, humaníssimos... fracassou ao modelar os caracteres dos seus heróis? Myron M. JIRMOUNSKY [35], depois de ter comparado as personagens de Tasso com as de Camões, conclui que as do nosso poeta oferecem uma psicologia rudimentar. A. J. SARAIVA vê nelas meros instrumentos para construir um poema, e ao serviço de cuja composição os faz entrar o poeta [36].

A explicação está na historicidade, mais do que na verdade do poema. Trata-se, como observou H. CIDADE [37], de personagens reais, não imaginadas, e apresentadas na sua acção, e não na sua vida interior, com finalidade pragmática, exemplar. E, mais do que isso, para superarem pela verdade a ficção do poema clássico.

Para isso, adoptou uma caractereologia «de crónica» e daí provém talvez a desumanização dos seus heróis. Enquanto jogava livremente com os deuses (como quando, nos autos, fazia falar Brõmia ou Filodemo) não pesava sobre Camões a autocensura da historicidade, mas ao chegar à criação dos homens do poema, além da limitação do cânone clássico em que havia de vazar a sua obra, enfrentou uma segunda limitação: a de apresentá-los na sua face histórica, sem evasões que denunciassem uma intimidade, que lhe parecia novelesca, por mais real que fosse. Quando se constrói uma justificação para o episódio dos capitães, imagina-se precisamente uma galeria de bandeiras, uma espécie de «Sala de Estados» do Alcácer Régio com os seus retratos. Já aludimos a Os Lusíadas como galeria de painéis. Os heróis da chamada «acção principal» são vistos como seres impassíveis; o herói nacional é retratado com o rosto com que aparece na História, e só se penetra no íntimo de sua alma quando a própria História no-la abre; só então. Mas, mesmo neste momento, o conceito renascentista da «gravidade» do herói (conceito que encontraremos em qualquer tratado como o de CASTIGLIONE) obriga a uma forçada contensão na pintura do seu carácter.

---

[35] *Quelques notes sur l'art de Camões...* RSS, XVIII.
[36] A. J. SARAIVA, *Os Lusíadas e o ideal renascentista da epopeia*, cit., pp. 108 e segs.
[37] H. CIDADE, *op. cit.*, II, pp. 83 e segs.

Por outro lado, Vasco da Gama não é o protagonista de *Os Lusíadas*. Tanto H. CIDADE como Agostinho de MACEDO se insurgem contra os que pretendem ver nele o «peito ilustre lusitano» da proposição:

a quem Neptuno e Marte obedeceram.

Vasco da Gama nem se fez obedecer de Marte, nem alcança uma apoteose heróica; o prémio que lhe atribui é bem módico: uns pomposos títulos e a morte que deles desengana (X-53 e segs.):

Mas aquela fatal necessidade,
de que ninguém se exime nos humanos
ilustrado co a Régia dignidade,
te tirará do mundo e seus enganos.
Outro Meneses logo...

Depois Menezes, e Mascarenhas, e Sampaio... («dou-os *também* aquele ilustre Gama», diz, ao mencioná-lo na dedicatória). Porque o Gama é uma peça mais na articulação da história de um povo que é Portugal. Vasco da Gama não é um herói à maneira de Aquiles ou de Eneias; não é um grande guerreiro, nem um génio; é simplesmente um *fidalgo*, que é ser muito para homem, pois poucos tipos humanos terão alcançado maior dignidade, mas que não pode abrir-lhe as portas do reino dos mitos. É um carácter forte e firme, possui valor, decisão e capacidade de mandar; tem um grande sentido prático da vida; é sóbrio, sofrido, moderado, astuto e bem dialéctico; cumpre a missão que lhe confiam e serve Portugal. Portugal e o seu cantor, que o utiliza para articular o poema[38].

Vasco da Gama não tem um antagonista determinado. Não o é nenhum dos cabecilhas inimigos, nem sequer os próprios inimigos, mouros ou índios, que se lhe opõem. Se, no plano olímpico, Vénus tem contra si Baco, na terra, os portugueses têm contra si essa série difusa de adversários que toda a nação vai encontrando no caminho da sua história.

---

[38] H. CIDADE, *op. cit.*, II, p. 84; BOWRA, *op. cit.*, pp. 108 e segs.

Como povo contrário a Portugal apresenta-se sempre no poema (insistamos uma vez mais) o mouro, o árabe; contra ele acumula Camões uma torrente de acusações, contra ele há-de exercer-se o heroismo português. Mas não é um antagonista épico; o que se opõe a Portugal são as próprias conjunturas adversas: a guerra em si, o erro, os perigos do mar e da terra, estes sim, no seu conjunto, são o antagonista dos Lusíadas: o que eles hão-de vencer não é «um adversário», mas a Adversidade.

Por último, algo sobre os caracteres femininos: Vénus, Tétis, Maria, Inês de Castro, Leonor de Sá... Falou Oliveira Martins do seu encanto, da sua feminilidade; três de entre elas são feitas de abnegação e vistas como medianeiras, como símbolo de intercessão e de sacrifício: Vénus, a amante; Maria, a esposa; Inês, a mártir... [39] O modelo clássico está declarado no próprio poema (III, 106): Vénus intercedendo por Eneias.

Observe-se como o poeta apresenta sempre pares antitéticos em que a fragilidade feminina contrasta com a força e até com a crueldade varonil; dir-se-ia que existe um certo *otelismo* em toda a obra de Camões. Assim:

Vénus	Júpiter
Tétis	Adamastor
Inês de Castro	Afonso IV, pai do seu amado
Maria	Afonso IV, seu pai
Leonor de Sá	Os Cafres

Mesmo no único caso de crueldade feminina, o de Tétis, a amada impassível, o complexo revela-se na sua resposta, onde se faz pura antítese o achado:

> Qual será o amor bastante
> de ninfa que sustente o dum gigante?

(V-35)

Talvez seja análoga a esta, outra grande antítese que a própria epopeia representa: obra de um lírico de delicadís-

---

[39] *Camões, Os Lusíadas e a Renascença em Portugal*, p. 36.

219

sima linguagem, feita no canto secular do amor e da *saudade*, que, subitamente, se defronta com os grandes temas do destino e da guerra, da adversidade, do domínio do Orbe... O próprio poema é um Adamastor, eternamente acariciado pelas ondas da fala portuguesa.

A LÍNGUA POÉTICA

Camões possuiu uma belíssima linguagem poética de sua criação, mas não o dom de línguas poéticas que Cervantes entesourou ou Lope delapidou. *Os Lusíadas* são uma maravilha de unidade expressiva; o *D. Quixote* é-o, por seu turno, pelo triplo fogo, de falas, e as comédias de Lope de Vega, pela gárrula babel do seu guarda-roupa. Todas as personagens de Camões falam a mesma nobre *koiné* poética do poema renascentista, como os interlocutores dos colóquios de Erasmo usam o mesmo dúctil latim humanístico. Sejam Inês de Castro e Júpiter, Gama e o Rei do Melinde, Baco e o Catual... Únicas e tímidas excepções: «O velho do Restelo», Veloso, Leonardo... Mas que pouco caracterizadas são as suas falas! Causa? Afirmámos, com certa ousadia, que não possuiu esse dom de pluralizar a fala. Se o tivesse possuído, teve ocasião de manifestá-lo na sua obra dramática, e aí encontramos, se não a mesma, pelo menos análoga unidade. Mas, mesmo que o possuísse, não era o poema o género adequado para exercitá-lo em tais jogos. O poema clássico tem o seu estilo, o «estilo grandíloco e corrente»; de quem escreve um poema virgiliano é inútil esperar um afrouxamento da preceptiva que, muito em pormenor, assinalava os cânones a que o poeta tinha que submeter-se para alcançar uma perfeição que, em grande parte, se fazia depender da sujeição à norma.

O véu que a linguagem poética renascentista estende sobre as ideias é tecido com os fios da tradição greco-latina. Tanto mais espesso, quanto mais o poeta está identificado com ela; e mais apreciado, quanto mais clássico. A época chega a dispor de um repertório muito amplo — em parte, ainda hoje vigente —, e o escritor propunha-se então dominar o que recebia e ampliá-lo com novos achados. O que inicialmente foi figura retórica, feita léxico, é como que o ponto de partida; sobre esta base hão-de construir-se novos achados, por vezes tão ousados e fulgurantes, que o escritor, ou os incorpora na sua fala e orgulha-se de que o caracterizem, ou recusa reiterá-los, para não parecer amaneirado incitando-se a si mesmo.

Múltiplos valores põe em jogo o poeta com o uso destas figurações: a) permitem-lhe exprimir-se tropológica e liricamente, evitando a denominação vulgar das coisas, em favor de outra que revela «furor poético» e corresponde à «grandiloquência» desejada; b) ampliam o material linguístico, dando lugar a fórmulas de estilo variadíssimo; c) facilitam o curso poético; d) servem para sobrecarregar de alusões uma frase, fazendo com que, sobre o seu sentido primário e sobre a própria sobreposição figurada, se instale um novo plano, o de uma série de referências que tacitamente buscam a evocação de um passo arquétipo das Letras da Antiguidade.

Por exemplo, no roteiro de Vasco da Gama, ao passar o trópico de Câncer, Camões usa uma imagem para falar das gentes. Diz:

> Onde jazem os povos a quem nega
> o filho de Clymene a cor do dia.

Além do uso de «fazer», que indica servidão, e o do plural «os povos», que sugere a vastidão do Continente de que vai falar-se, a referência à cor da raça faz-se através de uma citação mitológica e de uma nota cromática. A referência é ao «filho de Climene» e podia ter sido ao «filho do Sol» ou de Hélios, ao irmão de Lampécia, a Faetonte, ao condutor do carro paterno pelo céu... Citado assim, com menção da mãe, evoca um determinado episódio poético, de Ovídio, mas, além disso, Climene é palavra opaca; Lampécia, pelo contrário, provoca uma sugestão luminosa e um vocalismo mais aberto. A esta alusão segue-se o tropo; negar a cor do dia é negar a brancura; o condutor do carro do Sol nega a bracura a estes homens: são negros.

Camões, tão identificado com as letras clássicas, dispõe constantemente de séries de soluções onde pode escolher a forma mais representativa, mais rica, mais «alusiva». Dizer Vénus pode ser já uma metáfora lexicalizada; mais ainda, por ser vulgar, deve evitar-se [40]. O poeta poderá acrescentar epítetos:

Vénus bela (I-33)
a triste Vénus (VI-106)
a linda Vénus (VI-91)
a branda Vénus (VII-15)
Vénus que os amores traz consigo (X-89)

ou escolher entre localizações:

Cypria (IX-18)
Citereia (I-34; IX-53)
Erycina (II-18)
Paphia (IX-60)
Acidalia (VIII-64)

adjectivando-as ou não.

Pode escolher uma passagem clássica em que se aluda a ela:

Não de outra sorte a tímida Maria
falando está, que a triste Vénus, quando
a Júpiter, seu pai, favor pedia
pera Eneias, seu filho, navegando;

e, então, a passagem aludida são os versos 227 a 296 da Eneida.

Ou apresentá-la atribuindo-lhe o que possui por lhe estar mitologicamente ligado:

cuja branca areia
pintou de ruivas conchas Citereia;

(IX-53)

mirtos de Citereia

(IX-57)

Mas, ao fazer dela patrona dos portugueses, acrescentou ainda aos valores antigos, tradicionais, um novo, e, desde o momento em que a apresenta «sustentando» por eles, pode

---

[40] H. CIDADE, op. cit., II, pp. 49 e segs.

jogar com a sua figura e a sua presença na acção épica: à fala de Camões junta-se outro valor. Quando diz:

> De longe a ilha viram, fresca e bela,
> Que Vénus pelas ondas lha levava...
>
> (IX-52)

o *lha* (levava-a até eles, portugueses) alude ao seu papel protector; é uma referência ao Canto I e ao concílio dos deuses. Camões evoca a sua própria língua: o poema é já clássico para o próprio poeta.

Mas a esta maneira clássica de valorar as menções acrescenta-se a sua acumulação barroca. Para o leitor espanhol conhecedor das glosas de Dámaso ALONSO [41] à obra de Gôngora, há uma estrofe que vale por longos comentários e esclarece o sentido das imagens em Camões, e o uso que faz das alusões em longuíssimas paráfrases: para dizer, no Canto II, que «as naus chegaram a Melinde na primavera e precisamente no dia de Páscoa», apoia-se em todo este aparato convencional:

> Era no tempo alegre, quando entrava
> no roubador de Europa a luz Phebeia,
> quando hum e outro corno lhe aquentava
> e Flora derramava o de Amaltheia,
> a memória do dia renovava
> o pressuroso sol que o céu rodeia,
> em que Aquele, a quem tudo está sujeito
> o selo pôs a quanto tinha feito [42].

Quer dizer:

Era a Primavera, quando o sol (a luz de Febo) entrava no signo zodiacal de Tauro (Júpiter, roubador da Europa,

---

[41] Ver as suas obras. *La lengua poética de Gôngora,* citada; *Claridad y belleza en las Soledades, Alusion y elusion en la poesía de Góngora,* in *Ensayos sobre la Poesia,* 1944; e *Recuerdos Gongorianos* in *Poesia Española,* Gredos, 1950. Uma ordenação dos rumos mais característicos do estilo de Góngora, que pode oferecer um guião, em parte aceitável, para uma análise do de Camões, in URHAN, *Linguistic analysis of Gongora's baroque style,* Illinois, 1950.

[42] Na canção VII acha-se um tipo análogo de «cronologia»:

> No touro entrava Febo e Progne vinha,
> o corno de Aquelóo Flora entornava...

mas estabelecida sobre um mito divergente do da oitava.

223

em forma de touro) e lhe acalentava ambos os chifres, quando chegava à terra a abundância de flora e frutos derramada por outro chifre (zeugma característico), o da abundância, a «cornu copiae» de Amalthea (a cabra que amamentou Júpiter ou sua possuidora) [43]. O sol renovava, na sua volta (o do primeiro móvel ptolomaico) a memória daquele dia em que Jesus Cristo, Deus a quem tudo está sujeito, marcou com a sua ressurreição, testemunho da sua divindade, que tinha feito para a redenção do mundo ou em que se comemorava o «descanso» após a criação.

Observe-se que «Era no tempo alegre» e a reiteração de «quando» são alusões, não clássicas, mas medievalistas («a la entrada del *temps clar*»), ou vilanescas de romanceiro («*cuando* hace la calor», «*cuando* los trigos encañam»), e que outra, a bíblica, que fecha a estrofe, se faz por uma perífrase, evitando qualquer menção nominal e evitando que as palavras *Deus, Jesus Cristo, redenção, ressurreição, Páscoa* retirem «valor clássico» ao parágrafo e choquem com o mitologismo precedente ou, pelo contrário, apareçam equiparadas a ele, como meras fórmulas poéticas. A imprecisão pronominalista (*aquela, quem, quanto*) é como uma elipse reverencial do que é autenticamente santo, em face do que é apenas poético e, por isso, pode ser brincado e usado com liberdade.

Nem sempre consegue o poeta enobrecer a forma; apontam-se, como exemplo de fracasso, «arranjos» deste género:

> Cursos do sol catorze vezes cento,
> com mais noventa e sete...,

que representam uma intensificação e, portanto, estão muito próximo da decadência cultista das Humanidades.

---

43 Compare-se com o início da *Soledad Primera:*

> Era del año la estación florida
> en que el mentido robador de Europa
> media luna las armas de su frente
> y el sol todolos rayos de su pelo
> luciente honor del cielo
> en campos de zafiro pace estrellas...

Em geral, esta tendência para a intensificação manifesta-se no abuso de imagens hiperbólicas; a fama do português como língua dada a exagero vem, em boa parte, destes ornatos de *Os Lusíadas:*

> Gente vossa que a Marte tanto ajuda.

(I-5)

> De Xerez rouba o campo e quase alaga
> co sangue de seus donos castelhanos.

(VIII-35)

> E se mais mundo houvera, lá chegara!

(VII-15)

> Ali se vem encontros temerosos
> para se desfazer hũa alta serra.

(III-51)

Quanto ao mais, Camões faz entrar em jogo toda a variada gama de recursos que a preceptística do Renascimento punha em suas mãos, muitos de origem clássica, outros de tradição medieval [44].

Assim, encontramos frequentes polipotes. De substantivo e adjectivo:

> Desta gente *refresco* algum tomamos
> e do rio *fresca* auga...

(V-69)

De verbo e substantivo:

> *feito* nunca *feito!*

(VIII-21)

> Já que *prezas* em tanta quantidade
> o *desprezo* da vida

(IV-99)

---

[44] Ver, sobre o estilo de Camões, os estudos de Corrêa da SILVA, ENTWISTLE, Providência Sousa COSTA, Múrias de FREITAS, Santos MOTTA, Jorge de SENA, etc., que vêm indicados na Bibliografia.

Por causa dos *privados* foi *privado*

(III-91)

Uma vez por outra, Camões adaptou à oitava rima, mediante correlações, o velho gosto paralelístico. Por exemplo:

No mar tanta tormenta e tanto dano,
tantas vezes a morte apercebida!
Na terra tanta guerra, tanto engano,
tanta necessidade avorrecida!
Onde pode acolher-se um fraco humano,
onde terá segura a curta vida,
Que não se arme e se indigne o Céu sereno
contra um bicho da terra tão pequeno?

(I-106)

Conseguido, outras vezes, através de uma fecunda adjectivação:

Ó caso grande, estranho e não cuidado!
Ó milagre claríssimo e evidente!
Ó descoberto engano inominado!
Ó pérfida, inimiga e falsa gente!

(II-30)

Ou por uma sucessão de orações correlativas com análoga estrutura:

A maneira de nuvens se começam
a descobrir os montes que enxergamos;
as âncoras pesadas se adereçam;
as velas, já chegados, amainamos;
e, para que mais certas se conheçam
pelo novo instrumento do astrolábio,
invenção de sutil juízo e sábio.

(V-25)

O uso de pares contrários e de paralelismos por oposição alcança, por vezes, perfeição insuperável (recordem-se as frases: «em lança de aço torna o bago de ouro», «que os muitos por ser poucos não tememos», e, sobretudo, o antológico «fogo no coração, auga nos olhos») e leva Camões ao uso de fórmulas muito próximas da poesia barroca, entre elas o «não + sim» que Góngora haveria de exaltar. Exemplos:

> Não que pusesse serra sobre serra,
> mas conquistando as ondas do Oceano.
>
> (V-51)
>
> Altos de torres não, mas suntuosos...
>
> (VIII-50)
>
> feito de Deus que não de humano braço...
>
> (VIII-24)
>
> com força, não com manha vergonhosa.
>
> (VII-50; VIII-7)

A adjectivação camoniana foi objecto de estudo pelo Conde de FICALHO [45]. Ao lado de verdadeiros achados metafóricos, figuram os tópicos vigentes. Anotemos, entre os primeiros:

> Relva: «gramíneo esmalte».
> Resina: «o cheiroso licor que o tronco chora».
> Cânfora: «lágrimas num licor coalhado e enxuto».
> Canela: «cortiça cálida cheirosa».
> Mar: «líquido estanho», «salso argento».
> Barco: «anadeiro leve», «seco lenho».

Do número e variedade de epítetos dará ideia o facto de que o passo mais sóbrio de todo o poema [46], que é o «reconto Pristórico» com que se abre o Canto VIII, contém mais de uma centena, em quarenta e duas oitavas, chegando a duplicar o número de versos nas partes mais ornadas.

É frequente a dupla e a tripla adjectivação:

> «Costumes altos, excelentes», «novo engenho ardente», «barba branca, longa e penteada», «liberal cavaleiro enamorado», «bom, fido e jocundo».

---

[45] Ver também Múrias de FREITAS, *Figuras de Colorido*, e Providência Sousa COSTA, *O trocadilho em Camões*.
[46] Ver ENTWISTLE, *A sobriedade clássica do autor dos Lusíadas*.

227

A acumulação de verbos sobre um sujeito chega a extremos de assombrosa sumptuosidade, em contraste com os antecedentes poéticos portugueses:

> Qual no corro sanguino e ledo amante,
> vendo a fermosa dama desejada,
> o touro busca, e, pondo-se diante,
> salta, corre, sibila, acena e brada,
> mas o animal atroce, nesse instante,
> com a fronte cornígera inclinada,
> bramando, duro corre e os olhos cerra,
> derriba, fere e mata, e põe por terra.

(I-88)

Em outro lugar falámos dos cultismos camonianos [47]. Os de *Os Lusíadas* formam o conjunto mais valioso que pode oferecer qualquer um dos poetas peninsulares da sua época, e creio que chegam a superar em número e nómina dos que foram objecto de censura anticultista e anotados por Dâmaso ALONSO ao estudar a linguagem poética de Góngora. Acrescentemos ainda que, ao lado das formas aceites e dos achados do próprio Camões, figura uma riquíssima série de topónimos procedentes dos poetas e dos geógrafos da Antiguidade, prontas a substituir as denominações usuais e a enobrecer o verso:

> Entre este mar e o Tanais vive estranha
> gente: ruthenos, moscos e livónios,
> sármatas outro tempo, e na montanha
> Hecrínia os marcomanos são polónios...

(III-10)

Mas o que dá ao poema o seu carácter ecuménico é a introdução de palavras orientais, sobretudo topónimos, que revelam o gosto por uma nova musicalidade verbal:

> Verás defronte estar do roxo estreito
> Socotorá co amaro aloe famosa...

(X-137)

---

[47] Sobre os latinismos de Camões, ver o estudo de Corrêa da SILVA, Coimbra, 1931.

228

Os Laos em terra e número potentes
Avás, Bramás, por serras tão compridas...

(X-125)

Nos *Lusíadas,* os «murtinhos» citereios enlaçam-se no
«pau cheiroso» do calambuco; nas opulentas estrofes, o louro
clássico mistura o seu aroma com o da cânfora e das espe-
ciarias de Ceilão. E entre ouro e pedras raras e sedas riquíssimas, um gosto novo pelo sumptuoso e sobrecarregado na
língua e nas artes chega ao Ocidente.

O INÍCIO DO POEMA

De uma forma deliberada, que lembra o processo da
«seguida» medieval [48], Camões abre o poema com a proposição, através do primeiro verso da *Eneida;* confissão de virgi-
lianismo, mas também desafio a uma Antiguidade cujas façanhas julga superadas:

Virgílio: Arma virumque cano.
Camões: As armas e os varões assinalados...

Observe-se como o verbo, tão próximo do acorde inicial em
Virgílio, se atrasa em Camões até ao fim da segunda oitava,
e para surgir modificando o futuro «espalharei», que é como
que um símbolo do amplo cenário mundial do poema. O atraso
é tal que a primeira estrofe fica em aberto e, com seis versos
da segunda, exprime o tão complexo complemento directo de
um verbo que tanto se fez esperar.

A primeira estrofe merece uma atenta análise. Para Hernâni CIDADE [49], o seu singular atractivo assenta tanto nos
seus valores poéticos intrínsecos como no movimento da
frase e na clara sonoridade do vocalismo. O movimento é
uma espécie de «largo majestoso», prenúncio de dilatados
horizontes; a sonoridade é conseguida inconscientemente mediante um domínio absoluto da vogal neutra, a que se seguem

---

[48] Em outros passos deste volume, aludimos já à relação desta técnica
imitativa com a lírica trovadoresca medieval galega e portuguesa.
[49] *Op. cit.,* II, 43.

229

e e *o*, enquanto entram com frequência mínima as vogais fechadas. Note-se o efeito conseguido pelos raros *i*, no toque de abertura, e a posição do único *u*, tónico da primeira quadra, justamente onde uma nota escura sugere a dupla noção de profundidade no tempo e no espaço: «mares nunca... navegados», verso que procede dos *Triunfos* de Petrarca, como salienta ASENSIO BARBARÍN [49] bis. Uma instintiva musicalidade, conseguida com finíssimas aliterações, confere carácter ao conjunto. A língua portuguesa, já de si dúctil, adquire aqui a sua máxima aptidão para a evocação melódica. O isokolon, no paralelismo «as armas» — «os barões», suscita novas geminações: «perigo» — «guerras»; «gente remota» — «novo reino». Depois do gesto demonstrativo, «assinalados», estendem-se, em contraste, as primeiras alusões geográficas: a «ocidental praia» em ritmo lento com tendência para a horizontalidade, contrapondo-se a «por mares nunca dantes navegados» que, como em inquieto marulhar, prepara a frase ponderativa: «ainda além...», onde se engata um topónimo de sabor exótico, Tapobrana. O verso dos «perigos» volta ao que poderíamos chamar «ritmo marítimo», de modo que a referência ao que podia dar de si o esforço do homem repete a medida heróica. Por último, nos dois últimos versos da oitava, surge uma afirmação construtiva: «edificaram» é a palavra culminante. A expressão «que tanto sublimaram» foi necessária para encerrar a estrofe, não o pensamento, que já antes atingira o seu ponto mais alto.

Das três primeiras estrofes em que o poeta «propõe» o seu desígnio, duas têm carácter positivo e contêm o tema: feitos e varões assinalados... que navegaram... memórias dos reis..., os que se libertaram da morte pela vida da fama... A terceira é, pelo contrário, negativa: pede o silêncio das façanhas clássicas para que sejam escutadas as dos homens de Portugal, *Os Lusíadas*.

Segue-se, em duas estrofes, a *invocação*. O poeta dirige-se às Musas do Tejo, e, do mesmo modo que, ao propor,

---

[49] bis «Allí donde perlas halló con el auro, / *Colón por las ondas jamás navegadas*». Ver A. ASENSIO, *España en la épica filipina*, RFE, XXXIII, 1-2.

assinalou o contraste das façanhas cantadas com as de gregos e troianos, Alexandre, Trajano... agora estabelece o paralelo com as Fontes beócias de Aganipe e Hipocrene, inspiradoras de Homero. O poeta recorda havê-las enaltecido na sua lírica e pede-lhes quanto é necessário para um canto heróico:

> Musicalidade: «som alto sublimado».
> Fluída grandiloquência: «estilo grandíloquo e corrente».
> Entusiasmo delirante: «fúria grande e sonora».
> Adequação ao tema: «canto igual... aos feitos».

Os pares de epítetos dão a ambas as estrofes um ritmo balanceado, arcaízante, que recorda a prosa da época de Guevara. É como se o Poeta, ao dirigir-se às musas, procurasse uma expressão feminina, de rendida cortesania, em contraste com o tom varonil com que apostrofará o jovem Rei.

As restantes onze estrofes contêm a *Dedicatória*, e são dirigidas ao rei D. Sebastião como um verdadeiro «pregão», marcado pela repetição do grito «Ouvi!». Os motivos e fins desta arenga ficaram já suficientemente esclarecidos em outros lugares desta obra [50] e estão em relação muito directa com as *Oitavas de Séta*, também dirigidas ao Rei. O esquema é o seguinte:

A. Saudação e apologia:

> O Rei como esperança (VI).
> Os seus antecessores e armas (VII).
> O seu império (VIII).

B. Pedido de audiência (IX).

C. Exposição do objecto e conteúdo do poema:

> Exemplo de amor pátrio (IX-X).
> Engrandecimento do nome de seus súbditos (X).
> Feitos reais e autênticos (XI).
> Heróis reais que superam os novelescos (XII) e os históricos de outros povos (XIII); imediatos e conhecidos (XIV).

---

[50] Ver o capítulo VI e o passo dedicado ao aspecto suasório do poema.

231

D. O poema anuncia a glória do seu reinado:

Vitória sobre os árabes (XV).
Domínio e esponsais com os mares (XVI).
Renovação da paz e das vitórias de seus avós (XVII).

E. Final: «Lede, vede os vossos navegantes, acostumai-vos a ser invocado» (XVIII).

Três qualidades sobressaem em tão longa epístola: *a)* *o carácter suasório* (já indicado), em consonância com o final do poema (Canto X), em que aparecem as conclusões práticas que dos feitos contados pode ir deduzindo o jovem e inexperiente Monarca; *b)* a sua *extensão*, desproporcionada em relação às brevíssimas partes anteriores, mas necessária pelo carácter régio da pessoa a quem é dirigida e porque a enumeração temática tem o carácter de verdadeira proposição; *c)* a sua *gravidade*; a comparação com os precedentes revela o triunfo daquela «gravidade repousada» que CASTIGLIONE [51] elogiava nos hispanos, em oposição à «pronta e arrebatada desenvoltura» de outros povos: o poeta, que acaba de pedir a «fúria» poética de que falava Platão [52], sente-se aqui dono de si mesmo e de todos os recursos da expressão classicista; *d)* o *cuidado literário,* porque este é o passo mais «castigado» e maduro de todo o poema. Para bem e para mal; que quanto ganhou em correcção perdeu em espontaneidade. Compare-se o estilo com o final do Canto VIII, que, segundo BARBOSA DE BETTANCOURT, é o passo mais frouxo, e notar-se-á como o verso de Camões ganha em ser trabalhado com o primor com que aqui se revela. Se, para citarmos outro contraste, se compara com o livre e espontâneo vôo da *Ilha dos Amores,* teremos, por outro lado, a diferença entre o reflexivo e o inspirado; entre o poético e o didáctico. Por maior que seja a correcção e numerosos os achados expressivos, isolados, que tenha esta *Dedicatória,* o homem actual não pode deixar de considerá-la árida e forçada.

---

51 CASTIGLIONE, *El Cortesano,* p. 198.
52 PLATÃO, *Ion.*

Quanto ao leitor, afirma **BOWRA**[53] que a introdução o situa na expectativa do que vem a seguir e lhe revela qual é o conceito que o poeta tem do seu poema. Mas hoje tem que fazer um esforço para situar-se no lugar daqueles a quem foi dirigido, para lê-lo e desfrutá-lo como o fariam os homens de quinhentos. E esta declaração inicial ajuda-o a isso. A leitura do poema requer uma composição de lugar: Sintra, o Rei que ouve; as pedras de Belém ainda não têm a cor do tempo; África ameaça ainda, há terras por descobrir... O poeta, que foi um dia galhardo cortesão, regressa das Índias. E o Rei é quase uma criança que há-de aprender à pressa a História, para a vida, que lhe reserva os seus segredos. O poeta e o Rei coincidem neste ponto quando vêem o futuro cheio de retumbantes vitórias, mas o poeta encerrará o livro com um gesto de grave admoestação que o Rei não compreenderá nunca.

CANTO I

Proposição

I

As armas e os barões assinalados,
que da ocidental praia Lusitana,
por mares nunca de antes navegados,
passaram ainda além da Taprobana,
em perigos e guerras esforçados
mais do que prometia a força humana,
e entre gente remota edificaram
Novo Reino, que tanto sublimaram;

II

E também as memórias gloriosas
daqueles reis que foram dilatando
a Fé, o Império, e as terras viciosas
de África e de Ásia andaram devastando,
e aqueels que, por obras valerosas,
se vão da lei da morte libertando,
cantando espalharei por toda a parte,
se a tanto me ajudar o engenho e arte.

---

[53] *Op. cit.*, pp. 106 e segs.

III

Cessem do sábio grego e do troiano
as navegações grandes que fizeram;
cale-se de Alexandro e de Trajano
a fama das vitórias que tiveram;
que eu canto o peito ilustre lusitano,
a quem Neptuno e Marte obedeceram.
Cesse tudo o que a Musa antiga canta,
que outro valor mais alto se alevanta.

Invocação às ninfas do Tejo

IV

E vós, Tágides minhas, pois criado
tendes em mi um novo engenho ardente,
se sempre, em verso humilde, celebrado
foi de mi vosso rio alegremente,
dai-me agora um som alto e sublimado,
um estilo grandíloco e corrente,
por que de vossas águas Febo ordene
que não tenham inveja às de Hipocrene.

V

Dai-me ũa fúria grande o sonorosa,
e não de agreste avena ou frauta ruda,
mas de tuba canora e belicosa,
que o peito acende e a cor ao gesto muda;
dai-me igoal canto aos feitos da famosa
gente vossa, que a Marte tanto ajuda:
que se espalhe e se cante no universo,
se tão sublime preço cabe em verso.

Dedicatória a el-rei D. Sebastião

VI

E vós, ó bem nascida segurança
da lusitana antiga liberdade,
e não menos certíssima esperança
de aumento da pequena cristandade;
vós, ó novo temor da maura lança,
maravilha fatal, da nossa idade,
dada ao mundo por Deus, que todo o mande
pera do mundo a Deus dar parte grande.

VII

Vós, tenro e novo ramo florecente
de ũa árvore de Cristo mais amada
que nenhũa nascida no Oridente,
cesárea ou cristianíssima chamada.
(Vede-o no vosso escudo, que presente
vos amostra a vitória, já passada,
na qual vos deu por armas, e deixou
as que ele pera si na cruz tomou.)

VIII

Vós, poderoso Rei, cujo alto império
o sol, logo em nascendo, vê primeiro;
vê-o tambconfigén, no meio do hemisfério,
e quando dece o deixa derradeiro.
Vós, que esperemos jugo e vitupério
do torpe ismaelita cavaleiro,
do turco oriental e do gentio,
que inda bebe o licor do santo rio:

IX

Inclinai por um pouco a majestade;
que nesse tenro gesto vos contemplo,
que já se mostra qual na inteira idade,
quando subindo ireis ao eterno templo;
os olhos da real benignidade
ponde no chão: vereis um novo exemplo
de amor dos pátrios feitos valerosos,
em versos divulgado numerosos.

X

Vereis amor da Pátria, não movido
de prémio vil, mas alto e quase eterno;
que não é prémio vil ser conhecido
por um pregão do ninho meu paterno.
Ouvi, vereis o nome engrandecido
daqueles de quem sois senhor superno,
e julgareis qual é mais excelente:
se ser do mundo rei, de de tal gente.

XI

Ouvi; que não vereis com vãs façanhas,
fantásticas, fingidas, mentirosas,
louvar os vossos, como nas estranhas
musas, de engrandecer-se desejosas.
As verdadeiras vossas são tamanhas
que excedem as sonhadas, fabulosas,
que excedem Rodamonte e o vão Rugeiro,
e Orlando, inda que fora verdadeiro.

XII

Por estes vos darei um Nuno fero,
que fez ao rei e ao reino tal serviço;
um Egas e um Dom Fuas, que de Homero
a cítara pera eles só cobiço;
pois, pelos Doze Pares, dar-vos quero
os Doze de Inglaterra e o seu Magriço;
dou-vos também aquele ilustre Gama,
que pera si de Eneias toma a fama.

XIII

Pois se a troco de Carlos, rei de França,
ou de César, quereis igual memória,
vede o primeiro Afonso, cuja lança
escura faz qualquer estranha glória;
e aquele que a seu reino a segurança
deixou, c'a grande e próspera vitória;
outro Joane, invicto cavaleiro;
o quarto e quinto Afonsos, e o terceiro.

XIV

Nem deixarão meus versos esquecidos
aqueles que, nos Reinos lá da Aurora,
se fizeram por armas tão subidos,
vossa bandeira, sempre vencedora:
um Pacheco fortíssimo, e os temidos
Almeidas, por quem sempre o Tejo chora;
Albuquerque terríbil, Castro forte,
e outros em quem poder não teve a morte.

XV

E, enquanto eu estes canto, e a vós não posso,
sublime Rei, que não me atrevo a tanto;
tomai as rédas vós do Reino, vosso:
dareis matéria a nunca ouvido canto.
Comecem a sentir o peso grosso
(que polo mundo todo faça espanto)
de exércitos e feitos singulares,
de África as terras e do Oriente os mares.

XVI

Em vós os olhos tem o mouro frio,
em quem vê seu exício afigurado;
só com vos ver, o bárbaro gentio
mostra o pescoço ao jugo já inclinado;
Tétis todo o cerúleo senhorio
tem pera vós por dote aparelhado,
que, afeiçoada ao gesto belo e tenro,
deseja de comprar-vos pera genro.

XVII

Em vós se vêm, da olímpia morada,
dos dous avôs as almas cá famosas.
ũa na paz angélica dourada;
outra, pelas batalhas sanguinosas.
Em vós esperam ver-se renovada
sua memória e obras valerosas;
a lá vos têm lugar, no fim da idade,
no templo da suprema eternidade.

XVIII

Mas, enquanto este tempo passa lento
de regerdes os povos, que o desejam,
dai vós favor ao novo atrevimento,
pera que estes meus versos, vossos sejam;
e vereis ir cortando o salso argento
os vossos argonautas, por que vejam
que são vistos de vós no mar irado;
e costumai-vos já a ser invocado!

NOTAS

I.   1. Versão do primeiro verso da *Eneida:* «Arma virumque cano».
     2. *Lusitania,* Portugal, conforme identificação humanística.
     4. *Taprobana.* Camões quis aludir com este topónimo à Ilha de Sumatra, embora fosse tradicionalmente usado para designar Ceilão.
     5. Observe-se como Camões alonga o período, retendo o verbo até ao final da segunda estrofe.
     8. *Novo Reino,* um novo império, o de Portugal no Oriente.

II. 3-4. Combatendo nos países dominados pela doutrina de Maomé.
     6. Que se imortalizam pela Fama.
     8. «Engenho e arte» são expressões que se associam frequentemente na poesia clássica, como, em última análise, se associam no próprio fenómeno da criação artística a faculdade da concepção e o poder de realização (Hernâni CIDADE).

III. 1-2. *Cessem... as navegações:* deixem de contar-se.
     3. *Sábio grego:* Ulisses; *Troiano:* Eneias.
     5. *Peito ilustre,* o valor.
     6. O quem obedeceram o mar e a guerra.

IV.   1. *Tágides,* as ninfas do Tejo, cantadas já por Garcilaso de la Vega. Camões atribui-lhes o tê-lo dotado de dons poéticos.
     3. Nas éclogas, Camões cantou as musas do Tejo.
   5-6. Pede às musas um canto nobre e elevado, e um estilo grandiloquente, mas fluído. Os pares de epítetos recordam a tradição guevariana.
     8. Que Apolo, deus da poesia, ordene que as águas do Tejo não possam invejar as da fonte das musas, que fez surgir Pégaso no Hélicon.

V.   1. *Fúria,* inspiração poética.
     2. Contrapõe-se a flauta pastoril à trombeta bélica.
     4. Inflama o peito e demuda o rosto, enrubescendo-o.
     5. Um canto que não desmereça dos feitos celebrados.
     6. Hipérbole típica de Camões: Marte é ajudado por Portugueses.
     8. *Preço* está utilizado com o sentido de «valor», «merecimento».

VI.   1. *Vós,* o rei D. Sebastião, a quem se dirige a dedicatória. *Bem nascida segurança* é o mesmo que «nobre segurança». O vocativo introduz um período cujo verbo, *inclinai,* inicia a nova estrofe.
     5. *Maura lança,* as hostes maometanas.
     6. *Maravilha fatal,* prodígio decretado pelos fados, primor do destino.
   7-8. Versos de discutidíssima interpretação. *Que todo o mande* tem sido interpretado das seguintes maneiras, que Hernâni CIDADE respiga:

     a) O qual (Deus) mande todo (o mundo) (MACEDO e Gomes de AMORIM).

     b) Para que (a maravilha) mande todo o mundo (EPIFANIO, STORCK, etc.).

     c) O qual (Deus) todo «o» mande (a D. Sebastião) (RODRIGUES e BASTO).

     d) Deus vos mande (RODRIGUES), pressupondo errata e castelhanismo. De acordo com MURIAS e ANTUNES, consideramos que pode tratar-se de uma locução exclamativa, tópica, reverencial, semelhante ao «que Deus tenha» proposto ao nome de um defunto. Corroboramo-lo com o uso galego.

VII. 2. *Árvore,* linhagem. Correspondem-lhe os epítetos do verso 4: *cesárea,* pelo lado alemão; *christianíssima,* pelo francês.
5. O *escudo* das «quinas», com as cinco chagas, adoptado por Afonso Henriques depois da batalha de Ourique (verso 6).
8. *Ele,* Cristo, que tomou por símbolo, na Cruz, as chagas.

VIII. 1-4. *Vós,* rei de uns domínios onde não se põe o Sol.
5-8. Esperamos virdes a vencer os árabes, os turcos e os índios. O *santo rio* é o Ganges.

IX. 2. *Gesto,* rosto.
3-4. O rosto do rei mostra-se já glorificado, como será no dia em que, chegado à maioridade, na plenitude, suba ao Templo da Fama.
5. Inclinai os olhos para o chão...
8. *Numerosos,* bem medidos, de perfeita métrica.

X. 2. *Prémio vil,* recompensa material.
6. *Superno,* supremo.

XI. 1. *Vãs,* falsas, irreais.
5. As vossas *verdadeiras* façanhas, as do vosso povo.
7. *Rodamonte,* Rodomonte, personagem do *Orlando Enamorado,* de Boiardo. *Rugeiro,* Rogério, personagem do *Orlando Furioso,* de Ariosto. Observe-se que Camões aclara a sua historicidade ao lado dos outros dois heróis escolhidos para a comparação com os portugueses.

XII. 1. *Nuno,* o Beato Nun'Alvares Pereira, vencedor de Aljubarrota. Exalta-o no Canto IV (versos 14-46).
3. *Egas,* Egas Moniz, o aio de Afonso Henriques. Duas vezes aparece evocado no poema: III, 35-41; e VIII, 14-15. *Dom Fuas,* Fuas Roupinho. A sua história conta-se no Canto VIII, 16-17.
4. Cobiço para eles a citara de Homero.
5-6. Contrapõe aos *Doze Pares* de França, cavaleiros de Carlos Magno, os *Doze de Inglaterra,* portugueses, protagonistas da famosa façanha cavaleiresca cantada no canto VI, e cujo capitão era o invicto *Magriço* (Magrício).
7. Vasco da *Gama* toma para si a fama de Eneias, supera-o.

XIII. 1. *Carlos,* Carlos Magno, a que contrapõe Afonso Henriques (verso 3).
2. *César,* Júlio César, que compara com D. João I, o vencedor de Aljubarrota.
5. *Aquele...,* D. João I de Portugal.
8. Afonso III, Afonso IV e Afonso V.
XIV. 2. *Reinos... da Aurora,* do Oriente.

3-4. Tanto se levantaram, fazendo com que vencesse a vossa bandeira.
5. *Pacheco,* Duarte Pacheco Pereira, que partiu para a índia em 1503, como capitão de uma das naus de Afonso de Albuquerque. É cantado no Canto X, 12 e segs.
6. O primeiro vice-rei da índia, D. Francisco de *Almeida,* e seu filho. D. Lourenço; dedica-lhes trágico louvor no Canto X, 26-38.
7. Afonso de *Albuquerque,* o segundo Governador da índia (Canto X, 40 e segs.). *Castro forte,* o poeta joga com o significado do famoso apelido, oriundo da Galiza, D. João de Castro, décimo terceiro governador e quarto vice-rei da índia. Ver narrado no Canto X, 67 e segs.
8. A morte não tem poder sobre eles, porque se libertaram pela Fama.

XV. 3-4. Quando governardes, dareis motivo a um canto que exceda este.

XVI. 1. *Mouro frio,* de medo.
      3. *Bárbaro gentio:* os índios.
      5. *Tétis.* a deusa do mar, esposa de Oceano (Neptuno), tem à vossa disposição todo o mar (o *cerúlio senhorio*) e... deseja desposar-vos com uma sua filha.

XVII. 1. *Se vêem,* com o sentido de «comprazer-se nele». Da *olímpica morada,* do céu.
      2. *Dos dous avós:* o paterno, D. João III, e o materno, o imperador Carlos V; o primeiro, famoso pela paz, e o segundo, pelas vitórias bélicas.
   7-8. Ao fim da vida ganha-se a bem-aventurança.

XVIII. 1. segs. Enquanto não chega o momento de tomardes o mando, de serdes coroado.
      4. Recebei estes versos em vossa honra.
      5. *Salso argento,* as ondas do mar.
      6. *Os argonautas,* ao mando de Jasão, e na nave Argos, foram a Cálquida procurar o velo de ouro.
      8. A invocação encerra-se com outro verso de ambiente virgiliano e de sentido clássico, em que vibra a recordação do culto ao Imperador.

240

INÊS DE CASTRO

O tema dos trágicos amores e da vingança póstuma da infeliz Inês de Castro é um dos mais fecundos que a história portuguesa entregou às Artes. Desde as primeiras versões nas crónicas aparece rodeado pela aura que rodeia os grandes relatos trágicos.

Como se fossem perseguidas por um negro «fatum», as duas filhas do fidalgo galego D. Pedro de Castro, «el de la guerra», Joana e Inês, fizeram infelizes casamentos reais: a primeira foi «mulher de uma noite» de D. Pedro, o Cruel, que «não voltou mais a vê-la»; a segunda, casada em segredo com o seu homónimo português, quando ainda príncipe herdeiro, foi degolada por ordem do rei D. Afonso IV, seu pai, por recear os supostos manejos pró-castelhanos da família Pérez de Castro, junto do filho; reabilitada pelo Príncipe, ao subir ao trono, «reinou depois de morta».

Esquecido o drama político, como afirma Costa PIM-PÃO, os poetas só vêem desde então Inês suplicante, de joelhos, de mãos postas, implorando a clemência do Rei; e os filhos esmagados de medo contra o seio materno, sob o pressentimento da fatalidade que sobre eles ia cair com mão brutal [54].

As fontes e ramificações literárias deste facto foram estudadas por A. de VASCONCELOS, McCALL, Antero de

---

[54] Costa PIMPÃO, *As correntes dramáticas na literatura portuguesa do século XVI; e A Evolução e o Espírito do Teatro em Portugal*, ed. de O Século, 1.ª série, p. 162.

FIGUEIREDO, VALBUENA PRATT, MUÑOZ CORTÉS, Martín NOZICK e R. E. DAVRIL [55].
O episódio provém directamente das crónicas: uma que Cristóvão R. ACENHEIRO utilizou no século XV, e a de *El-Rei D. Pedro I*, de Fernão LOPES, que dá uma visão breve e pungente da tragédia. Na historiografia castelhana há uma breve referência na *Crónica del Rey Don Pedro*, de LÓPEZ DE AYALA.

A presença de Inês de Castro no Romanceiro levanta problemas de difícil solução. Talvez tenham existido romances velhos sobre o tema com os versos iniciais:

Yo me estaba en Coimbra, cidade bien asentada.
Pelos campos do Mondego cabaleyros vi asomar...

O primeiro aparece numa paródia de Gil Vicente; o segundo, nas *Trovas* de Garcia de RESENDE, estrofe VII, no romance *Doña Isabel de Liar*, na *Tragedia* de MEXIA e na *Comedia* de VÉLEZ DE GUEVARA. Tal hipótese é autorizada pela reiterada menção destas frases. Outro verso, como veremos a seguir,

Eu era moça menina por nome dona Inês,

aparece em Garcia de RESENDE e em romances tardios, e pode pertencer ao mesmo canto ou provir de outro, perdido [56]. As *Exclamações* e *Lamentações* recolhidas por Teófilo BRAGA são manifestamente apócrifas [57].

Como o nome de D. Isabel de Liar [58] se apresenta a heroína de um romance «belo, mas extravagante», escrito por quem desconhecia a história portuguesa. Existem ver-

---

[55] Ver, no cap. XV, a bibliografia sobre *Os Lusíadas*. VALBUENA PRATT registou o tema na edição *Reinar después de morir* e *Luna de la Sierra*, em «Las dien mejores obras de la literatura española», vol. LXXVI, Ciap. s. a.; MUÑOZ CORTÉS publicou na colecção de Clássicos Castelhanos outra edição de *Reinar después de morir*, com introdução e notas.

[56] Ver C. MICHAËLIS, *Romances velhos em Portugal*, p. 56.

[57] Ver a nota de C. MICHAËLIS in *Grundriss*, p. 75, sobre as *Lamentações*. Entre outros lugares, Th. BRAGA tratou delas em *Questões*, pp. 140 e segs. Supõem-se compostas pelo primeiro editor Lorenzo Caminha.

[58] *Romancero General*, de DURÁN, Romances de Doña Isabel de Liar, 1243; «Yo me estaba en Giromena por mi placer y holgare...»; 1244, «En Ceuta estaba el buen Rey, ese Rey de Portugal...».

sões castelhanas e catalãs, uma das primeiras incluída em *Rosa española* de TIMONEDA. Dois romances paralelos ao começo arcaico acima citado figuram nas de MEXIA e VÉLEZ DE GUEVARA. Um cruzamento com o tema da *Morte ocultada* aparece no segundo, sob a forma:

¿Donde vas, el caballero? ¿donde vas, triste de ti?
Las señas que ella tenía, bien te las sabré decir:
Que la tu querida esposa muerta es, que yo la vi.
su garganta es de alabastro, y sus manos, de marfil [59].

Num folheto avulso, e com o título *Doña Inés, «cuello de garza», de Portugal*, aparece outro, vulgar e antipoético. Gabriel LOBO LASSO incluiu dois na primeira parte do seu *Romancero y Tragedias* (1587): *«El valeroso don Pedro, gran príncipe»* e *«Contento con doña Inés está don Pedro en Coimbra»*. Outro, anónimo, conta a coroação póstuma: *Don Pedro, a quien los cruelles llaman, sin razón, Cruel...» (Romances de vários autores)*.

Na lírica palaciana, o tema aparece pela primeira vez nas *Trovas que Garçia de Resende fez à morte de dona Inês de Castro..., endereçadas às damas*, incluídas no *Cancioneiro Geral* [60]. Aí, após uma brevíssima introdução em que fala o poeta, a própria vítima conta a sua história. No final, uma estrofe evoca a consumação da tragédia; logo o narrador, dirigindo-se às damas, recorda a vingança exercida pelo Príncipe ao subir ao trono. É uma peça curiosíssima, de lírica narrativa, com origens populares.

Gil Vicente aludiu ao tema na *Comédia sobre a divisa da cidade de Coimbra* mas, de facto, entrou na arte dramática com a tragédia *Castro* de António FERREIRA, publicada em 1587, mas, sem dúvida, anterior em data, de modo que Camões pôde tê-la conhecido. Trata-se da única tragédia portuguesa do século XVI, na língua e no tema, que chegou até nós integralmente. O seu mérito não foi apenas o de dramatizar uma situação da história nacional, mas também, e

---

[59] *Idem*, 1301.
[60] Ed. da Universidade de Coimbra, vol. V, p. 357.

sobretudo, o de ter iniciado a dramatização do conceito trágico do amor (Fidelino de FIGUEIREDO)[61]. A acção surge do conflito das duas esferas: a individual e a do Reino; *amor* oposto a *razão de Estado*. Friamente poética, vazada em moldes clássicos por imitação directa, como provaram Wickersham CRAWFORD e Adolfo COELHO, possui originalidade suficiente para ocupar um lugar na história do teatro universal. Como no poema épico de Camões, na tragédia de Ferreira brota, livre, o lirismo lusitano: o coro das moças de Coimbra (que Costa PIMPÃO chama nietzchianamente «pré-socrático»), encarna, na *Castro,* o clamor popular; talvez tenha dado origem à estrofe camoniana das «filhas do Mondego», que guardam a memória da morte de Inês [62].

O galego Frei Jerónimo Bermúdez, morto em 1599, refundiu, com o título *Nise lastimosa,* a tragédia de António FERREIRA e compôs uma segunda parte, a que chamou *Nise laureada.* Uma e outra foram editadas em Madrid, em 1577, com o pseudónimo português de António da Silva. O facto de ser raro o culto da forma trágica em língua castelhana e com tema nacional, e o esforço para conseguir a adaptação de metros clássicos, abriram um lugar ao dominicano na história do teatro espanhol. No entanto, a obra não pôde contribuir para a difusão do tema pela sua oca afectação e pelo seu truculento patetismo [63]. Sorte semelhante teve a de Gabriel LOBO LASSO DE LA VEGA e a *Tragedia famosa de doña Inés de Castro, reina de Portugal,* do licenciado MEXIA DE LA CERDA (1611). Mas, a que incorporou o tema definitivamente no teatro espanhol foi *Reinar después de morir,* de Luis VÉLEZ GUEVARA [64], a mais perfeita e inspirada de suas obras e uma das mais belas de todo o teatro da escola de Lope de Vega. Vélez de Guevara possuía, como Camões, uma ampla veia lírica, que aflora ao longo da obra, a qual,

---

61 *História Literária de Portugal, Coimbra* (1944), pp. 120 e segs.
62 Costa PIMPÃO, *As correntes dramáticas...,* op. cit.
63 Ver os dicionários de autores galegos de MURGUIA, COUCEIRO FREIJOMIL, artigo *Bermúdez,* Fr. Jerónimo. Sobre a relação entre a tragédia de FERREIRA e o poema, ver CIDADE, *op. cit.,* II, pág. 175. SÁNCHEZ CANTÓN, *Aventuras del mejor poeta gallego del Siglo de Oro.* CEG, XX, 61, 1965.
64 COTARELO, E., *Luis Vélez de Guevara y sus obras,* R.A.E., 1917.

num ou noutro passo, segue quase textualmente as estrofes de *Os Lusíadas*. Como em Gil Vicente ou em Lope de Vega, os cantares tradicionais misturam-se com as canções renascentistas. Incluem-se, por exemplo, *Saudade minha* e, como já dissemos, *¿Donde vas, el caballero?*, já contaminado de camonianismo. «Talvez não haja em todo o nosso teatro — diz VALBUENA PRAT — uma combinação do ambiente palaciano com a poesia mais pura e variada, com as ternuras mais patentes do feminino e do infantil, no passo abismal de uma catástrofe inexorável» [65]. MATOS FRAGOSO compôs uma segunda parte *(Ver y creer)* para a comédia de Vélez de Guevara, que por sua vez, foi objecto de refundições posteriores (a mais conhecida foi a de Fernández Villegas) e de uma adaptação à zarzuela. COMELLA voltou a utilizar o tema em *Doña Inés de Castro, escena trágico-lírica* (1815), e RAMÓN DE LA CRUZ parodiou-a em *Inesilla la de Pinto*.

O tema entrou no romance com, entre outros, o italiano Amor Meilan, em *Reinar después de morir*, obra com uma ampla efabulação.

Entre as obras francesas sobre o mesmo assunto existe uma tragédia de perfil clássico, a de La Motte-Houdart (1723), traduzida por Bretón de los Herreros (1826), e uma obrazinha de juventude de Victor Hugo. Nos nossos dias, voltaram ao tema Poizat e Montherland.

Entre as italianas, conta-se uma tragédia de grande nobreza, de Colomes, e, na Holanda, outra de Rhynius Teith. Em Inglaterra, além da influência da parte final da narrativa de Inês de Castro, já apontada por DAVRIL [66], na tragédia *The Broken Heart*, de John FORD, Aphra BEHN imitou o romance de Mlle. de Brillac, no qual se baseia também um drama de David Mallet; Adamson e Musgrave traduziam as tragédias portuguesas sobre o tema, e Felicia Hermans compôs um poema: *Coronation of Inês de Castro*. Em 1933 publicou-se um novo romance de Herman Black. PIERCE estudou estas ramificações.

---

[65] *Historia de la literatura española*, III, pp. 14 e segs.

[66] DAVRIL, R. E., *John Ford and La Cerda's «Inês de Castro»*, Modern Language Notes, LXVI, pp. 464-466.

245

Camões apresenta o episódio através de uma alusão ao facto, classificando-o entre os casos memoráveis de desenterramento; mas, em seguida, o tema é conduzido para o terreno amoroso, e numa oitava-apóstrofe dirige-se ao Amor, ao puro Amor, e recrimina-o pela sua sede, que nem as lágrimas mitigam. A narração vai encontrar Inês de Castro chorando com saudades do Príncipe. A primorosa estrofe que enquadra a protagonista começa por um desses versos difíceis de traduzir, carregados daquele lirismo que, por vezes, embeleza a épica de Camões:

> Estavas, linda Inês, posta em sossego...,

e termina com uma alusão paisagística, que a rodeia do virginal enconto das «amigas» dos «Cancioneiros», quando dialogavam com a Natureza. O Poeta, como observa Hernâni CIDADE, não reúne neste quadro os dois amantes, para mostrar antes, de forma breve, a situação em que o Rei e os verdugos a encontraram; mas esta necessidade de construção soube ele aproveitá-la para criar o ambiente que mais convinha, ao mesmo tempo que a atmosfera purificadora do que porventura houvesse de pecaminoso no Amor e adequada a preceder a morte trágica, pondo em evidência a bárbara injustiça que ia cometer-se [67].

Segue a motivação da atitude do «velho pai sesudo», exposta brevemente e sem insistir em causas políticas nem em razões de Estado, e logo aparece um novo quadro: a vítima está diante do Rei. A situação e as palavras procedem das crónicas; a índole, da épica virgiliana. Comparemos

> Pera o céo cristalino alevantando
> com lágrimas os olhos piedosos
> (os olhos, porque as mãos lhe estava atando...)

> (III-124)

com os versos da *Eneida:*

> Ad caelum tendens ardentia lumina frustra,
> Lumina, nam teneras arcebant vincula palmas.

> (II, 405-406)

---

[67] *Op. cit.,* II, pp. 88 e 177.

Até a repetição lembra deliberadamente o modelo e, com ele, a situação clássica que se evoca.

Segue-se o «discurso». Inês de Castro é uma das «suplicantes» de um poema onde a mulher, quer provenha da História, quer pertença ao plano mitológico, está destinada à prece. Chegado a este ponto, Camões não pode evitar o cânone clássico. Em quatro estrofes amplia, dentro de uma arte de persuadir nitidamente ciceroniana, a breve e dilacerante alegação que Acenheiro transcrevia assim:

«Senhor, porque me quereis matar sem causa? Vosso filho é príncipe, a quem eu não podia nem posso resistir. Havei piedade de mim: eu sou mulher. Não me mateis sem causa, e, se não haveis piedade de mim, havei piedade destes vossos netos, sangue vosso» [68].

Observe-se a fidelidade com que segue esta versão, excepto em um aspecto: o poeta prescinde por completo da falta de culpa. Se não tivesse havido vontade e Inês tivesse sido forçada, por ser príncipe o amante, o amor seria impuro. Por outro lado, era exigência retórica começar por semelhanças; por elas (e sem que falte a alusão clássica a Semíramis) apela-se para a humanidade do Rei. A menção dos filhos reserva-se para o epifonema, mas omitindo em absoluto o lógico e hábil apelo para a afinidade de sangue. Surge, assim, um novo objecto; Inês não se limita a defender a vida: pede que a pena máxima seja comutada pelo desterro. Malebranche cita o passo como exemplo de eloquência que a Natureza fornece à vítima atacada pelo assassino.

Pretende o poeta que o Rei se sinta movido ao perdão e que seja o povo, como no processo de Cristo, quem condene. Há uma recriminação contra os matadores, e três estrofes de fôlego clássico onde se evoca o sacrifício de Policena por Pirro sobre o túmulo de Aquiles, e o dos filhos de Tiestes por Atreu. São como uma fria mas bela arquitectura erguida diante de uma comovedora paisagem natural. As oitavas finais, pérolas negras de todo o poema, contrastam pela sua

---

68 O texto de Acenheiro pode provir da *Crónica Geral*, talvez recolhida por Fernão LOPES, *op. cit.*, II, p. 177.

qualidade espontânea, pela sua vida natural, com a estudada construção que as precede: uma, compara Inês morta à bonina cortada antes de abrir (as «rosas do rosto» lembram a canção popular); outra, evoca o pranto das filhas do Mondego (o coro da tragédia de António Ferreira), e a «Fonte dos Amores» que, na «Quinta das Lágrimas» dá lendário testemunho do crime. As duas são um prodígio de musicalidade e de domínio da flexível língua portuguesa.

À vingança, fonte de tantas outras obras literárias, há apenas uma fugaz alusão na estrofe CXXXV, dedicada aos dois Pedros justiceiros, o de Portugal e o de Castela; nenhuma à coroação póstuma, ao contrário do que fazia prever o começo.

Perante o estoicismo, e até o maquiavelismo, de António Ferreira, que chega a fazer com que Coelho procure convencer Inês do que o Reino ganha com a sua morte, em *Os Lusíadas* o tema é aproveitado, não numa perspectiva histórica, mas apenas do ponto de vista dos dois amantes, cuja felicidade se vê interrompida por um crime inútil.

Tal é o sentido deste episódio, obra-prima dentro do poema, e talvez a sua base, se a redacção destas cinzeladas oitavas precedeu as restantes. Assim, o grande «canto» da história portuguesa teria nascido da *saudosa* evocação de um amor que a morte vem destruir, e do amor, que tudo vence, até a própria morte.

INÊS DE CASTRO

CXVIII

Passada esta tão próspera vitória,
tornado Afonso à lusitana terra,
a se lograr da paz com tanto glória
quanta soube ganhar na dura guerra,
o caso triste e dino da memória,
que do sepulcro os homens desenterra,
aconteceu da mísera e mesquinha
que depois de ser morta foi rainha.

CXIX

Tu só, tu, puro Amor, com força crua,
que os corações humanos tanto obriga,
deste causa à molesta morte sua,
como se fora pérfida inimiga.
Se dizem, fero Amor, que a sede tua
nem com lágrimas tristes se mitiga,
é porque queres, áspero e tirano,
tuas aras banhar em sangue humano.

CXX

Estavas, linda Inês, posta em sossego,
de teus anos colhendo doce fruito,
naquele engano da alma, ledo e cego,
que a Fortuna não deixa durar muito;
nos saudosos campos do Mondego,
de teus fermosos olhos nunca enxuito,
aos montes insinando e às ervinhas
o nome que no peito escrito tinhas.

CXXI

Do teu príncipe ali te respondiam
as lembranças que na alma lhe moravam,
que sempre ante seus olhos te traziam,
quando dos teus fermosos se apartavam:
de noite, em doces sonhos que mentiam,
de dia, em pensamentos que voavam;
e quanto enfim cuidava e quanto via
eram tudo memórias de alegria.

CXXII

De outras belas senhoras e princesas
os desejados tálamos enjeita,
que tudo enfim, tu, puro Amor, desprezas,
quando um gesto suave te sujeita.
Vendo estas namoradas estranhezas,
o velho pai sesudo, que respeita
o murmurar do povo e a fantasia
do filho, que casar-se não queria.

CXXIII

Tirar Inês ao mundo determina,
por lhe tirar o filho que tem preso,
crendo co'o sangue só da morte indina
matar do firme amor o fogo aceso.
Que furor consentiu que a espada fina,
que pôde sustentar o grande peso
do furor mauro, fosse alevantada
contra ũa fraca dama delicada?

CXXIV

Traziam-a os horríficos algozes
ante o rei, já movido a piedade;
mas o povo, com falsas e ferozes
razões, à morte crua o persuade.
Ela, com tristes e piedosas vozes,
saídas só da mágoa e saudade
do seu príncipe e filhos, que deixava,
que mais que a própria morte a magoava.

CXXV

Pera o céo cristalino alevantado
com lágrimas os olhos piedosos
(os olhos, porque as mãos lhe estava atando
um dos duros ministros rigorosos),
e despois nos mínimos atentando,
que tão queridos tinha e tão mimosos,
cuja orfindade como mãe temia,
pera o avô cruel assi dizia:

CXXVI

— «Se já nas brutas feras, cuja mente
Natura fez cruel de nascimento,
e nas aves agrestes, que sòmente
nas rapinas aéreas têm o intento,
com pequenas crianças viu a gente
terem tão piadoso sentimento,
como co'a mãe de Nino já mostraram
e co'os irmãos que Roma edificaram.

CXXVII

» Ó tu, que tens de humano o gesto e o peito
(se de humano é matar ũa donzela
fraca e sem força, só por ter sujeito
o coração a quem soube vencê-la),
a estas criancinhas tem respeito,
pois a não tens à morte escura dela;
mova-te a piedade sua e minha,
pois te não move a culpa que não tinha.

CXXVIII

» E se, vencendo a maura resistência,
a morte sabes dar com fogo e ferro,
sabe também dar vida com clemência
a quem pera perdê-la não fez erro;
mas, se to assi merece esta inocência,
põe-me em perpétuo e mísero desterro,
na Scítia fria ou lá na Líbia ardente,
onde em lágrimas viva eternamente;

CXXIX

» Põe-me onde se use toda a feridade,
entre leões e tigres; e verei
se neles achar posso a piedade
que entre os peitos humanos não achei.
Ali, co'o amor intrínseco e vontade
naquele por quem mouro, criarei
estas relíquias suas, que aqui viste,
que refrigério sejam da mãe triste».

CXXX

Queria perdoar-lhe o rei benino,
movido das palavras que o magoam,
mas o pertinaz povo e seu destino
(que desta sorte o quis) lhe não perdoam.
Arrancam das espadas de aço fino
os que por bom tal feito ali apregoam.
Contra ũa dama, ó peitos carniceiros,
feros vos amostrais e cavaleiros?

251

CXXXI

Qual contra a linda moça Policena,
consolação extrema da mãe velha,
porque a sombra de Aquiles a condena,
co'o ferro o duro Pirro se aparelha;
mas ela, os olhos com que o ar serena
(bem como paciente e mansa ovelha)
na mísera mãe postos, que endoucece,
ao dura sacrifício se oferece:

CXXXII

Tais contra Inês os brutos matadores,
no colo de alabastro, que sustinha
as obras com que Amor matou de amores
aquele que despois a fez rainha,
as espadas banhando e as brancas frores
que ela dos olhos seus regadas tinha,
se encarniçavam, férvidos e irosos,
no futuro castigo não cuidosos.

CXXXIII

Bem puderas, ó Sol, da vista destes,
teus raios apartar aquele dia,
como da seva mesa de Tiestes
quando os filhos por mão de Atreu comia!
Vós, ó côncavos vales, que pudestes
a voz extrema ouvir da boca fria,
o nome do seu Pedro, que lhe ouvistes,
por muito grande espaço repetistes!

CXXXIV

Assi como a bonina, que cortada
antes do tempo foi, cândida e bela,
sendo das mãos lascivas maltratada
da minina que a trouve na capela,
o cheiro traz perdido e a cor murchada:
tal está, morta, a pálida donzela,
secas do rosto as rosas, e perdida
a branca e viva cor co'a doce vida.

CXXXV

As filhas do Mondego a morte escura
longo tempo chorando memoraram,
e, por memória eterna, em fonte pura
as lágrimas choradas transformaram;
o nome lhe puseram, que inda dura,
«Dos amores de Inês», que ali passaram.
Vede que fresca fonte rega as flores,
que lágrimas são a água, e o nome Amores!

NOTAS

CXVIII
1. *Vitoria:* a do Salado, a 30 de Outubro de 1360.
2. *Afonso:* Afonso IV de Portugal.
3. *A se lograr:* a gozar.
6. Camões apresenta o episódio aludindo, mais do que à morte de Inês de Castro, a uma coroação póstuma que inclui o caso entre o «desenterramento» dignos de memória; no entanto, o tema que desenvolve é apenas o da morte e da vingança.

CXIX.
1. Deve observar-se como, reforçando a independência deste episódio, após a proposição se formula uma invocação dirigida ao Amor, como causa da tragédia.
3. *Molesta:* funesta.

CXX.
1. Camões inicia a narração dirigindo-se à protagonista, como a recordar-lhe os factos; só no fim da estrofe CXXI passará subitamente ao discurso indirecto.
2. Observem-se os arcaismos *fruito* e *enxuito.*
3. *Engano:* ilusão.
6. Neste verso já se anuncia o tema das «lágrimas» que, de forma tão grata a Camões, a narração à paisagem.

CXXI.
1. *Príncipe:* D. Pedro I de Portugal.
Respondiam: correspondiam.
4. «Quando se apartavam de teus fermosos olhos».

CXXII.
1. Recusa as núpcias com outras belas damas, incluindo princesas.
5. *Estranhezas:* excessos.
6. *Respeita:* atende.
Pai: o rei D. Afonso IV, pai de D. Pedro I, de cuja esposa, D. Constança, morta em 1345, tinha sido dama a galega Inês de Castro.
7. *Do povo:* Mendes dos REMÉDIOS sugere que Camões procura desculpar o Rei; por «povo» deveria entender-se a opinião pública e, sobretudo, a dos cortesãos, já que se trata de uma intriga do Paço. *Fantasia:* capricho.

CXXIII.
2. *Preso:* em prisões de amor.
3. Apagar com sangue o fogo amoroso.
5. Compare-se *furor* (loucura) com *furor mouro* (fúria bélica dos árabes). Uma vez mais, Camões alude à campanha antimuçulmana. O Rei «sustentou-o» no Salado.

253

CXXIV. 1. Os verdugos (*algozes*) eram Álvaro Gonçalves, Pero Coelho e Diogo Lopes Pacheco, que fugiram para Castela.
2. D. Afonso aparece, mais uma vez, como alheio ao crime; no entanto, na estrofe seguinte, é chamado cruel.

CXXV. 1. Imitação de Virgílio (*Eneida,* II, 405-406).
2. *Orfindade:* orfandade. Comparar com *mortindade* (III-115).

CXXVI. 1. *Mente:* instinto.
7. Semíramis, a «Filha do Ar», foi alimentada por pombas. A denominação, segundo E. DIAS, provém do Bocáccio.

CXXVII. 7. *Piedade:* compaixão.
8. «Pois não te move à piedade o facto de eu não ser culpada». É de notar o uso do elemento positivo com a negação no verbo e o do imperfeito com valor de presente, como no romanceiro.

CXXVIII. 1. O «leit-motiv» mouro volta a aparecer aqui, abrindo a estrofe.
4. *Erro:* culpa.
7. *Ascítia* (Turquestão, Rússia, Sibéria Ocidental) era para os clássicos o símbolo do frio, como *Líbia* (na África Setentrional), era o do calor ardente.

CXXIX. 1. *Feridade:* ferocidade.
5. *Intrínseco:* íntimo.
6. *Mouro,* arcaísmo por «morro».
7. A estrofe encerra com uma nova e pungente alusão aos filhos.
8. *Refrigério:* consolo, alívio.

CXXX. 3. Notar a menção clássica do Destino ao lado da pressão da opinião pública sobre o Rei.
7. O poeta apostrofa cavalheirescamente os verdugos de D. Inês. A tensão trágica mantém-se, assim, através do emprego alternado do discurso directo e da forma narrativa.

CXXXI. 1. *Policena:* princesa de Tróia, a mais formosa das filhas do Príamo, imolada por Pirro, filho de Aquiles, sobre o túmulo de seu pai, cuja sombra assim o exigia.
2. *Mãe velha:* Hécuba, esposa de Príamo.

CXXXII. 1. A estrofe oferece uma notória dificuldade de interpretação pelo carácter anfibológico de alguns dos seus elementos e pelo sentido obscuro de outros: «*Sustinha as obras... banhando as espadas e as brancas flores...*». O uso do verbo *suster* é análogo ao da Écloga «Ao longo do sereno...»: *O lindo esteio sustentador das obras mais que humanas que eu nos braços tenho.* Mas também aí continua obscuro qual é a *alva coluna* e quais as *obras* que tem nos braços. Não parece aceitável a interpretação de Afrânio PEIXOTO, para quem *suster* tem aqui o valor de «suspender»; nem a de José Maria RODRIGUES, para quem *brancas flores* é complemento de «sustinha». Partindo de que só se sustém o que está em cima e de que só aos olhos e ao rosto se atribui o poder de matar de amor na linguagem poética da época, juntamo-nos aos que interpretam que as obras são o rosto. Quanto às *brancas flores,* separando-as em obsoluto da oração adjectiva, parecem-nos um segundo complemento de *banhando,* alheio ao corpo de Inês; estas flores têm que relacionar-se com a paisagem da estrofe CXX: as mesmas que ouviram o nome de D. Pedro foram regadas pelas suas lágrimas e pelo seu sangue.

254

CXXXIII. 3. *Seva mesa.* O cruel banquete em que Atreu, rei de Mecenas, ofereceu em vingança ao seu irmão Tiestes a carne dos seus dois filhos. A alusão ao Sol ocultado provém da poesia clássica latina.
6. *Voz extrema:* as últimas palavras.

CXXXIV. 3. *Lascivas:* travessas, como no soneto do passarinho.
4. *Capela:* grinalda.
7. *As rosas do rosto,* tal como as «maçãs do rosto», é frase popular na poesia galega e portuguesa; em cantigas populares diz-se:

«ten unha rosa na man
outra na mazán do rosto».

CXXXV. 1. *As filhas do Mondego:* as ninfas do rio.
3-7. Fonte: a «Fonte dos Amores» na «Quinta das Lágrimas» de Coimbra. As estrofes seguintes contam a vingança do Rei D. Pedro, o Cruel e Justiceiro, como o seu homónimo e coetâneo castelhano, com quem concertou a extradição dos matadores por uma troca com fugitivos castelhanos em território português.

255

O VELHO DO RESTELO

A voz profética do velho que, na praia lisboeta do Restelo, apostrofa os navegantes no momento da partida das naus do Gama, tem sido interpretada, geralmente, como uma crítica à política ultramarina de Portugal (JOROMENHA, STORCK) e, de um modo concreto, da de D. João III, em favor das Índias e com abandono das posições africanas. Afrânio PEIXOTO e REBELO GONÇALVES [69], depois de acumularem paralelos clássicos (Aristófanes, Catão, os tópicos antimarítimos da poesia na época de Augusto...) acrescentam a esta interpretação o reconhecimento do seu sentido universal como censura à vaidade e à cobiça. Hernâni CIDADE acrescentou que a sátira se dirige contra a ânsia de passar os «vedados términos» ou de desencadear «forças que na Natureza se equilibram» [70]. Neste aspecto, é um episódio semelhante ao do gigante Adamastor.

Creio que, para a compreensão do episódio, faz falta recordar o sentido renascentista do «estado natural» como apetência do espírito e a sua evocação poética através das representações de uma Idade de Ouro sem guerras, nem conquistas, sem rapinas nem crimes. Paradigmas castelhanos: o *Menosprecio*, de GUEVARA; a versão de *Beatus Ille* de

---

[69] Afrânio PEIXOTO, *Camões e o Brasil*, p. 197, e *Ensayos camonianos*, pp. 197 e segs.; Rebelo GONÇALVES, *A fala do Velho do Restelo. Aspectos clássicos deste episódio camoniano*, in «Boletim de Filologia», 1, 2, pp. 65 e segs.

[70] *Op. cit.*, pp. 121 e segs.

Frei Luís ou o discurso cervantino «Dichosa edad...»[71]. Encontraremos, no próprio poema, análoga condenação da cobiça e das lutas, na boca dos vencidos de Aljubarrota (IV-44). Dentro dos cânones do género, justifica o episódio a conveniência épica de que o herói parta apesar dos presságios contrários. O «Velho» é a aldeia, e a aldeia é ideal doirado, mas anti-heróico. Vasco da Gama parte vencendo as lágrimas do sangue e as vozes da terra. Que, na realidade, umas e outras houve na partida, afirma-o claramente João de BARROS na *Década I:* «...dobraran estas lágrimas e começaran de os enconmendar a Deus e lançar juizos, segundo o que cada um sentia da partida»[72]. Também aqui temos, portanto, uma base histórica, real, para um episódio moldado em evocações clássicas; uma vez mais, a visão literária sobrepõe-se ao conhecimento de um facto verdadeiro, aliando poesia e verdade.

A fala do «Velho do Restelo» tem, dentro do poema, um papel análogo ao do coro trágico, de admoestação desatendida. Já Mário de ALBUQUERQUE[73] sublinhou que Camões não pôs na boca desta personagem representativa as suas próprias razões, mas as do povo; que não seria compreensível que compusesse uma epopeia para celebrar o que condenava como erro fatal. Sem dúvida, considerar-se-ia identificado com o sentir popular ao chamar a atenção para o abandono da conquista africana, mas a advertência tem um carácter superior e distinto do que seria se apresentasse uma mera crítica da empresa ou a indicação de outra como mais útil e urgente. Trata-se da ancianidade (o passado, a experiência, o torrão natal, a tradição...) opondo simbolicamente o seu critério ao da aventura que os heróis iniciam. O carácter heróico tempera-se, assim, numa prova que surge no próprio limiar da acção.

O carácter colectivo, «coral», da admoestação encomendada ao «Velho» faz que este não seja cópia directa de nenhum

---

71 ISAZA CALDERÓN, *El Retorno a la Naturaleza. Los orígenes del tema y sus direcciones fundamentales en la literatura española,* Madrid, 1934.

72 *Décadas,* I, IV, cap. II.

73 Ver Arão de LACERDA, *A Frase simbólica do Velho do Restelo,* e Mário de ALBUQUERQUE, *O significado das navegações,* pp. 106-107.

dos «conselheiros» tópicos que, à maneira de Nestor da *Ilíada*, o precederam. A sua figura destaca-se dos coros de anciãos que, na tragédia grega e nas suas contaminações latinas, sobretudo em Séneca, incarnavam a prudência e incitavam a reflectir sobre as desgraças que a ambição arrasta consigo ou sobre as vicissitudes e os contrastes da fortuna e do amor, da vida e da morte. Forma e temas que haveriam de influenciar a «poesia cívica» que Horácio levou ao seu apogeu (Rebelo GONÇALVES) [74].

Quanto às bases dos elementos fundamentais da despedida e do discurso que introduz, são os que se seguem:

a) A procissão de religiosos consta em CASTANHEDA e BARROS.

b) O lamento da mãe inspira-se na de Eurialo na *Eneida* (IX, 481-484). A estrofe encerra com a alusão a uns versos famosos dos *Tristia* (I, 2, 53-56).

c) O lamento da esposa é um tópico que tem, desde a poesia grega, variadíssimas e comovedoras versões. O passo camoniano inspira-se directamente nos adeuses de Dido (*Eneida*, IV, 311 e segs.).

d) O grupo de crianças e velhos foi comparado ao Coro dos «Persas» por Rebelo GONÇALVES.

Nas notas indicamos as fontes de alguns pormenores da «fala». Deve salientar-se aqui que, entre eles, não faltam passos de imediata inspiração romance, em contraste com o classicismo de todo o episódio. A vigorosa apóstrofe «Ó glória de mandar, ó vã cobiça...», cujos antecedentes latinos são notórios, tem, no entanto, precedentes directos no *Cancioneiro Geral*, onde Diogo Brandão canta:

> A grorea de Deos de tanta exyçelençea
> nam busca ninguem sendo tam preciosa
> mas a do mundo que he tam enganosa
> buscaramn'os homes com gran diligençea [75].

---

[74] *Op. cit.*, pp. 96 e segs.

[75] *Cancioneiro Geral*, «De Dioguo Brandam ha morte del rey dom Joãm o segundo», vol. II, p. 11 da edição universitária.

259

E o condestável D. Pedro adverte em tom desenganado:

> De ti que direi, oh volante Fama,
> y de tus veloces alas y fermosas,
> tú siempre engañas aquel que te ama
> con cosas más bellas que no provechosas,
> las cuales, por ser en si engañosas,
> perescen faziendo perescer la vida:
> todas tus mercedes, tristes no gozosas,
> se muestran al fin con dura salida [76].

A estrofe de Camões, de boa fortuna na poesia moral da Península, conta, entre as suas últimas derivações, uma de alto valor na história das tendências literárias, o breve e musical poema de ROSALÍA DE CASTRO, *Los Tristes*, um dos que a definem como precursora do modernismo:

> ¡Oh gloria, deidad vana cual todas las deidades
> que en el orgullo humano tiene altar y asiento!
> Jamás te rendí culto, jamás mi frente altiva
> se inclinó de tu trono ante el dosel soberbio...

A fonte das três últimas estrofes do eloquentíssimo discurso do «Velho do Restelo» encontra-se na Ode III do livro I de Horácio, que muitas vezes aparece seguida textualmente. No entanto, há também ideias e frases provenientes de Propércio, Tíbulo e Séneca, reminiscências da leitura de Ovídio, tão caro a Camões, e dos trágicos gregos [77].

O VELHO DO RESTELO

XCIV

> Mas um velho de aspeito venerando,
> que ficava nas praias, entre a gente,
> postos em nós os olhos, meneando
> tres vezes a cabeça, descontente,
> a voz pesada um pouco alevantando,
> que nós no mar ouvimos claramente,
> co'um saber só de experiências feito,
> tais palavras tirou do experto peito:

---

[76] *Cacioneiro Geral*, «Do infante dom Pedro filho del rey dom Joam de gloriosa memória sobre o men'preço das cousas do mundo...», id., id., II, p. 233.
[77] Ver o já citado estudo de Rebelo GONÇALVES.

XCV

— «Ó glória de mandar! Ó vã cubiça
desta vaidade a quem chamamos fama!
Ó fraudulento gosto que se atiça
co'ũa aura popular que honra se chama!
Que castigo tamanho e que justiça
fazes no peito vão que muito te ama!
Que mortes, que perigos, que tormentas,
que crueldades neles exprimentas!

XCVI

» Dura inquietação de alma e da vida,
fonte de desemparos e adultérios,
sagaz consumidora conhecida
de fazendas, de reinos e de impérios!
Chamam-te ilustre, chamam-te subida,
sendo dina de infames vitupérios;
chamam-te Fama e Glória soberana,
nomes com quem se o povo néscio engana!

XCVII

» A que novos desastres determinas
de levar estes Reinos a esta gente?
Que perigos, que mortes lhe destinas
debaixo dalgum nome preminente?
Que promessas de reinos e de minas
de ouro, que lhe farás tão fàcilmente?
Que famas lhe prometerás?, que histórias?,
que triunfos?, que palmas?, que vitórias?

XCVIII

» Mas ó tu, gèraçao, daquele insano,
cujo pecado e desobediência
não sòmente do Reino soberano
te pôs neste desterro e triste ausência,
mas inda doutro estado mais que humano
da quieta e da simples inocência,
da idade de ouro, tanto te privou,
que na de ferro e de armas te deitou,

XCIX

» já que nesta gostosa vaidade
tanto enlevas a leve fantasia,
já que à bruta crueza e feridade
puseste nome esforço e valentia,
já que prezas em tanta quantidade
o desprezo da vida, que devia
de ser sempre estimada, pois que já
temeu tanto perdê-la quem a dá.

C

» não tens junto contigo o Ismaelita,
com quem sempre terás guerras sobejas?
Não segue ele do Arábio a lei maldita,
se tu pola de Cristo só pelejas?
Não tem cidades mil, terra infinita,
se terras e riqueza mais desejas?
Não é ele por armas esforçado,
se queres por vitórias ser louvado?

CI

» Deixas criar às portas o inimigo
por ires buscar outro de tão longe,
por quem se despovoe o Reino antigo,
se enfraqueça e se vá deitando a longe!
Buscas o incerto e incógnito perigo,
por que a fama te exalte e te lisonje,
chamando-te senhor, com larga cópia,
da Índia, Pérsia, Arábia e de Etiópia!

CII

» Oh!, maldito o primeiro que no mundo
nas ondas vela pôs em seco lenho!
Dino da eterna pena do Profundo,
se é justa a justa lei que sigo e tenho!
Nunca juízo algum, alto e profundo,
nem cítara sonora ou vivo engenho
te dê por isso fama nem memória,
mas contigo se acabe o nome e glória!

262

CIII

» Trouxe o filho de Jápeto do céu
o fogo que ajuntou ao peito humano.
Fogo que o mundo em armas acendeu,
em mortes, em desonras. Grande engano!
Quanto melhor nos fora, Prometeu,
e quanto pera o mundo menos dano,
que a tua estátua ilustre não tivera
fogo de altos desejos que a movera!

CIV

» Não cometera o moço miserando
o carro alto do pai, nem o ar vazio
o grande arquitector co'o filho, dando
um nome ao mar, e o outro, fama ao rio.
Nenhum cometimento alto e nefando,
deixa intentado a humana gèração!
por fogo, ferro, água, calma e frio,
Mísera sorte! Estranha condição!».

NOTAS

XCIV. 4. *Três vezes...* talvez exprima indeterminação, à maneira virgiliana, segundo Rebelo GONÇALVES.
Hic pater omnipotens *ter* caelo clarus ab alto intonuit...

7-8. Em outras ocasiões do poema louva-se este saber, tradicional e feito de experiências, por exemplo ao falar do fogo de Santelmo. *Experto:* experimentado.

XCV. 2. *Quem:* representa o substantivo abstracto. Em português aplicava-se indistintamente a pessoas e coisas.

4. *Aura popular:* a frase está relacionada com as alusões clássicas, sobretudo de Virgílio e Horácio, as *populares aurae.*

8. O modelo clássico destas oitavas é, segundo a opinião primeiro formulada por FARIA E SOUSA que os modernos confirmaram, um lugar do célebre Canto XIII da *Eneida,* acrescentado aos doze originais pelo humanista italiano Maffeo (Rebelo GONÇALVES).

XCVII. Esta estrofe e as seguintes foram cotejadas com o original histórico de J. de BARROS, por PEIXOTO.

XCVIII. 1. *Daquele insano:* aquele louco, Adão.

3. *Reino soberano:* o Paraíso, donde Adão foi expulso.

7. O poeta alude às idades, segundo a divisão clássica da História, e à «ditosa idade e séculos ditosos» da era áurea na vida do Homem.

8. *Armas:* guerras.

XCIX. 4. Chamaste esforço e valentia.

8. Alusão à agonia de Cristo no Horto das Oliveiras (S. Mateus, XXVI, 38 e segs.).

C. 1. Comparar com os incitamentos ao rei D. Sebastião a favor da empresa africana, no começo do poema e no Canto X.

CI. 4. *Deitando a longe:* deitando-se a perder.

7. Com abundantíssimos títulos. Alude aos de D. Manuel, o Venturoso: *Rei de Portugal e dos Algarves, daquém e dalém Mar em África, senhor da Guiné e da conquista, navegação e comércio da Etiópia, Arábia, Pérsia e Índia.*

CII. 2. Construiu um navio.

8. Esta estrofe inspira-se na Ode «Sic te, diva potens», de Horácio.

CIII. 1. Prometeu, filho de *Jápeto,* roubou ao Céu o fogo com que deu vida à estátua de barro do primeiro homem, a *estátua ilustre* do sétimo verso:

audax Iapeti genus
ignem fraude mala gentibus intulit...

no original horaciano que inspira estas estrofes.

CIV. 1. Faetonte, filho do Sol, cujo carro precipitou no Eridano. Em Séneca e em Propércio desenvolve-se esta mesma ideia.

3. Alude a Dédalo, que fugiu do labirinto do Creta construindo umas asas com cera e penas. O seu filho, que fugiu com o mesmo artifício, caiu no mar Egeu por se ter aproximado em excesso do Sol, que lhe derreteu as asas.

...audax omnia perpeti
gens humana ruit per vetitum nefas...

4. O Mar Icário e o rio Pó.

6. Enumeração dos elementos, à maneira que Calderón haveria de reiterar nos seus passos simbólicos.

ADAMASTOR

O passo em que Camões faz aparecer, no Mar Tenebroso, e personificando-o, o Gigante Adamastor, é um dos mais belos e discutidos do poema.

Convém, em primeiro lugar, precisar o género do episódio, não mitológico, como costuma considerar-se, porque o Adamastor não faz parte do panteão clássico; nem simplesmente simbólico, pelos vínculos literários da sua concepção; e também não estritamente cavaleiresco, porque o valor da criação camoniana ultrapassa o âmbito da novela e até do poema para atingir o âmbito dos mitos.

Podem encontrar-se as seguintes fontes para o episódio:

a) Um facto real, a tromba de que fala J. de BARROS nas suas *Décadas* (I, II, V), e as vivências de motivos análogos referidos em outros lugares do poema e da lírica.

b) Uma preocupação popular, de origem muito remota: a ideia dos perigos de toda a ordem, que se concretizaram nas próprias denominações do «Mar Tenebroso» e de «Cabo das Tormentas».

c) Os mitos de gigantes, um dos quais tem o nome de Adamastor, que aparece na *Gigantomachia* de CLAUDIANO e em um epitalâmico de Sidónio APOLINAR e que é mencionado na *Officina* de Ravissio TEXTOR; outro, a forma tenebrosa da aparição, o Polifemo da *Odisseia* (XIV); um terceiro, Atlas, que se transforma em monte, a trágica metamorfose do aparecido. Entre os gigantes que aparecem na literatura de cavalaria, Brumel, do *Orlando Furioso*, seria o mais próximo do Adamastor.

d) As aparições proféticas. A que serve de modelo directo encontra-se na *Eneida* (II, 735-789). Eneias evoca diante de Dido a aparição de sua mulher Creusa que tinha morrido quando ele partia de Troia (o romance *La muerte encontrada* tem, talvez, uma origem no tema clássico), e que, ao vir buscá-lo, lhe interpõe a sua sombra no caminho e

265

augura o seu futuro feliz. Assim, Roma aparece a César na passagem do Rubicão. Lucano deu grandeza épica ao facto histórico, na sua obra *De bello civile* acrescentando esta visão mítica.

e) Os mitos relativos à conversão de deuses, heróis ou seres humanos em acidentes da terra. Exemplo: a metamorfoses de Atlas que acabamos de mencionar.

f) A ideia prometeica do inferno de amor. Adamastor, condenado a ser banhado pelas ondas de Tetis, é a imagem do próprio poeta cercado pela lembrança da amada impossível.

Observe-se, sobretudo, o valor deste episódio em relação ao tempo. Adamastor vaticina, e vaticina factos verdadeiros, futuros quando se supõe que fala, passados quando o poeta faz com que os enuncie. Mediante este processo, pode introduzir-se no poema a evocação dos grandes desastres «trágico-marítimos» que abalaram a metrópole e que, deste modo, se apresentam como castigo à violação dos «vedados términos» do mundo. Se o homem conseguiu dominar a Natureza, não foi sem pagar avultado tributo. A partir do naufrágio da primeira armada que passou naquelas águas (a de Pedro Álvares Cabral em 1500 [V-43], a de 1486 em que morreu Bartolomeu Dias, «quem me descobriu», «objecto de suma vingança»), alude-se ao «primeiro ilustre» (Francisco de Almeida, vice-rei) que morreu combatendo contra os cafres ao norte do Cabo da Boa Esperança (V-45) e a quem se dedica uma longa evocação no Canto X; a Manuel de Sousa de Sepúlveda, naufragando nas costas meridionais de África em 1522 (V, 46-48), e cujo fim se poetiza amorosamente, quando, na realidade, depois de enterrar a mulher e os filhos, fugiu embrenhando-se na floresta sem nunca mais dele se ter notícia...

Dentro do poema, o episódio do Adamastor tem um valor análogo ao da já mencionada passagem do Rubicão na *Farsalia*. Com a passagem do Cabo das Tormentas o homem português decide o destino da unidade de dois mundos: o do Oriente e o do Ocidente. O poeta atinge também, com excepcional concisão e conseguida sonoridade, um ponto culminante na expressão épica.

Poucos episódios haverá mais elogiados do que este. O próprio Voltaire, discordante de tantos aspectos do poema, encontrou nele novidade e universalidade para ter êxito e ser considerado grandioso em qualquer parte[78].

ADAMASTOR

XXXVII

Porém já cinco sóis eram passados
que dali nos partíramos, cortando
os mares nunca de outrem navegados,
prosperamente os ventos assoprando,
quando ũa noite, estando descuidados
na cortadora proa vigiando,
ũa nuvem, que os ares escurece,
sobre nossas cabeças aparece.

XXXVIII

Tão temerosa vinha e carregada,
que pôs nos corações um grande medo.
Bramindo, o negro mar de longe brada
como se desse em vão nalgum rochedo.
— «Ó Protestade — disse — sublimada
qué ameaço divino ou que segredo
este clima e este mar nos apresenta,
que mor cousa parece que tormenta?».

XXXIX

Não acabava, quando ũa figura
se nos mostra no ar, robusta e válida,
de disforme e grandíssima estatura,
o rosto carregado, e barba esquálida,
os olhos encovados, e a postura
medonha e má, e a cor terrena e pálida,
cheios de terra e crespos os cabelos,
a boca negra, os dentes amarelos.

---

[78] O seu juízo aparece no *Essai sur la poésie épique*, Paris, 1733. Sobre este episódio, ver Costa RAMALHO, *Aspectos clássicos do Adamastor*, Panorama, 1972.

XL

Tão grande era de membros, que bem posso
certificar-te que este era o segundo
de Rodes estranhíssimo Colosso,
que um dos sete milagres foi do mundo.
Co'um tom de voz nos fala horrendo e grosso,
que pareceu sair do mar profundo.
Arrepiam-se as carnes e o cabelo
a mi e a todos, só de ouvi-lo e vê-lo.

XLI

E disse: — «Ó gente ousada, mais que quantas
no mundo cometeram grandes coisas:
tu, que por gueras cruas, tais e tantas,
e por trabalhos vãos nunca repousas,
pois os vedados términos quebrantas
e navegar meus longos mares ousas,
que eu tanto tempo há já que guardo e tenho,
nunca arados de estranho ou próprio lenho.

XLII

» Pois vens ver os segredos escondidos
da naturaleza e do húmido elemento,
a nenhum grande humano concedidos
de nobre ou de imortal merecimento,
ouve os danos de mi que apercebidos
estão o teu sobejo atrevimento,
por todo o largo mar e pela terra
que inda hás-de sojugar com dura guerra.

XLIII

» Sabe que quantas naus esta viagem
que tu fazes fizerem, de atrevidas,
inimigas terão esta paragem,
com ventos e tormentas desmedidas;
e na primeira armada que passagem
fizer por estas ondas insofridas,
eu farei de improviso tal castigo,
que seja mor o dano que o perigo.

XLIV

» Aqui espero tomar, se não me engano,
de quem me descobriu suma vingança;
e não se acabará só nisto o dano
de vossa pertinace confiança,
antes em vossas naus vereis cada ano,
se é verdade o que meu juízo alcança,
naufrágios, perdições de toda sorte,
que o menor mal de todos seja a morte.

XLV

» E do primeiro ilustre, que a ventura
com fama alta fizer tocar os céus,
serei eterna e nova sepultura,
por juízos incógnitos de Deus;
aqui porá da turca armada dura
os soberbos e prósperos troféus;
comigo de seus danos o ameaça
a destruía Quíloa com Mombaça.

XLVI

» Outro também virá, de honrada fama,
liberal, cavaleiro, enamorado,
e consigo trará a fermosa dama
que Amor por grão mercê lhe terá dado;
triste ventura e negro fado os chama
neste terreno meu, que, duro e irado,
os deixará dum cru naufrágio vivos,
pera verem trabalhos excessivos.

XLVII

» Verão morrer com fome os filhos caros,
em tanto amor gerados e nascidos;
verão os cafres ásperos e avaros
tirar à linda dama seus vestidos;
os cristalinos membros e perclaros,
à calma, ao frio, ao ar verão despidos,
despois de ter pisada longamente
co'os delicados pés a areia ardente.

269

XLVIII

» E verão mais os olhos que escaparem
de tanto mal, de tanta desventura,
os dous amantes míseros ficarem
na férvida e implacável espessura;
ali, despois que as pedras abrandarem
com lágrimas de dor, de mágoa pura,
abraçados, as almas soltarão
da fermosa e misérrima prisão».

XLIX

Mais ia por diante o monstro horrendo
dizendo nossos fados, quando alçado,
lhe disse eu: — «Quem és tu? que esse estupendo
corpo, certo me tem maravilhado!».
A boca e os olhos negros retorcendo
e dando um espantoso e grande brado,
me respondeu com voz pesada e amara,
como quem da pergunta lhe pesara:

L

— Eu sou aquele oculto e grande Cabo
a quem chamais vós outros Tormentório,
que nunca a Ptolomeu, Pompónio, Estrabo,
Plínio, e quantos passaram, fui notório.
Aqui toda a africana costa acabo
neste meu nunca visto promontório,
que pera o Pólo Antártico se estende,
a quem vossa ousadia tanto ofende.

LI

» Fui dos filhos aspérrimos da Terra,
qual Encélado, Egeu e o Centimano;
chamei-me Adamastor, e fui na guerra
contra o que vibra os raios de Vulcano;
não que pusesse terra sobre serra,
mas, conquistando as ondas do Oceano,
fui capitão do mar, por onde andava
a armada de Neptuno, que eu buscava.

LII

» Amores da alta esposa de Peleu
me fizeram tomar tamanha empresa:
todas as Deusas desprezei do Céu,
só por amar das águas a princesa:
um dia a vi, co'as filhas de Nereu,
sair nua na praia, e logo presa
a vontade senti de tal maneira,
que inda não sinto cousa que mais queira.

LIII

» Como fosse impossível alcançá-la
pela grandeza feia de meu gesto,
determinei por armas de tomá-la,
e a Dóris este caso manifesto.
De medo a Deusa então por mi lhe fala;
mas ela co'um fermoso riso honesto,
respondeu: — Qual será o amor bastante
de ninfa, que sustente o dum Gigante?

LIV

» Contudo, por livrarmos o Oceano
de tanta guerra eu buscarei maneira
com que, com minha honra, escuse o dano —.
Tal resposta me torna a mensageira.
Eu, que cair não pude neste engano
(que é grande dos amantes a cegueira),
encheram-me, com grandes abondanças,
o peito de desejos e esperanças.

LV

» Já néscio, já da guerra desistindo,
ũa noite, de Dóris prometida,
me aparece de longe o gesto lindo
da branca Tétis, única, despida.
Como douto corri, de longe abrindo
os braços pera aquela que era vida
deste corpo, e começo os olhos belos
a lhe beijar, as faces e os cabelos.

271

LVI

» Oh! Que não sei de nojo como o conte!
Que, crendo ter nos braços quem amava,
abraçado me achei co'um duro monte
de áspero mato e de espessura brava.
Estando co'um penedo fronte a fronte,
que eu pelo rosto angélico apertava,
não fiquei homem, não, mas mudo e quedo
e junto dum penedo outro penedo!

LVII

» Ó Ninfa, a mais fermosa do Oceano,
já que minha presença não te agrada,
que te custava ter-me neste engano,
ou fosse monte, nuvem, sonho ou nada?
Daqui me parto, irado e quase insano
da mágoa e da desonra ali passada
a buscar outro mundo onde não visse
quem de meu pranto e de meu mal se risse.

LVIII

» Eram já neste tempo meus irmãos
vencidos, e em miséria extrema postos,
e, por mais segurar-se os Deuses vãos,
alguns a vários montes sotopostos.
E, como contra o Céu não valem mãos,
eu, que chorando andava meus desgostos,
comecei a sentir do fado imigo,
por meus atrevimentos, o castigos:

LIX

» Converte-se-me a carne em terra dura,
em penedos os ossos se fizeram;
estes membros que vês a esta figura
por estas longas águas se estenderam;
enfim, minha grandíssima estatura
neste remoto Cabo converteram
os Deuses; e, por mais dobradas mágoas,
me anda Tétis cercando destas águas».

LX

Assi contava, e co'um medonho choro
súbito diante os olhos se apartou;
desfez-se a nuvem negra e co'um sonoro
bramido muito longe o mar soou.
Eu, levantando as mãos ao santo coro
dos Anjos, que tão longe nos guiou,
a Deus pedi que removesse os duros
casos que Adamastor contou futuros.

NOTAS

XXXVII. 1. *Cinco sóis:* cinco dias.
3. De notar a reiteração do motivo dos mares «não navegados» cf. I-3).

XXXVIII. 6. *Ameaço:* ameaça.

XXXIX. 2. *Válida:* vigorosa.
5. *Postura:* aspecto.

XL. 3. O Colosso de Rodes, uma das sete maravilhas (*milagres*) do mundo.

XLI. 2. *Comentaram:* empreenderam.
5. *Vedados términos:* os limites proibidos do mundo.
6. *Longos:* afastados.
8. Nunca sulcados por nau alheia ou própria do teu País (Portugal).

XLII. 6. *Sobejo:* soberbo.

XLIII. 5. A primeira armada que saiu de Lisboa para as índias Orientais, depois do regresso de Vasco da Gama, foi a de Pedro Álvares Cabral (1500), que perdeu quatro naus ao atravessar aquelas paragens.
6. *Insofridas:* indomáveis.
8. O tufão que fez naufragar as naus de Pedro Álvares Cabral sobreveio tão rapidamente que os que sofreram o *dano* não chegaram a ter noção do *perigo* que corriam (J. M. RODRIGUES).

XLIV. 2. O Cabo das Tormentas foi descoberto, em 1486, por Bartolomeu Dias, que morreu no naufrágio sofrido pela frota de Pedro Álvares Cabral, descrita na estrofe anterior.

XLV. 1. A estrofe é dedicada à memória de D. Francisco de Almeida, primeiro vice-rei da Índia portuguesa (1505-1509), de quem se conta a trágica história no Canto X-26 e segs. Morreu lutando contra os cafres ao regressar a Portugal.
3. *Nova sepultura:* porque nenhum português tinha recebido antes repultura naquela s paragens.
5. *Porá:* deporá.

18

273

6. Os troféus a que alude são os da batalha naval de Diu, ganha ao sultão por D. Francisco quando ia vingar a morte de seu pai na de Chaúl.

8. D. Francisco de Almeida castigou Quíloa, depondo o seu rei, e Mombaça, que incendiou em 1505. Estes factos são narrados no Canto X, 26 e 27.

XLVI. Nas oitavas XLVI, XLVII e XLIII conta-se a trágica história de Manuel de Sousa e Sepúlveda, que naufragou nas costas meridionais de África quando regressava, enriquecido, com a mulher e os dois filhos, ainda crianças, em 1552. O facto é narrado nas *Décadas* de Diogo do COUTO e na *História Trágico-Marítima* e forneceu o tema a um poema de Jerónimo Corte-Real.

XLVIII. 1. Aqui, Camões apresenta-nos os dois esposos morrendo abraçados; na realidade, Sepúlveda, uma vez enterrada a mulher e os filhos, embrenhou-se na floresta e não voltou a ser visto.

XLIX. 2. *Fados:* destinos.
   4. *Certo:* certamente.
   7. *Pesada e amara:* grave e amarga.

L. 2. *Tormentório:* das Tormentas, nome posto por Bartolomeu Dias e que D. João II mudou para de Boa-Esperança.
  3. Camões enumera os grandes geógrafos clássicos para sublinhar a transcendência do descobrimento como conquista do mundo moderno: nem os gregos Estrabão (I a. C.) e Cláudio Ptolomeu (II), nem o romano Plínio, o Velho, nem o hispano-romano Pompónio Mela (I) o tinham conhecido.
  8. *Ofende:* agrava.

LI. 1-2. A derrota dos Titãs, filhos da Terra, é contada no Canto II, pp. 112 e segs. Aqui são Encéfalo e Egeu (que apareceram na Eneida) e Centimano (note-se a acentuação), nome epitético que se aplica a outro gigante, Tifeu e, sobretudo, a Egeon ou Briarreu.
  4. *Contra Júpiter* que *vibra os raios.* Idêntico epíteto se usa no Canto I-22.

LII. 1. O rei de Tesália, Peleu, desposou uma das cinquenta nereidas, filhas de Nereu (Oceano) e de Dóris; chamava-se Tétis, deusa do mar, e o próprio mar.

LIII. 4. *Dóris:* mãe de Tétis.

LIV. 7. Note-se a construção: *Eu... encheram-me... o peito.*

LVI. 1. *Nojo:* pesar, asco.
  6. *Polo rosto:* crendo que era o rosto.

LVIII. 1. *Meus irmãos:* os Titãs, gigantes filhos da Terra que foram derrotados quando intentaram escalar o Céu e se precipitaram nos abismos, sob os montes que acumularam para escalar o Céu.
  4. *Sotopostos:* postos debaixo.

LX. 7. *Removesse:* impedisse.

274

OS DOZE DE INGLATERRA

Uma única vez o poema se aproxima da novelística de cavalaria sem sair do âmbito dos feitos famosos d'*Os Lusíadas*, porque história consideravam os portugueses a *Crónica Breve das Cavalerias dos Doze de Inglaterra* e personagens históricas foram Magriço e os seus companheiros, heróis dignos de Boiardo e de Ariosto. Era forçoso que a sua repercussão, difusa mas evidente, se concentrasse em algum ponto do relato; a própria tese inicial o exigia. O peito ilustre lusitano superava igualmente as façanhas reais dos antigos e as que os poetas tinham imaginado para as suas criaturas de ficção:

> As verdadeiras vossas tão tamanhas
> que excedem as sonhadas, fabulosas,
> que excedem Rodamonte e o vão Rugeiro
> e Orlando, inda que fosse verdadeiro.

(I-11)

De igual modo, o caudal homérico-virgiliano e o cavaleiresco poderiam conduzir a fama dos varões assinalados de Portugal: Nuno, Egas, Fuas... chamam pela cítara de Homero; a aventura dos «Doze» supera qualquer narração cavaleiresca:

> ...pois pelos Doze Pares dar-vos quero
> os Doze de Inglaterra e o seu Magriço...

(I-12)

Na realidade, podia aplicar-lhes o mesmo «inda que fora verdadeiro», que acabava de escrever falando das personagens dos Orlandos. Se os «Doze» eram tidos como reais, e como tais faziam parte da história, ainda que se tivesse como certo o feito que se lhes atribuía, não podia deixar de catalogá-lo, figuras e acção, entre o novelesco ou, pelo menos, entre o que era passível de sê-lo. Camões sublinha este carácter do episódio ao eliminá-lo das «galerias históricas»

275

e ao transpô-lo para o ambiente de um serão de guarda: entre os «quartos» da sentinela nocturna, quando se procura nas naus remédio contra o sono e o tédio contando histórias:

Vencidos vem do sono e mal despertos;
bocijando, a miúdo se encostavam
pelas antenas, todos mal cobertos
contra os agudos ares que assopravam;
os olhos, contra seu querer abertos,
mas estregando, os membros estiravam.
Remédios contra o sono buscar querem;
histórias contam, casos mil referem.

(VI-39)

Leonardo Ribeiro, um moço galante e enamorado, cujo carácter é apenas esboçado, mas com firmes traços humanos, como o de Veloso, entre os companheiros do Gama, vai contar uma «refenda» de amores [79]. Será uma história como a do «Rufião de Sevilha», do manuscrito de Madrid de FARIA E SOUSA, na batalha de Aljubarrota. Mas existe um hiato, que, com Aquilino RIBEIRO, poderemos atribuir à censura e a possível página bocacciana é substituída por uma história heróica que será contada por Veloso, aquele outro soldado destemido, aventureiro, com sentido de humor, mas que atinge as raias do ascético:

Não é — disse Veloso — cousa justa
tratar branduras em tanta aspereza...

e sublinha que se propõe contar um feito heróico, mas «não fabuloso nem novo», ainda que o poeta conheça a sua estrita analogia com o episódio de Reinaldo e Ginebra no *Orlando Furioso* e use de certa liberdade para orná-lo de evocações clássicas, como o episódio do *torques* de Manlio Torquato, certamente repetição de outros heróis, inclusivamente de um

---

[79] Santo Leonardo como Veloso foram personagens históricas e figuraram, de facto, na expedição de Vasco da Gama.

galego anónimo que Francisco I de França terá feito prisioneiro na batalha de Pavia.

A fonte do poema foi a perdida *Crónica dos Doze de Inglaterra*. Joaquim COSTA, erudito director da Biblioteca Municipal do Porto, encontrou e deu a conhecer, em 1935, o precioso manuscrito do século XVI que contém um fragmento onde, sob o título *Cavallarías de Alguns Fidallgos portugueses*, se recolhem doze fólios das aventuras do Magriço. Este texto é o único que até agora se conhece da *Crónica*, e dos estudos de Joaquim COSTA deduz-se que o seu texto corresponde ao que Camões utilizou e que serviu de base às posteriores relações em prosa sobre o tema. Antes do poeta, só uma menção de Jorge Ferreira de Vasconcelos *(Memorial das Proezas de Segunda Tavola Redonda);* posteriormente, foi referida ou mencionada por Pedro de Maríz nos seus *Diálogos de Varia História*, ed. de 1599, que, com Camões, deu o tipo da narração e que citava uma *Chronica Antiqua Huius Temporis;* e por R. de Vasconcelos *(Anacephaleoses)*, Soares Toscano *(Parallelos)*, Soeiro *(Anales de Flandres)* e outros historiadores. Servia de base a obras dramáticas de Jacinto Cordeiro (1634), J. H. de Aguiar Loureiro (1846), e Rui Chianea (1925) e foi relatado novelescamente por Rodrigues Vedouro (1732) e por outros escritores. Estudaram as suas fontes e derivações. Theófilo BRAGA, Magalhães BASTO e, sobretudo, Joaquim COSTA.

Para se compreender o verdadeiro sentido de episódio narrado por Camões é necessário recordar o ambiente cavaleiresco da corte de D. João I, casado com D. Filipa de Lencastre, que era neta de Eduardo III de Inglaterra e filha de João de Gount. Ao lado do ascetismo familiar e de uma ânsia de saber e de justiça, florescem então, à volta do Mestre de Avis, os ideais de cavalaria. A presença de uma rainha inglesa serve de catalizador ao gosto português e borguinhão pelo cerimonial, o culto da honra e os vínculos das promessas e das investiduras. O Rei introduz o *Regimento de Guerra* com o seu complicado ritual nas *Ordenações Affonsinas* e trata os seus cavaleiros com os nomes dos heróis arturianos. A deliciosa narrativa dos «Doze de Inglaterra» reflecte este clima; o mesmo clima em que se gerou o «Amadis».

Tem-se discutido a historicidade do facto fundamental. O protagonista e os seus companheiros são figuras reais; a geografia, exacta; o torneio cabe nos costumes da época e das relações entre Portugal e Inglaterra. Muitas páginas, bem verídicas, de Froissart, de Gutierre Días de Games ou de Ruy González de Clavijo, são mais novelescas. É hipercrítico julgá-lo impossível; falta documentação para certificá-lo como real. E nesta indefinição reside o seu maior encanto [80].

OS DOZE DE INGLATERRA

XLII

Consentem nisto todos, e encomendam
a Veloso que conte isto que aprova.
— «Contarei — disse —, sem que me reprendam
20 de contar cousa fabulosa ou nova;
e por que os que me ouvirem daqui aprendam
a fazer feitos grandes de alta prova,
dos nascidos direi no nossa terra,
e estes sejam os doze de Inglaterra.

XLIII

5 No tempo que do Reino a rédea leve
João, filho de Pedro, moderava,
despois que sossegado e livre o teve
do vizinho poder que o molestava,
lá na grande Inglaterra, que da neve
10 boreal sempre abunda, semeava
a fera Erínis dura e má cizania,
que lustre fosse à nossa Lusitania.

---

[80] Ver a bibliografia no último capítulo. BOWRA tece pertinentes considerações sobre este episódio (*op. cit.*, p. 137 e segs.). Sobre a sua relação com o ambiente cavaleiresco da Corte, LE GENTIL, *op. cit.*, p. 63.

XLIV

Entre as damas gentis da corte inglesa
e nobres cortesãos, acaso um dia
15 se levantou discórdia em ira acesa
(ou foi opinião, ou foi porfia).
Os cortesãos, quem tão pouco pesa
soltar palavras graves de ousadia,
dizem que provarão que honras e famas
20 em tais damas não há pera ser damas;

XLV

E que, se houver alguém, com lança e espada,
que queira sustentar a parte sua,
que eles, em campo raso ou estacada,
lhe darão feia infâmia ou morte crua.
5 A feminil fraqueza, pouco usada,
ou nunca, a opróbrios tais, vendo-se nua
de forças naturais convenientes,
socorro pede a amigos e parentes.

XLVI

Mas como fossem grandes e possantes
10 no Reino os inimigos, não se atrevem
nem parentes nem férvidos amantes
a sustentar as damas, como devem.
Com lágrimas fermosas, e bastantes
a fazer que em socorro os Deuses levem
15 de todo o Céu, por rostos de alabastro,
se vão todas ao Duque de Alencastro.

XLVII

Era este inglês potente, e militara
co'os Portugueses já contra Castela,
onde as forças magnânimas provara
dos companheiros, e benigna estrela;
5 não menos nesta terra experimentara
namorados afeitos, quando nela
a filha viu, que tanto o peito doma
do forte rei, que por mulher a toma.

XLVIII

Este, que socorrer-lhe não queria
por não causar discórdias intestinas,
lhe diz: — «Quando o direito pretendia
do Reino lá das terras iberinas,
5 nos Lusitanos vi tanta ousadia,
tanto primor e partes tão divinas,
que eles sós poderiam, se não erro,
sustentar vossa parte a fogo e ferro.

XLIX

«E se, agravadas damas, sois servidas,
10 por vós lhe mandarei embaixadores,
que, por cartas discretas e polidas,
de vosso agravo os façam sabedores;
também por vossa parte encarecidas
com palavras de afagos e de amores
15 lhe sejam vossas lágrimas, que eu creio
que ali tereis socorro e forte esteio.»

L

Dest'arte as aconselha o duque esperto,
e logo lhe nomeia doze fortes;
e, por que cada dama um tenha certo,
20 lhe manda que sobre eles lancem sortes,
que elas só doze são; e, descoberto
qual a qual te caído das consortes,
cada ũa escreve ao seu, por vários modos,
e todas a seu rei, e o duque a todos.

LI

5 Já chega a Portugal o mensageiro;
toda a corte alvoroça a novidade;
quisera o rei sublime ser primeiro,
mas não lho sofre a régia majestade;
qualquer dos cortesãos aventureiro
10 deseja ser com férvida vontade,
e só fica por bem-aventurado
quem já vem pelo duque nomeado.

LII

Lá na leal cidade, donde teve
origem (como é fama) o nome eterno
15 de Portugal, armar madeiro leve
manda o que tem o leme do governo.
Apercebem-se os doze, em tempo breve,
de armas e roupas de uso mais moderno,
de elmos, cimeiras, letras e primores,
20 cavalos e concertos de mil cores.

LIII

Já do seu reino tomado tem licença,
pera partir do Douro celebrado,
aqueles que escolhidos por sentença
foram do duque inglês exprementado.
5 Não há na companhia diferença
de cavaleiro, destro ou esforçado;
mas um só, que Magriço se dizia,
dest'arte fala à forte companhia:

LIV

— «Fortíssimos consócios, eu desejo,
10 há muito já, de andar terras estranhas,
por ver mais águas que as do Douro e Tejo,
várias gentes e leis e várias manhas.
Agora que aparelho certo vejo,
(pos que do mundo as cousas são tamanhas)
15 quero, se me deixais, ir só por terra,
porque eu serei convosco em Inglaterra.

LV

» E quando caso for que eu, impedido
por quem das cousas é última linha,
não for convosco ao prazo instituído,
pouca falta vos faz a falta minha:
5 todos por mi fareis o que é devido:
mas, se a verdade o esprito me adivinha,
rios, montes, fortuna ou sua inveja
não farão que eu convosco lá não seja.»

281

LVI

　　 Assi diz; e, abraçados os amigos
10　 e tomada licença, enfim se parte.
　　 Passa Leão, Castela, vendo antigos
　　 lugares que ganhara o pátrio Marte;
　　 Navarra co'os altíssimos perigos
　　 do Perineu, que Espanha e Gália parte.
15　 Vistas enfim de França as cousas grandes,
　　 no grande empório foi parar de Frandes.

LVII

　　 Ali chegado, ou fosse caso ou manha,
　　 sem passar se deteve muitos dias.
　　 Mas dos doze a ilustríssima companha
　　 cortam do Mar do Norte as ondas frias;
5　 chegados de Inglaterra à costa estranha,
　　 pero Londres já fazem todos vias;
　　 do duque são com festa agasalhados
　　 e das damas servidos e amimados.

LVIII

　　 Chega-se o prazo e dia assinalado
10　 de entrar em campo já co'os doze ingleses,
　　 que pelo rei já tinham segurado;
　　 armam-se de elmos, grevas e de arneses.
　　 Já as damas tem por si, fulgente e armado,
　　 o Mavorte feroz dos Portugueses;
15　 vestem-se elas de cores e de sedas,
　　 de ouro e de jóias mil, ricas e ledas.

LIX

　　 Mas aquela, a quem fora em sorte dado
　　 Magriço, que não vinha, com tristeza
　　 se veste, por não ter quem nomeado
　　 seja seu cavaleiro nesta empresa;
5　 bem que os onze apregoam que acabado
　　 será o negócio asi na corte inglesa
　　 que as damas vencedoras se conheçam,
　　 posto que dous e três dos seus faleçam.

LX

Já num sublime e púbrico teatro
10 se assenta o rei inglês com toda a corte;
estavam três e três, e quatro e quatro,
bem como a cada qual coubera em sorte;
não são vistos do Sol, do Tejo ao Bactro,
de força, esforço e de ânimo mais forte,
15 outros doze sair, como os ingleses,
no campo, contra os onze portugueses.

LXI

Mastigam os cavalos, escumando,
os áureos freios com feroz sembrante;
estava o Sol nas armas rutilando
como em cristal ou rígido diamante:
5 mas enxerga-se, num e noutro bando,
partido desigual e dissonante
dos onze contra os doze, quando a gente
começa a alvoroçar-se geralmente.

LXII

Viram todos o rosto aonde havia
10 a causa principal do reboliço:
eis entra um cavaleiro, que trazia
armas, cavalo ao bélico serviço;
ao rei e às damas fala, e logo se ia
pera os onze, que este era o grão Magriço.
15 Abraça os companheiros, como amigos,
a quem não falta, certo nos perigos.

LXIII

A dama, como ouviu que este era aquele
que vinha a defender seu nome e fama,
se alegra, e veste ali do animal de Hele,
20 que a gente bruta mais que virtude ama.
Já dão sinal, e o som da tuba impele
os belicosos ânimos, que inflama;
picam de esporas, largam rédeas logo,
abaixam lanças, fere a terra fogo.

LXIV

5 Dos cavalos o estrépito parece
que faz que o chão debaixo todo treme;
o coração, no peito, que estremece,
de quem os olha, se alvoroça e teme.
Qual do cavalo voa, que não dece;
10 qual, co'o cavalo em terra dando, geme;
qual vermelhas as armas faz de brancas;
qual co'os penachos do elmo açouta as ancas.

LXV

Algum dali tomou perpétuo sono,
e fez da vida ao fim breve intervalo;
15 correndo algum cavalo vai sem dono,
e noutra parte o dono sem cavalo.
Cai a soberba inglesa de seu trono,
que dous ou três já fora vão do valo.
Os que de espada vem fazer batalha
20 mais acham já que arnes, escudo e malha.

LXVI

Gastar palavras em contar extremos
de golpes feros, cruas estocadas,
é desses gastadores, que sabemos,
maus do tempo com fábulas sonhadas;
5 basta, por fim do caso, que entendemos,
que, com finezas altas e afamadas,
co'os nossos fica a palma da vitória,
e as damas vencedoras e com glória.

LXVII

Recolhe o duque os doze vencedores
10 nos seus paços, com festas e alegria;
cozinheiros ocupa e caçadores,
das damas e fermosa companhia,
que querem dar aos seus libertadores
banquetes mil, cada hora e cada dia,
15 enquanto se detém em Inglaterra,
até tornar à doce e cara terra.

LXVIII

Mas dizem que contudo o grão Magriço,
desejoso de ver as cousas grandes,
lá se deixou ficar onde um serviço
notável à condessa fez de Frandes;
5 e, como quem não era já noviço
em todo trance, onde tu, Marte, mandes,
um francês mata em campo, que o destino
lá teve de Torcato e de Corvino.

LXIX

Outro também dos doze em Alemanha
10 se lança, e teve um fero desafio
co'um germano enganoso, que, com manha
não devida, o quis pôr no extremo fio.
Contando assi Veloso, já a companha
lhe pede que não faça tal desvio
15 do caso de Magriço e vencimento,
nem deixe o de Alemanha em esquecimento.

NOTAS

XLII. 2. *Velloso:* Fernão Velloso, que Camões escolhe para relatar este episódio, é um dos companheiros de Vasco da Gama. Cfr. I, 30 e segs. e IX, 69.

XLIII. 1. *Redea leve:* chama leves às rédeas por se referir a uma etapa de governo pacífico.
4. *João I,* filho bastardo de D. Pedro I e de Teresa Lourenço. Pai da «*progénie generosa*».
4. *Vizinho poder:* Castela, que importunava o reino de Portugal.
7. *Erinis* é nome das três Fúrias, mas Camões parece referir-se à Discórdia (Eris).

XLIV. 4. *Opinião:* convicção. *Porfia:* obstinação.

XLV. 3. *Que* duplica a conjunção do início da frase. *Campo raso* ou aberto opõe-se a *estacado,* cercado por este meio.
6. *Nua:* desprovida.

XLVI. 4. *Sustentar as damas:* defender em lide o seu partido.
5-7. *Com lágrimas* fermosas... *por rostos de alabastro.*
8. O Duque de Alancaster ou de Lancaster, João de Gaunt, era filho de Eduardo III de Inglaterra e de D. Constança de Castela, filha de Pedro I, o Cruel. Morto este, pretendeu suceder-lhe no reino, contra Henrique de Trastamara e, para isso, aliou-se com D. João I de Portugal e combinou o seu casamento com D. Filipa de Lencastre, filha do seu primeiro casamento.

285

XLVII.		Lancaster e D. João I, invadiram Castela em 1387. Outra filha sua, D. Catarina, casou com o filho de Henrique I de Castela.
	7.	*A filha:* D. Filipa de Lencastre.
	8.	*O forte rei:* D. João I.
XLVIII.	1.	*Socorrer-lhe:* socorrê-las. A mesma forma, com o pronome invariável, aparece nas estrofes seguintes.
	6.	*Partes:* qualidades.
XLIX.	8.	*Esteio:* apoio.
LII.	1.	*Leal cidade onde...* Porto, cujo primitivo nome, Portus-Cale, deu nome a Portugal. Mendes CORREA escreveu um primoroso estudo sobre *Portus, Portucale, Porto,* que ilustra estes versos de Camões.
	3.	*Madeiro leve:* navio ligeiro.
	7.	*Letras:* as legendas que com o *desenho* constituem a *empresa* em que se resume a ideia do cavaleiro.
	8.	*Concertos:* adornos.
LIII.	7.	*Magriço:* alcunha de Álvaro Gonçalves Coutinho, filho do primeiro marechal de Portugal, irmão do primeiro Conde Marialva. Foi contínuo da casa de João Sem Medo, Duque de Borgonha.
LIV.	4.	*Manhas:* artes, usos.
	5.	*Aparelho:* meio ou ocasião.
LV.	3.	A maioria dos comentadores interpretam que a *última linha* (metáfora que nasce da que marca o fim de todos os caminhos) é a morte; outros crêem que o Poeta se refere a Deus, fim de todas as coisas.
LVI.	4.	Lugares ganhos pelas armas portuguesas ou em que estas se distinguiram.
	8.	Refere-se a Flandres, em geral, como empório comercial ou a Bruges concretamente, o empório da Flandres.
LVII.	1.	*Caso ou manha:* casualidade ou ardil deliberado.
	2.	*Sem passar* a Inglaterra.
	6.	*Vias:* no plural por necessidade de rima.
	3.	*Segurar o campo:* é assegurá-lo contra a traição ou as ciladas, o que tinha sido feito pelo próprio Rei.
LIX.	2-3.	*Se veste com tristeza:* de luto.
LX.	1.	*Sublime... teatro:* elevado estrado.
	5.	*Do Tejo ao Bastro:* do Tejo ao Bactra, rio que passa pela capital da Bactriana e que desagua no lago Aral.
LXI.	2.	*Sembrante:* aspecto.
LXIII.	3.	*Veste ali do animal de Hele:* veste-se de ouro. Para se compreender o tropo é preciso recordar que Hele, quando caiu ao mar no estreito que tem o seu nome, conduzia o velo de ouro.
LXV.	6.	*Fora de vallo:* fora de estacada.
	8.	Encntram algo mais do que arnês, escudo e cota de malha; encontram o valor, «o peito invencível dos portugueses», segundo FARIA E SOUSA.
LXVI.		3 e segs. Os maus *gastadores... do tempo* são os autores de novelas de cavalaria.

LXVIII.   3. *Lá,* em país estrangeiro, onde certamente participou em torneios
              até 1414. Não se sabe qual foi a Condessa, nem em que consistiu o
              serviço, no caso de se tratar de um facto real.
         7-8. *Que leve o destino:* que teve a sorte de... Torquato (Tito Manlio,
              que no ano 361 a. C. se adornou com o colar de um guerreiro gaulês
              e por isso recebeu tal cognome) e de Corvino (Marco Valério Mes-
              sale, que matou outro, prodigiosamente auxiliado por um corvo,
              369 a. C.).

LXIX.   1. Supõe-se que este outro seja Álvaro Vaz de Almada, a quem Hen-
              rique VI de Inglaterra faz Conde de Avranches na Normandia.
              Camões elogia-o, trocando o apelido no Canto IV-25.
         3-4. *Manha não devida:* recurso ilícito, habilidade desleal.
           4. *No estremo fio:* à beira da morte, prestes a morrer.

287

A ILHA DOS AMORES

Como mítica recompensa dos heróis e para pôr em contacto, uma única vez, *Os Lusíadas* com as divindades benéficas que os protegeram através dos mares inéditos e aventurosos, Camões imagina a Ilha dos Amores como no *Adamastor* ou na história dos *Doze* sente-se confluir aqui no poema a corrente clássica e a cavaleiresca; Homero e Ariosto convivem à sombra de opulentas vivências, recordações oníricas, sonhos de navegante e insatisfeitos desejos de amante desenganado. Nunca a fluência, a graça e o dinamismo camoniano foram mais longe; nunca a entorpecida oitava real se fez mais dúctil e lírica, se humanizou tanto como neste longuíssimo episódio.

Os ingredientes que se conjugam em tão bela construção poética são os seguintes:

a) Vivências.

1. Uma ilha, v. gr. a de Bombay, visitada pelos marinheiros com cenário natural evocado pelo poeta (Cunha GONÇALVES).

2. A paisagem da sua própria pátria tal como ele a via com os olhos nostálgicos de exilado (BOWRA).

b) Precedentes literários.

1. As narrações orientais sobre ilhas paradisíacas e os «hadits» árabes estudados por ASÍN PALACIOS ([80] bis).

---

[80] bis *La Escatología Musulmana en La Divina Comedia,* Madrid, 1919.

2. As lendas do Jardim das Espérides.
3. A ilha Ogígia da *Odisseia*, onde Calipso retém sete anos Ulisses, entre delícias.
4. Um episódio dos *Argonautas* de Apolónio de RODAS.
5. As «viagens» medievais ao Paraíso Terreal, e em especial as navegações de São Brandão e as «visões» que contêm.
6. Os jardins deleitosos da novelística cavaleiresca.
7. Os lugares encantados do *Orlando Furioso* (em especial, XXXIV-49).
8. Os mitos das *Amazonas*.

Em nenhuma obra de Camões se verifica uma influência tão directa de Ovídio como na descrição da «Ilha»; o leitor actual tem que pensar numa leitura imediata das *Metamorfoses*.

A descrição da Ilha afasta-se do seu modelo mais próximo, que é Ariosto; pela índole é naturalista e familiar: imagina-se uma sublime beleza, mas não se empregam fantásticas transmutações do reino mineral para descrever animais ou plantas.

Quanto à acção que se segue à vasta topografia com que abre o episódio, Vénus oferece um paraíso de prazeres sensuais aos cansados descobridores portugueses [81]. Há uma louca corrida de ninfas que brincam deixando-se apanhar («caça estranha») entre a ramagem.

Mas, subitamente, em pleno gozo pagão, o cristão que Camões traz em si desperta e moraliza. E à libérrima visão sobrepõe-se uma interpretação moral. Camões declara-nos então o duplo simbolismo do episódio:

Deleites da ilha = «honras que fazem a vida sublimada».
Monte espesso = esforço heróico.
Prémio = a Sabedoria.

Proporciona-se, portanto, aos portugueses, como galardão, que abarquem pela inteligência o que não tenham podido

---

[81] «Os prazeres que Camões oferece aos seus marinheiros, se fossem tomados à letra, seriam impróprios de heróis e indignos de homens». (Por isso, seguindo Ariosto, torna-os alegóricos (BOWRA, *op. cit.*, p. 146).

submeter à vontade (H. CIDADE). E o leitor fica cheio de confusão: entrou numa ilha celeste, presenciou com surpresa uma cena orgiástica de ninfas e soldados, e agora tem de compreender que tudo isso era puro símbolo de uma superior ideia intelectualista, metaforismo de um «conceito» em que se conjugam o idealismo platónico, o amor cortês, o ideal cavaleiresco e o fervor humanístico pelo saber. O canto termina em didáctica admonição.

Damos a descrição paisagística da «Ilha».

A ILHA DOS AMORES

LI

Cortando vão as naus a larga via
do mar ingente pera a Pátria amada,
desejando prover-se de água fria
pera a grande viagem prolongada,
quando, juntas, com súbita alegria,
houveram vista da ilha namorada,
rompendo pelo céu a mãe fermosa
de Memnónio, suave e deleitosa.

LII

De longe a ilha viram, fresca e bela,
que Vénus pelas ondas lha levava
(bem como o vento leva branca vela)
pera onda a forte armada se enxergava;
que, por não passassem sem que nela
tomassem porto, como desejava,
pera onde as naus navegam a movia
a Acidália, que tudo enfim podia.

LIII

Mas firme a fez e imóbil, como viu
que era dos nautas vista e demandada,
qual ficou Delos, tanto que pariu
Latona Febo e a Deusa à caça usada.
Pera lá logo a proa o mar abriu,
onde a costa fazia ũa enseada
curva e quieta, cuja branca areia
pintou de ruivas conchas Citereia.

LIV

Três fermosos outeiros se mostravam,
erguidos com soberba graciosa,
que de gramíneo esmalte se adornavam,
na fermosa ilha, alegre e deleitosa;
claras fontes e límpidas manavam
do cume, que a verdura têm viçosa;
por entre pedras alvas se deriva
a sonorosa linfa fugitiva.

LV

Num vale ameno, que os outeiros fende,
vinham as claras águas ajuntar-se,
onde ũa mesa fazem, que se estende
tão bela quanto pode imaginar-se;
arvoredo gentil sobre ela pende,
como que pronto está pera afeitar-se,
vendo-se no cristal resplandecente,
que em si o está pintando propriamente.

LVI

Mil árvores estão ao céu subindo,
com pomos odoríferos e belos:
a laranjeira tem no fruito lindo
a cor que tinha Dafne nos cabelos;
encontra-se no chão, que está caindo
a cidreira co'os pesos amarelos;
os fermosos limões ali, cheirando,
estão virgíneas tetas imitando.

LVII

As árvores agrestes que os outeiros
têm com frondente coma enobrecidos,
áleme são de Alcides, e os loureiros
do louro Deus amados e queridos,
mirtos de Citereia, co'os pinheiros
de Cibeles, por outro amor vencidos;
está apontando o agudo cipariso
pera onde é posto o etéreo Paraíso.

LVIII

Os dões que dá Pamona, ali Natura
produze, diferentes nos sabores,
sem ter necessidade de cultura,
que sem ela se dão muitos milhores;
as cerejas, purpúreas na pintura;
as amoras, que o nome têm de amores;
o pomo que da Pátria Pérsia veio,
milhor tornado no terreno alheio.

LIX

Abre a romã, mostrando a rubicunda
cor, com que tu, rubi, teu preço perdes;
entre os braços do ulmeiro está a jocunda
vide, co'uns cachos roxos e outros verdes;
e vós, se na vossa árvore fecunda,
peras piramidais, viver quiserdes,
entregai-vos ao dano que co'os bicos
em bós fazem os pássaros inicos.

LX

Pois a tapeçaria e bela e fina
com que se cobre o rústico terreno,
faz saber a de Aqueménia menos dina,
mas o sombrio vale mais ameno.
Ali a cabeça a flor cefísia inclina
sobolo tanque lúcido e sereno;
florece o filho e neto de Ciniras,
por quem tu, Deusa Páfia, inda suspiras.

LXI

Pera julgar, difícil cousa fora,
no céu vendo e na terra as mesmas cores,
se dava às flores cor a bela Aurora,
ou se lha dão a ela as belas flores.
Pintando estava ali Zéfiro e Flora
as violas da cor dos amadores,
o lírio roxo, a fresca rosa bela,
qual reluze nas faces da donzela.

293

LXII

A cândida cecém, das matutinas
lágrimas rociada, e a manjerona;
vêem-se as letras nas flores hiacintinas,
tão queridas do filho de Latona.
Bem se enxerga nos pomos e boninas
que competia Clóris com Pomona.
Pois, se as aves no ar cantando voam,
alegres animais o chão povoam.

LXIII

A longo da água o níveo cisne canta;
responde-lhe do ramo filomela;
da sombra de seus cornos não se espanta
Acteon, na água cristalina e bela;
aqui a fugace lebre se levanta
da espessa mata, ou tímida gazela;
ali no bico traz ao caro ninho
o mantimento o leve passarinho.

LXIV

Nesta frescura tal desembarcavam
já das naus os segundos Argonautas,
onde pela floresta se deixavam
andar as belas Deusas, como incautas;
algūas, doces cítaras tocavam;
algūas, harpas e sonoras frautas;
outras, co'os arcos de ouro se fingiam
seguir os animais, que não seguiam.

NOTAS

·II 7-8. A *Mãe de Memnónio* (Memnon, rei de Abidos): é a Aurora (ver Canto II, IX, 92).

LII. 8. *Acidália:* sobrenome da deusa Vénus, pela fonte de Baócia, consagrada a ela e às musas.

LIII. 3. *Delos* foi uma ilha que flutuava sem destino até que *Latona* aí deu à luz Apolo (*Febo*) e Diana (*a Deusa à caça usada*).

8. *Citereia:* Vénus, que tem também este cognome pelo culto que lhe era consagrado na ilha de Citeres.

LIV. 3. *Gramíneo esmalte:* relva.
      5-6. Claras fontes que mantêm viçosa a verdura do prado.
      8. *Linfa fugitiva:* a água.

LV.   6. *Afeitar-se:* adornar-se; aqui, compor-se olhando-se no espelho da água.
      8. *Propriamente:* exactamente, tal qual é.

LVI. 4. *A cor que tinha Dafne nos cabelos:* a cor loira. Dafne, filha de Peneu, foi metamorfoseada em louro para esquivar-se ao assédio de Apolo, que colheu, para si, a primeira coroa de louro consagrando-a ao triunfo dos poetas.

LVII. 3. *Aleme* (álamos) *de Alcides* (Hércules).
      5. Os melros eram dedicados à deusa de *Citereia,* Vénus.
      6. *Cibeles:* esposa de Saturno, filha do Céu e da Terra, com quem também se identifica, metamorfoseou-se em pinheiro ao ver que não era correspondida pelo pastor Atis. A este amor se refere o poeta.
      7. *Agudo cipariso:* o cipreste.

LVIII. 1. *Dões dá Pamona:* os dons da ninfa dos jardins e dos pomares.
       3. *Sem ter necessidade de cultura:* evocação da Idade de Ouro através de Virgílio.
       6. O equívoco *amoras-amores,* sem base etimológica, pode conter uma alusão à história de Príamo e Tisbe, através das *Metamorfoses,* aqui recordadas, IV-155 e segs.
       7. *O pomo que da Pátria Pérsia veio:* o «molum persicum», pêssego. *Milhor tornado:* alude ao facto de, antes da sua introdução no Ocidente, ter fama de venenoso no país de origem.

LIX. 1. *Romã:* fruto da romãzeira, a «milgranada» dos cancioneiros.
      3-4. *Entre os braços do ulmeiro... a... vide:* assim se cultiva, à maneira clássica, no Norte de Portugal, sobretudo em Braga.
      6. *Peras piramidais:* parece jogo de palavras baseado mais nas formas latinas do que nas actuais: «pyrum», «pyramidem».

LX.   3. *Aqueménia:* Pérsia. Os tapetes da Pérsia (de que tanto gostavam os portugueses) são menos dignos.
      5. *A flor cefísia,* do rio Cefiso, na Flócida, é o Narciso em que o filho do rio e de uma ninfa foi metamorfoseado.
      6. *Sobolo tanque:* sobre a mesa de água antes aludida.
      7-8. *Filho e neto de Ciniras,* amado pela deusa *Páphia,* é Adonis, filho incestuoso de Mirra e amado por Vénus. Foi morto por um javali e Apolo fez brotar do seu sangue flores, anémonas, rosas ou «beijinhos». Ver A. E. Gersão VENTURA, *O «Adonis» de Camões.*

LXI. 5. *Zéfiro:* filho de Éolo e de Aurora, o vento suave, de Oeste. *Flora,* sua esposa, é a deusa da Primavera e das flores.
      6. *As violas:* as violetas, que têm a cor pálida dos que amam.

LXII. 2. *Cândida cecém:* a açucena branca, regada pelo orvalho matinal.
      3-4. *Flores hiacintinas... queridas do filho de Satona:* o «hyacintus», a que chamamos gladíolo, com as suas supostas letras AI teria brotado do sangue de Hiacintus, morto involuntariamente por Apolo, filho de Latona, quando lançava o disco. Também se supõem nascidas do sangue de Ajax. Ovídio, *Metamorfoses,* X, 206 e segs. Há um estudo de Gersão VENTURA sobre esta frase (Ver BIBLIOGRAFIA).

295

6. *Clóris* é, na mitologia grega, o que **Flora** é na romana.

7. *Pois* tem o valor de «além disso» e marca a transição entre a descrição da flora e da fauna, que agora se inicia.

LXIII. 2. *Filomena,* filha de Pandion, rei de Atenas, foi transformada em rouxinol.

4. *Acteon* foi transformado em veado por Diana, por ter visto o rosto dela reflectido na água. Camões conta esta metamorfose na estrofe XXXV do Canto II.

LXIV 2. *Os segundos Argonautas:* os primeiros foram os que, enviados por Jasão, partiram à procura do velocino de ouro (o mesmo epíteto é aplicado aos portugueses no início d pema: I-18).

Capítulo XI

CAMÕES, DRAMATURGO

O TEATRO DE CAMÕES

Possuímos apenas três peças dramáticas escritas por Camões. Por elas podemos situá-lo numa posição ambígua, em certo sentido análoga à de Cervantes na história do teatro espanhol, com uma diferença fundamental: Camões distancia-se tanto da tradição vicentina como do regresso classicista incarnado por António Ferreira, mas a sua originalidade não é tão profunda; não chegou a criar, nem sequer a anunciar uma nova escola. Cervantes não cabe nos moldes prelopistas, anuncia Lope de Vega e não se inclui entre os seus seguidores. Nem Camões nem Cervantes chegaram a viver o teatro, mas eram espíritos renovadores, incapazes de aceitar integralmente os moldes vigentes; o primeiro tinha atrás de si a originalidade de Gil Vicente e teria querido superá-la; o segundo viu chegar a criação lopista e não quis entregar-se a ela. As duas dramáticas ficam obscurecidas pelas obras que fazem um e outro entrar na história universal das letras, mas revelam uma posição independente e têm a marca da personalidade criadora dos dois artistas que elevam ao seu apogeu as línguas imperiais da Península.

As três obras de Camões intitulam-se: *Filodemo, Enfatriões* e *Auto de El Rei Seleuco*. Todas três foram impressas

297

postumamente. Misturam-se nelas a prosa e o verso, e nas três surgem inserções literárias e até cenas inteiras em castelhano; as três estão mais próximas da leve fluidez da redondilha do que da profundidade da lírica maior e da grandiosidade da épica.

«Pode arriscar-se a hipótese de que o espírito de Camões, mais subtil e especulativo do que plástico, se interessa menos pelas qualidades da cena e de conflito de personagens (que é essencialmente conflito de caracteres e situações) do que pela exploração arguta de recessos da sensibilidade e sua explicação psicológica ou metafísica, de que nos deixou exemplos admiráveis; e por essa forma, o teatro lhe aparecia como desenfado em que — demais auxiliado pela sua formação clássica — bastava procurar uma fábula conhecida e vesti-la à sua maneira, quer dizer, vesti-la em estilo camoniano, e caricaturar anacronicamente situação e personagens» (VIEIRA DE ALMEIDA) [1].

O *Filodemo* (de que falaremos a seguir) precede seguramente em data as outras duas; é a mais nova em acção e a mais graciosa e viva em linguagem. Nenhuma das outras duas se lhe pode comparar nem em originalidade nem no reflexo das próprias paixões.

Enfatriões é uma «contaminatio» do *Amphitruo* [2] de Plauto (COCTEAU conta-a na «suma» da sua), e assenta nos equívocos que surgem dos disfarces de Júpiter e Mercúrio. Já BOUTERWEK chamou a atenção para o facto de Camões ter modernizado e nacionalizado o tema, servindo-se do dualismo linguístico para as máscaras e imprimindo um humor vicentino ao donaire. Os caracteres diferem sensivelmente do modelo. O contraste entre o amor platónico que professam as personagens de alto coturno e a sensualidade dos criados prolonga, no teatro, o duplo plano, petrarquista e popularista, da lírica. Mas um e outro plano são vistos muitas vezes em esboço, e até as próprias «redondilhas» chegam a ser parodiadas.

---

1 Vieira de ALMEIDA, *Teatro camoneano*, I, *Enfatriões*, Introdução.
2 A fama desta comédia foi muito grande no século XVI: só em Espanha houve seis edições na primeira metade do século.

Quanto ao *Auto de El Rei Seleuco,* que se supõe composto mais tarde, cerca de 1549, e para ser representado na casa de Estácio de Fonseca, traz para o teatro um episódio narrado por Plutarco. Antíoco enamora-se de Estratónica, esposa do Rei, seu pai, e este cede-lha, apresentando perante a assembleia a incrível decisão, como ditada por uma vontade soberana e guiada por uma razão de Estado [3]. O facto de Camões ter adoptado um tema tão difícil e afastado da sensibilidade ocidental motivou numerosos comentários. Na «tese da Infanta» foi relacionado com o suposto amor impossível; seja ou não movido por um facto determinado, quer seja reflexo de uma paixão própria ou crítica de uma atitude conhecida, a simples escolha é já dado importantíssimo para o conhecimento da psicologia profunda do poeta; a adaptação ao novo meio é, por outro lado, uma prova da sua habilidade para transplantar para o fértil terreno das letras portuguesas plantas de muito diferentes climas [4]. No longuíssimo prólogo, em fluente prosa, as falas do Príncipe (próximas da veia do *Don Duardos*), os diálogos com o Físico, a fala dos criados... revelam o hábil dramaturgo que existia no grande poeta.

Mas..., conforme afirma Costa PIMPÃO, o Auto era para Camões coisa frívola, passatempo ou curiosidade, e o seu espírito, maduro para todas as realizações, poderia conceder a este género um interesse passageiro, nunca uma dedicação fervorosa. No entanto, infundindo no Auto vicentino inspiração clássica, dando à intriga maior relevo, deslocando o cómico das personagens para a acção, dando aos episódios actualidade e sabor novos, depurando a farsa, Camões abriu um novo caminho à comédia [5]. Não foi seguido, pela crise verificada nas letras portuguesas na etapa da hegemonia castelhana: o teatro entrou numa longa noite que só veria o seu alvorecer em 1838 quando a personagem de Garrett gritava, como um símbolo: «Já o galeão vai navegando.»

---

3 Ver as notas de MARQUES BRAGA, na sua edição.
4 Ver José Maria RODRIGUES, *op. cit.*
5 *As correntes dramáticas na literatura portuguesa no século XVI, op. cit.*

299

Das três obras de Camões escolhemos o *Filodemo* (a mais original e a mais característica), para fazê-la objecto de mais longo comentário e dela apresentar um fragmento, amostra do seu estilo dramático.

AUTO DE FILODEMO

Vejamos, antes de mais, os problemas que suscita a sua elaboração. Quanto à data, três teorias se formularam [6]: a que supõe uma composição de juventude ao chegar à Corte, vindo de Ceuta, no agitado período que antecede a sua prisão em 1552 (J. M. RODRIGUES); a que, atrasando-a até 1544 ou 1547, crê que a obra foi modificada em Goa para ser representada nas festas celebradas em 1555, em honra do novo governador Francisco Barreto (STORCK e Th. BRAGA); e a que imagina que foi iniciada durante a viagem e terminada na Índia (JUROMENHA). A tendência para atrasar a data parece errónea: a falta de alusões ao ambiente da Índia exclui a possibilidade de ser, em conjunto, posterior à chegada a Goa; o estado de espírito que reflecte é, sem dúvida, o de um altivo, ousado e insatisfeito amor; a linguagem é a mesma da primeira carta.

O Auto foi transcrito no cancioneiro que se diz coligido por Luis FRANCO, com o título de *Comédia feita por Luis de Camões. Representada na Índia a Francisco Barreto* (1555) e editado em 1587. A cópia de Franco contém numerosas variantes essenciais. STORCK e Th. BRAGA assentaram que o texto definitivo é o da edição lisboeta e que o manuscrito representa uma correcção para apresentar a obra em Goa; RODRIGUES, e com ele muitos outros, crê que a edição foi revista por pessoa estranha que desconheceu o sentido de muitos passos, e que, em contrapartida, o manus-

---

[6] Ver: JUROMENHA, *Obras de Luis de Camões*, I, 70; STORCK, *Vida de Luis de Camões*, pp. 176 e 221; Th. BRAGA, *História...*, I, 237 e II, 141; e *Camões, Época e Vida*, I, 566, e, sobretudo, José Maria Rodrigues, *Introdução aos Autos de Camões*, II, Filodemo, Sep. de BAS. *de Lisboa*, Nova Série, II, Coimbra, Universidade, 1930.

crito recolhe uma versão mais pura e directa do original camoniano.

Uma das páginas mais brilhantes do contributo de J. Maria RODRIGUES para teoria dos amores com a Infanta, é a que explica como autobiográfico o carácter do protagonista neste transcendental Auto. Se bem que não se possa aceitar que o poeta se refira a uma determinada mulher, a verdade é que traduz, como tantas outras composições suas, uma preocupação obsessiva em relação aos obstáculos que a diferença de categoria social opõem ao amor, e uma alegação em favor da ousadia, do valor, da audácia... como recursos eficazes contra eles. Se se aceitar como boa a «tese», pode ver-se muito mais: a imaginação da posse e do rapto; ao levá-la à cena, Camões defenderá que as Princesas caem porque são mulheres como quaisquer outras:

> foram mil vezes cair
> princesas de alta semente,

e ainda estão em mais próxima ocasião.

> que no sangue delicado
> faz amor mais impressão,

com o qual a imaginação se transformaria até em instrumento de insidiosa vingança.

Do que ficou dito se depreende que a comédia está construída sobre um puro desnível social que é utilizado como plataforma, de uma maneira semelhante à que empregam os nossos melodramaturgos, aduladores de um público partidário de um amor aberto aos impulsos. E que no seu ambiente não reflecte a pureza cavalheiresca, mas antes um «critério moral bem pouco apurado»[7]. Porque também neste aspecto a acção é posta em desnível, embora descendente. Os amores de Filodemo e Dionisa são de um nítido antipetrarquismo. O seu processo, em vez de representar exaltação dos valores espirituais, o que significa é uma degradação:

---

7 RODRIGUES, op. cit.

Dionisa, que começa por ser uma Laura para Filodemo, passa logo a ser vista como uma Melibea; as figuras de graciosos, Duriano-Solina, situam-se sempre muito abaixo do nível em que imaginamos os pares que formam com as suas amigas Sempronio e Parmeno.

Afirma-se que não se têm podido encontrar as fontes novelescas deste Auto. A meu ver, está no tema *Captivi*, romanceada no *Libro de Apolonio*, e em um *Lysandro* salmantino. De *Apolonio* ou das suas múltiplas versões deriva a acção principal. Quanto à segunda, se Camões conheceu a *Tragicomedia de Lysandro y Rosalía* que se editou em Salamanca em 1542, sem dúvida pretendeu contestá-la, dando por aceitáveis os amores e por honrosa a queda, e trocando o final por outro alegre, sob o «topos» da origem ignorada e logo conhecida por artes de magia. Na obra castelhana, atribuída, sem grande fundamento, a SANCHO MUÑÓN, o conflito resolve-se com uma matança geral, porque os irmãos da donzela lavam a desonra ferindo secretamente todos quantos participam na conjura contra a sua honra.

Os ingredientes a que temos aludido são os seguintes:

1.º O conto do filho ou dos filhos abandonados ou perdidos, que tem antecedentes orientais e entronca no teatro clássico, foi utilizado pela novelística grega e difundiu-se nas letras românicas através de um texto das *Gesta Romanorum*. Está representado em Portugal, entre outras, por uma lenda nobiliária da casa de Marialva, tecida à volta da filha do rei Ordonho. Em Espanha difundiu-se, sobretudo, com a forma com que aparece no *Libro de Apolonio*.

2.º A história sentimental de um cerco amoroso, através da intervenção de um terceiro, tipo criado pela *Tragicomedia de Calixto y Melibea*.

3.º A fuga dos dois amantes numa embarcação que naufraga; tema que procede também da lenda de Apolónio.

4.º Os «amores cruzados» entre pessoas de origem desconhecida, tão frequente na novela de cavalaria.

5.º O amor «em desnível» visto, sobretudo, em Gil Vicente.

Quanto à localização do Auto, ela é, à primeira vista, estranha. No entanto, J. M. RODRIGUES supõe que Camões tenha evitado situar a acção em países vizinhos; a busca da Dinamarca teria como ponto de partida a recordação das bodas de Berenguela, filha de D. Sancho I, de Portugal, com Waldemar II, e depois as de Leonor, filha de D. Afonso II, com Waldemar III. A presença de um fidalgo português na Corte seria assim muito mais verosímil.

O *Filodemo* é obra-prima: pelos seus preciosos achados de observação psicológica, pelos versos de admirável fluidez, e pela sua linguagem, em que a picante vivacidade do metaforismo popular, dos ditados rápidos e expressivos, dos enxertos folclóricos, se intercala com finas subtilezas de dialéctica petrarquista [8].

O Auto de *Filodemo* está escrito em verso, salvo os diálogos entre Duriano e Filodemo e a penúltima cena entre Vilardo e Doloroso e o Monteiro. Esses passos, em que o escritor revela a sua habilidade no manejo de uma riquíssima prosa ornada de locuções vulgares, são tidos como os mais difíceis de Camões. Escolhemos o primeiro, que levanta, brinca brincando, um problema fundamental da poesia e do pensamento filosófico e moral. Porque estas duas personagens que dialogam familiarmente encarnam, um, a posição do amor idealista, com a sua carga de estoicismo, as suas transposições místicas, a sua atitude estética e as suas exigências de vassalagem e de renúncia, e o outro, a posição realista, epicurista, do amante humano e sensual. É um debate, um «joc», uma controvérsia, embora concebida como pura farsa. Uma vez mais «Amor» e «Escárnio» se contrapõem nas letras portuguesas, mas aqui encarnados cada um na sua personagem: Duriano, a crítica jogralesca; Filodemo, o amante à maneira dos trovadores, que falam sem chegarem a dialogar porque as suas falas são como monólogos que não suscitam nem adesão nem repulsa do adversário. Filodemo anda obcecado pelo seu puríssimo amor, e Duriano zomba, sem que ele, afastado da terra como um filósofo de

---

[8] Ver as notas de MARQUES BRAGA, já citadas.

Aristófanes, o note sequer. É o esquema do *D. Quixote,* anunciado por este espiritual Filodemo, que se exprime em fórmulas petrarquistas, e este Duriano, cuja fala está amassada com provérbios, ditos, «trocadilhos», romances e cantigas populares, todo zombaria, troça, espírito prático e desejo de bem viver.

Embora, em alguns casos, o conhecimento das fontes literárias de Camões tenha ajudado a melhorar a compreensão dos passos mais obscuros, o avanço é pequeníssimo comparado com o muito que fica por fazer. Podemos, portanto, fazer nossa a advertência de Agostinho de CAMPOS: «Note o leitor que este texto não pôde ser ainda estudado devidamente pelos especialistas eruditos, e é o mais difícil do Auto e dos mais difíceis de Camões, por causa da incerteza dos textos e das frases estereotipadas ou alusões em voga no tempo. As anotações apresentadas constituem simples esforço de uma breve vontade, para que se pede indulgência» [9].

FILODEMO

Cena VII

FILODEMO-DURIANO

Duriano

Pois não creio eu em S. Pisco do Pau, se hei-de pôr pé em ramo verde, té lhe dar trezentos açoutes. Despois de ter gastado perto de trezentos cruzados com ela porque logo lhe não mandei o cetim pera as mangas, fez de mim mangas ao demo. Não desejo
5 eu de saber, senão qual é a galante que me sucedeu; que se vo-lo eu colho a barlavento, eu lhe farei botar ao mar quantas esperanças lhe a Fortuna tem cortado à minha custa. Ora tendo assentado que amor destas anda co'o dinheiro, como a maré co'a Lua:
10 bolsa cheia amor em águas vivas; mas se vasa, vereis espraiar este engano, a deixar em seco quantos gostos andavam como peixe na água.

---

[9] *Camões lírico,* vol. III, p. 140.

Entra FILODEMO *e diz:*

Ou lá! cá sois vós?! Pois agora ia eu bater essas moutas, pera
ver se me saíeis de algũa, porque quem vos quiser achar, é neces-
15   sário que vos tire como ũa alma.

DURIANO

Oh! maravilhosa pessoa! Vós é certo que vos prezais de mais
certo em casa, que pinheiro em porta da taverna; e trazeis, se vem
à mão, os pensamentos com os focinhos quebrados, que caírem
20   onde vós sabeis. Pois sabeis, Senhor Filodemo, quais são os que
matam? Uns muito bem almofaçados, que com dois citeis fendem
a anca pelo meio, e se prezam de brandos na conversão, e de
falarem pouco e sempre consigo, dizendo que não darão meia hora
de triste pelo tesouro de Veneza; e gabam mais Garcilaso que
25   Boscão, e ambos lhe saem das mãos virgens; e tudo isto por vos
meterem em conciência que se não achou pera mais o Grão
Capitão, Gonçalo Fernandes. Ora pois desengano-vos, que a mor
rapazia do mundo foram altos espritos; e eu não trocarei duas
pescoçadas da minha etc., despois de ter feito a trosquia a um
30   frasco, e falar-me por tu e fengir-se-me bêbada, porque o não
pareça, por quantos sonetos estão escritos polos troncos das árvores do Vale Luso, nem por quantas Madamas Lauras vós idolatrais.

FILODEMO

Tá tá! não vades àvante, que vos perdeis.

DURIANO

Aposto que adivinho o que quereis dizer?

FILODEMO

Que?

DURIANO

Que se me não acudíeis com bater, que me ia meus passos
35   contados a herege de amor.

FILODEMO

Oh! que certeza tamanha, o muito pecador não se conhecer
por esse!

DURIANO

Mas oh! que certeza maior, o muito enganado esperar em sua opinião! Mas tornando a nosso porpósito: que é o pera que me buscais? que, se é cousa de vosso saúde, tudo farei.

FILODEMO

40 ¿Cómo templará el destemplado? Quem poderá dar o que não tem, Senhor Duriano? Eu quero-vos deixar comer tudo: não pode ser que a Natureza não faça em vós o que rezão não pode. O caso é este: (Dirvo-lo-ei; porém é necessário que primeiro vos alimpeis como marmelo, e que ajunteis pera um canto de casa todos esses
45 maus pensamentos; porque, segundo andais mal avinhado, danareis tudo aquilo que agora lançarem em vós). Já vos dei conta da pouça que tenho com toda a outra ccusa que não é servir a Senhora Dionisa; e posto que à desigualdade dos estados o não consinta, teu não pretendeu dela mais do que o não pretender
50 dela nada, porque o que lhe quero, consigo mesmo se paga; que este meu amor é como a ave Fénix, que de si só nace, e não de outro nenhum interesse.

DURIANO

Bem praticado está isso; mas dias há que eu não creio em sonhos.

FILODEMO

Porque?

DURIANO

Eu vo-lo direi: porque todos vós outros os que amais pela
55 passiva, dizeis que o amor fino como melão não há-de querer mais de sua dama que amá-la; e virá logo o vosso Petrarca, e o vosso Pietro Bembo, atoado a trezentos Platões, mais safado que as luvas de um pagem de arte, mostrando rezões verisímeis e aparentes, pera não quererdes mais de vossa dama que vê-la; e ao mais até falar com ela.
60 Pois inda achareis outros escondrinhadores de amor mais especulativos, que defenderão a justa por não emprenhar o desejo; e eu (faço-vos voto solene), se a qualquer destes lhe entregassem sua dama tosada e aparelhada entre dous pratos, eu fico que não ficasse pedra sobre pedra. E eu já de mi vos seis confessar que
65 os meus amores hão-de ser pela activa, e que ela há-de ser a paciente e eu agente, porque esta é a verdade. Mas, contudo, vá V. M. co'a história por diante.

306

FILODEMO

Vou, porque vos confesso que neste caso há muito dúvida antre
os Doutores. Assi que vos conto que, estando esta noite com a
viola na mão, bem trinta ou quarenta léguas pelo sertão de um
70 pensamento, senão quando me tomou à traição Solina; e antre
muitas palavras que tivemos, me descobriu que a Senhora Dionisa
se levantara da cama por me ouvir, e que estivera pela greta da
porta espreitando quase hora e meia.

DURIANO

Cobras e tostões, sinal de terra. Pois ainda vos eu não fazia
tanto àvante.

FILODEMO

75 Finalmente, veio-me a descobrir que me não queria mal, que
pera mi o maior bem do mundo; que eu estava já concertado com
minha pena a sofrer por sua causa, e não tenho agora sujeito pera
tamanho bem.

DURIANO

Grande parte da saúde é pera o doente trabalhar por ser são.
Se vos leixardes manquecer na estreberia com esas finezas de
80 namorado, nunca que eu vos faço bom que às duas enxadadas
acheis água. E que mais passastes?

FILODEMO

A maior graça do mundo: veio-me a descobrir que era perdida
85 por vós; e assi me quis dar a entender que faria por mi tudo e
que lhe vós mereceis.

DURIANO

Santa Maria! Quantos dias há que nos olhos lhe vejo marejar
esse amor! Porque o fechar de janelas que essa mulher me faz,
e outros enojos que dizer poderia, *no son sino corredores del*
90 *amor*, e a cilada em que ela quer que eu caia.

FILODEMO

Nem quero que lho queirais, mas que lhe façais crer que
lho queireis.

DURIANO

Não... quant'a dessa maneira me ofereço a romper meia dúzia
de serviços alinhavados às panderetas, que bastem assentar-me em
soldo pelo mais fiel amante que nunca calçou esporas; e se isto

307

95 bastar, *salgan las palabras más sangrientas del corazón*, entoadas
de feição, que digam que sou um Mancias, e pior ainda.

FILODEMO

Ora dais-me a vida. Vamos a ver se por ventura aparece, porque Venadoro, irmão da Senhora Dionisa, é fora à caça; e sem
ele fica a casa despejada; e o Senhor dom Lusidardo anda no
100 pomar todo o dia; que todo o seu passatempo é enxertar e
dispor, e outros exercícios de agricultura, naturais a velhos. E pois
o tempo nos vem à medida do desejo, vamo-nos lá; e se puderdes
falar, fazei de vós mil manjares, porque lhe façais crer que sois
mais esperdiçado de amor que um Brás Quadrado.

NOTAS

1. Jurar por *San Pisco* é um dos muitos pseudojuramentos que enriquecem
a língua popular. Nas edições corrigidas, *do Pan,* que parece mais razoável.
4. Tomar um barco a barlavento é situar-se nas condições mais vanta-
josas onde o vento vem de feição. Aqui *colher barlavento* quer dizer «achar
favorável».
8. *Anda,* varia.
10. *Espraiar,* desfazer-se na praia.
13. *Montas,* pequenos nós formados no tecido ou partículas de cotão.
Também tem o sentido análogo ao de massa, cepa ou outeiro.
15. Como quem arranca a alma ao Purgatório.
17. Alude ao ramo que ainda hoje lhes serve de indicação.
20. *Almofaçados,* polidos, limpos como o cavalo com a almofaça.
Fendem a anca pelo meio, engordar, portar-se com soberba, segundo Morais.
Aqui, aparentar muito com nada.
22. Troça da «tristura de amor». A referência ao tesouro veneziano é
muito característica do ambiente lisboeta da época.
23. Louvavam Garcilaso e Boscán sem os entenderem.
25. *Que não se achou para mais o Grão Capitão* (Gonçalo Fernandez de
Córdoba; 1453-1515) deve ser frase feita alusiva a uma das muitas anedotas que
se contaram dele em toda a Europa.
26. *Rapazia,* rapaziada. Até os mais altos espíritos fizeram tolices.
27. *Minha etc.,* deve ser como «minha fulana». Em edições corrigidas
«beni-ni cem» (sic). *Trosquia,* trasfera; depois de ter bebido uma garrafa.
31. Dito gracioso baseado numa suposta etimologia popular. *Vale Luso*
é Valchiusa, Vaucluse, lugar dos amores de Petrarca com Laura de Noves. Opõe-se
aqui uma cena de amor boémio ao idealismo amoroso da poesia vigente.
34. Acudir com um bote a quem se afoga. Aqui, *afogar-se,* cair em hete-
rodoxia amorosa, como a própria frase declara.
40. A citação é de *La Celestina,* e usada *no mesmo sentido depressivo que
o resto das alusões à poesia amorosa.*
41. Creio que o «comer» que um ou outro comentarista pretende substituir por «saber» tem valor humorístico, como todo o resto da frase. Equivale
a «quero entregar-vos tudo» e está em relação com o final do parêntese.
43. Como se limpa essa fruta para fazer «marmelada».
45. *Mal avinhado,* deteriorado, como pipa de vinho avinagrado.

308

46. *A pouca* (conta), é zeugma, figura que depressa se tornou muito grata aos conceptistas.

48. O «leit-motiv» camoniano da desigualdade social que se apresenta como confirmação da tese dos amores com a infanta.

50. Que renasce das próprias cinzas.

52. *Praticado,* vulgarismo grato a Camões: conversado, bem dito.

54. *Amais pela passiva.* Símil gramatical; conclui-se no final da fala.

55. Frase relacionada com o ditado: os melões e o amor não admitem prova. «Melón y casamiento, acertamiento».

56. Pietro Bembo (1470-1547), grande humanista e imitador de Petrarca, aparece levado de rastos por trezentos latões. *Atoar* um barco é levá-lo ligado por uma «toa», um cabo, ao que o rebocava.

57. Alusão à comédia «dell'arte». O pagem «de arte» ou de comédia, em geral, pode trazer as luvas gastas e brilhar como se fossem novas.

58. *Aparentes,* evidentes.

61. Participarão no torneio.

61. Tosquiada, pelada.

63. *Fico,* afirmo. Não ficar pedra sobre pedra em vez de «não deixar nem os ossos» é substituição humorística, como notou A. de CAMPOS.

68. *Com a viola na mão:* tocando a viola ao mais profundo da selva de um pensamento emaranhado.

70. *Solina,* a «moça» da comédia que na cena anterior avisou Filodemo de

Que a Senhora Dionisa
por me ouvir se fosse erguer
da sua cama em camisa!

73. Graça conseguida por substituição na frase feita, como as anteriores. Os anúncios de terra eram para os marinheiros as aves aquáticas ou certos feixes costeiros. Aqui subverte-se o refrão dizendo que são sinal as cobras e os crocodilos. O carácter marinho da frase reafirma-se com «Pois ainda vos eu não fazia tanto avante».

80. Se permitis que o ferrador vos deixe manco. Frase de quadra. *Estrebaria* é não só oficina de ferreiro mas também cavalariça, por extensão!

81. Rui de Sande, poeta do *Cancioneiro Geral,* um dos «fiéis de amor».

82. Como quem faz um poço e julga que vai encontrar água mal os trabalhos começam.

88. *Marejar,* ressumar, gotejar.

89. Aplicação amorosa de um verso de Jorge Manrique.

93. Segundo Hernâni CIDADE, deve interpretar-se: «Prestar serviços executados sem perfeição, como se tosquiam às pandeiretas os animais, ou seja, deixando manchas de cabelo menos rente».

Assentar-me em soldo. «Nesta fala de *Duriano,* o Poeta, segundo era de uso desde os trovadores, aplica a exprimir o propósito de vassalagem amorosa a linguagem própria da vassalagem que impunha o serviço militar, entre outros» (H. CIDADE).

96. Alusão a citação do trovador Macías, um dos epígonos da escola lírica galega que, segundo a lenda, morreu por amor da dama a quem servia. Ver Ms. Carlos BARBEITO, *Macías el Enamorado* e *Juan Rodríguez del Padrón,* Santiago de Compostela, Bibliófilos Gallegos, 1951.

99. Este *dom Lusidardo* que anda no pomar é, até no nome, uma personagem vicentina.

102. *Fazei de vós mil manjares,* como no castelhano de Cervantes: «daos un filo a la lengua en la piedra de la adulación»; dizei-lhe mil galanterias.

103. *Brás Quadrado,* protagonista da peça de teatro castelhana assim chamada e que se atribuía a Vicente Alvares, seu editor.

309

Capítulo XII

O EPISTOLÁRIO DE CAMÕES

Compõem o exíguo mas valiosíssimo epistolário de Camões cinco cartas, todas elas de carácter literário. Conhece-se apenas o destinatário de uma (a dirigida a D. Francisca de Aragão, enviando-lhe as três glosas do «mote» *Mas porém a que cuidados?*); as restantes são dirigidas a amigos não identificados; duas foram escritas em Lisboa; uma outra parece datada de Ceuta; outra foi seguramente escrita na Índia. Todas revelam o singular artista, digno de, por elas, ainda que não tivesse deixado outra obra, ocupar um lugar de excepção entre os escritores peninsulares.

Camões aparece, através destes escassos exemplos, encarnando as mais complexas tendências da prosa artística. Por um lado, maneja as sinonímias, o paralelismo e as correlações, à maneira cortesã, mas também sabe, vencendo-a, larçar-se por diferentes caminhos: o centão poético, a distorção da frase feita, o alinhavado de refrães, a difícil aliança do dito libertino e do refinamento conceptual... Então, sentimo-nos muito mais perto de Quevedo do que de Guevara. Ter conseguido percorrer este caminho é mérito que bastaria para consagrar como prosador o nome do poeta, que não deixa de sê-lo nem mesmo nos momentos em que, com voz rouca, agita o turvo fundo da vida cortesã ou desenha o tempestuoso panorama espiritual das Índias.

Oferecemos três exemplos comentados.

311

CARTAS DE CAMÕES

I.ª

ESTA VAI COM A CANDEIA...

Carta a um amigo.
Escrita de Ceuta (1522).

Esta carta, que aparece na edição de 1598 e na «Miscelânea» de Juromenha, é apresentada como escrita de Ceuta. Parece obra juvenil, e a referência estabelecida por meio dos versos de Garcilaso, marca já um «passo do mar» e um abandono da terra-natal. O facto de aludir a D. João III como vivo põe como termo «ante quem» o ano de 1557. Como não existe nenhuma alusão à Índia, nem à situação que aí tinha, é lógico que se considere como escrita de África no ano de 1552, ou pouco antes.

É dirigida, sem dúvida, a um amigo íntimo, mas com o qual não pode permitir-se confianças: a carta está escrita com notória contenção, longe da liberdade de expressão que caracteriza as outras que se conservam. Pensou-se que esse amigo fosse Jorge da Silva, que também esteve apaixonado pela Infanta D. Maria, e por isso na prisão, a quem dedicou a composição que a seguir se cita:

Perdigão perdeu a pena
não há mal que lhe não venha.

Como observa Hernâni Cidade, Jorge da Silva teria motivos para admirar-se que lhe citasse, como faz, o «mal-dizer» que lhe tinha dirigido. Mas o espanto — aceitando a tese dos amores com a Infanta — qualquer um poderia senti-lo ao ver que o poeta citava o castigo alheio tendo ele próprio sofrido um.

Poderia talvez pensar-se que se trata, não de um companheiro, mas de algum mecenas ou parente seu, por exemplo, algum membro da casa dos condes de Linhares; se o jovem D. António de Noronha, morto pouco depois e em África, foi seu discípulo, a ela poderia ter sido dirigida.

312

Aventuramos esta hipótese pelo próprio carácter da carta, que é um centão com o qual Camões responde a uma carta de consolação. Para afirmar que carece de consolação e que vive da alegria da sua pena e da desesperança do seu desengano, constrói uma espécie de «quod libet» ou mistura de citações, alheias e próprias, tão encadeadas que muitas vezes não deixam lugar para discriminar o que é seu. O começo, afirmando que, a ser divulgada, seja sem a sua assinatura, parece traço humorístico em introdução a escrito em que tão pouco de seu havia. Este jogo literário, análogo no género epistolar ao que foram no teatro os «entremeses de romances», tem um carácter escolástico muito diferente do que seria uma carta entre companheiros de armas.

É curioso notar que no conjunto das citações existe uma notável proporção de elementos castelhanos: Manrique, Boscán e Garcilaso, romances, canções populares, vilancetes e não poucos refrães figuram ao lado dos versos da *Chrisfal* e das suas próprias «redondilhas», da que ele considerava «parva propria» na «manada dos enjeitados». O desenvolvimento de brilhantes paradoxos, as frases de alto sentido e de cunho popular, a profundidade de alguns passos e o «saudoso» lusitanismo que se desprende de todo o conjunto dão a esta composição um valor singular na obra de Camões.

Damos apenas dois passos: um do início e outro do final, pelos quais os leitores poderão compreender o que representa.

Carta I

ESCRITA DE CEUTA

Esta vai com a candeia na mão morrer nas de V. M.; e, se daí passar, seja em cinza, porque não quero que do meu pouco comam muitos. E se, todavia, quiser meter mais mãos na escudela, mande-lhe lavar o nome, e valha sem cunhos.

5   La mar en medio y tierras he dejado
de cuanto bien, cuitado, yo tenia.

313

Cuan vano imaginar, cuan claro engaño
es darme yo a entender que, com partirme,
de mi se ha de partir un mal tamaño!

10 Quão mal está no caso quem cuida que a mudança do lugar
muda a dor do sentimento! E se não, diga-o *quien dijo que la*
ausencia causa olvido. Porque, enfim, *en la tierra queda, e o mais*
a alma acompanha. Ao alvo destes cuidados jogam meus pensamentos à barreira, tendo-me já, pelo costume, tão contente de
15 triste que triste me faria ser contente; porque *o longo uso dos*
anos se converte em natureza. Pois o *que é pera mor mal, tenho*
eu pera mor bem. Ainda que, pera viver no mundo, me debruo
de outro pano, por não parecer coruja entre pardais, fazendo-me
um pera ser outro, sendo outro pera ser um; mas *a dor dissimulada*
dará seu fruito, que a tristeza no coração é como a traça no pano

20   E por tão triste me tenho
               que, se sentisse alegria,
               de triste, não viveria.
               Porque a tal sorte vim
25   que não vejo bem algum
                  em quanto vejo,
               que não naceu pera mim;
               e per não sentir nenhum,
                  nenhum desejo.

30 Porque cousas impossíveis, é melhor esquecê-las que desejá-las.
e por isso.

               Só tristeza ver queria,
               pois minha ventura quer
                  que só ela
35   conheça por alegria,
               e que, se outra ver quiser,
                  moura por ela.

Pouco sabe da tristeza quem, sem remédio pera ela, diz ao triste
40 que se alegre; pois não vê anheios contentamentos a um coração
descontente, não lhe remediando o que sente, lhe dobram o que
padece. Vós, se vem à mão, esperais de mim palavrinhas joeiradas,
enforcadas de bons propósitos. Pois desenganai-vos, que, dês que
professei tristeza, nunca mais soube jogar a outro fito. [...]

45 A tudo isto podeis responder que todos morremos do mal de
Faetão, *porque del dicho al hecho, va gran trecho.* E de saber as
cousas a passar por elas, há mais diferença que de consolar a ser

314

consolado. Mas assi entrou o Mundo, e assi há-de sair; muitos a repreendê-lo, e poucos a emendá-lo. E com isto amaino, beijando
50 essas poderosas mãos ũa quatrínqua de vezes, cuja vida e reverendíssima pessoa nosso Senhor, etc.

NOTAS

1. *Com a candeia na mão* — A vela dos agonizantes. O poeta julga o seu conteúdo demasiado íntimo para que deva ser conhecido de outros. Talvez deva ser entendido em sentido humorístico, pois por ser carta de citações alheias pouco leva seu de que possam apropriar-se.

4. *Sem cunhos* — Valha por si mesma, como o metal não cunhado.

5. *«La mar en medio* » — Dois versos do soneto V de Garcilaso.

6. *«Cuan vano imaginar...»* — Terceto da Écloga II de Garcilaso. A adversativa «mas» separa as duas citações na edição de Juromenha.

10. *A mudança de lugar...* — Julgamos, tal como Storck, que se trata de uma citação de versos não identificados.

11. *«Quien dijo»...* — Início de um soneto de Boscán.

12. *«El cuerpo en la tierra queda...»* — Provérbio castelhano.

13. *Jogar a... barreira* — Metáfora como tantas outras das cartas, tirada dos jogos infantis da época. Aqui refere-se a atirar ao alvo. A «Barreira» costuma ser topónimo medieval do lugar dos torneios e de entretenimento a atirar a flecha.

15. *«O longo uso...»* — Versos da *Chrisfal,* do Cristóvão Falcão.

21. *E por tão triste.* — Versos do próprio Camões, como os seguintes, e outros de igual metro que inclui depois.

38. *Moura* — Por «morra», arcaísmo grato ao *Poeta.*

40. *Alheios contentamentos* — Aqui parecem iniciar-se outros quatro versos.

42. *Joeiradas* — Crivadas, peneiradas. O poeta enfeita com certa frequência as suas obras com palavras de uso metafórico de proveniência popular. Na própria carta repete a expressão completando «não há trigo tão joeirado que não tenha algua hervilhaca».

45. *Morreremos do mal de Faetão* — Despenhados, como ele, por castigo da Júpiter, por ter guiado mal o carro do Sol, seu pai.

46. *Del dicho al dicho...* — Outro ditado castelhano. Seguem-se, ligadas, outras sentenças.

49. *Amainar* — É palavra de marinheiros: recolher velas.

50. *Quatrínqua* — Conjunto de quatro pessoas ou coisas. Palavra dos jogos de naipes. Como «tute» de quatro cartas semelhantes.

II.ª

DESEJEI TANTO ŨA VOSSA...

Carta a um Amigo
Escrita da Índia (post. 1557).

Camões dirige-se intimamente a um companheiro da vida cortesã que tinha levado em Lisboa e, a propósito das lembranças da metrópole e sobretudo das lisboetas, reflecte o modo de ser das gentes que frequenta, damas e espada-chins. A carta, que começa «saudosamente» aludindo às esperanças mortas, converte-se assim num animado quadro de costumes e passagem do estilo pendular que reflecte a nostalgia da vida requintada da corte às directas caracterizações de tipos representativos. A frase enche-se então de vitalidade, e, rápida, imediata, populista, esboça semelhanças, define grupos humanos, estabelece contrastes... O recurso frequente a frases espanholas, a citações do romanceiro e dos mestres da poesia petrarquista castelhana, dá maior interesse a estas páginas que podem contar-se entre as mais vivas de um século como o de Camões em que a prosa epistolar alcançou alturas insuperadas.

Foi publicada por Estevam Lopes na edição de 1598.

Carta II

(DA ÍNDIA)

Desejei tanto ũa vossa, que cuido que pola muito desejar a não vi; porque este é o mais certo costume da Fortuna: consentir que mais se deseje o que mais presto hà-de negar. Mas por que outras naus me não façam tamanha ofensa, como é fazerem-me suspeitar
5 que vos não lembro, determinei de vos obrigar agora com esta; na qual pouco mais ou menos vereis o que quero que me escrevais dessa terra. Em pago do qual, de antemão vos pago com novas desta, que não serão más no fundo de ũa arca pera aviso de alguns aventureiros que cuidam que todo o mato é orégãos, e não sabem que cá e lá más fadas há.
10 Despois que dessa terra parti, como quem o fazia pera o outro mundo, mandei enforcar a quantas esperanças dera de comer até então, com pregão público: *Por falsificadoras de moeda.* E desenganei esses pensamentos, que por casa trazia, por que em mim não ficasse pedra sobre pedra. E assí posto em estado que me não via
15 senão por entre lusco e fusco, as derradeiras palavras que na nau disse foram as de Cipião Africano: *Ingrata patria, non possidebis ossa mea.* Porque quando cuido que, sem pecado que me obrigasse a três dias a Purgatório, passei três mil de más línguas, piores tenções, danadas vontades, nascidas de pura enveja, de verem *su*
20 *amada yedra de sí arrancada, y en otro muro asida...* Da qual também amizades, mais brandas que cera, se acendiam em ódios

316

que disparavam lume que me deitava mais pingos na fama que
nos couros de um leitão. Então ajuntou-se a isto acharem-me
sempre na pele a virtude de Aquiles, que não podia ser cortado
25 senão polas solas dos pés; as quais de mas não verem nunca, me
fez ver as de muitos, e não enjeitar conversações da mesma impressão, a quem fracos punham mau nome, vingando com a língua
o que não podiam com o braço. Enfim, Senhor, eu não sei com
que me pague saber tão bem fugir a quantos laços nessa terra me
30 armavam os acontecimentos, como com que vir pera esta, onde
vivo mais venerado que os touros da Merceana, e mais quieto
que na cela de um Frade Pregador.

Da terra vos sei dizer que é mãe de vilões ruins e madrasta de
homens honrados. Porque os que se cá lançam a buscar dinheiro,
sempre se sustentam sobre água com o bexigas; mas os que sua
opinião deita *á las armas, Mouriscote,* como a maré corpos mortos
35 à praia, sabei que, antes que amadureçam, se secam. Já estes
que tomavam esta opinião de valentes às costas, crede que nunca

> *Riberas del Duero arriba*
> *cabalgaron zamoranos,*
> *que roncas de tal soberbia*
> *entre si fuesen hablando;*

E quando vêm ao efeito da obra, salvam-se com dizer que se não
podem fazer tamanhas duas cousas, como é prometer e dar.

Informado disto, veio a esta terra João Toscano, que, como se
achava em algum magusto de rufiões, verdadeiramente que ali era
45 *su comer las carnes crudas, su beber la viva sangre.* Calisto de
Sequeira se veio cá mais humanamente, porque assi o prometeu
em ũa tormenta grande em que se viu. Mas um Manuel Serrão,
que, *sicut et nos,* manqueja de um olho, se tem cá provado arre-
zoadamente, porque fui tomado por juiz de certas palavras de
que ele fez desdizer a um soldado, o qual, pela postura de sua
50 pessoa, era cá tido em boa conta.

Se das damas da terra quereis novas, as quais são obrigatórias
a ũa carta como marinheiros à festa de S. Frei Pero Gonçalves,
sabei que as portuguesas todas caem de maduras, que não há cabo
que lhes tenha os pontos, se lhe quiserem lançar pedaço. Pois as
55 que a terra dá? Além de serem de rala, fazei-me mercê que lhes
faleis alguns amores de Petrarca ou de Boscão; respondem-vos ũa
linguagem meada de ervilhaca, que trava na garganta do entendimento, a qual vos lança água na fervura da mor quentura do
mundo. Ora julgai, Senhor, o que sentirá um estômago costumado

317

60 a resistir às falsidades de um rostinho de tauxia de ũa dama lisbo-
nense, que chia como pucarinho novo com a água, vendo-se agora
entre esta carne de salé, que nenhum amor dá de si. Como não
chorará *las memorias de in illo tempore!* Por amor de mim, que
às mulheres dessa terra digais de minha parte que, se querem
65 absolutamente ter alçada com baraço e pregão, que não receiem
seis meses de má vida por esse mar, que eu as espero com procissão e pálio, revestido em pontifical, aonde est' outras senhoras
lhe irão entregar as chaves da cidade, e reconhecerão toda a
obediência, a que por sua muịta idade são já obrigadas.

Por agora não mais, senão que este Soneto que aqui vai, que
70 fiz à morte de D. António de Noronha, vos mando em sinal de
quanto dela me pesou. Ũa Écloga fiz sobre a mesma matéria, a
qual também trata algũa cousa da morte do Príncipe, que me
parece melhor que quantas fiz. Também vo-la mandara pera a
mostrardes lá a Miguel Dias, que, pela muita amizade de D. Antó-
75 nio, folgaria de a ver; mas a ocupação de escrever muitas cartas
pera o Reino me não deu lugar. Também lá escrevo a Luịz de
Lemos em resposta de outra que vi sua: se lha não derem, saiba
que é a culpa da viagem, na qual tudo se perde. — *Vale.*

NOTAS

1. *Ua vossa* — Uma carta vossa, como ainda hoje se diz.
4. *Naus* — Correios.
8. *Que não serão* — O poeta liga uma série de frases populares para dizer
que nas Índias sucedem coisas análogas às conhecidas da corte.
11. *Enforcar... esperanças* — Uma das «redondilhas» desenvolve o tema:
Enforquei minha esperança. As esperanças são enforcadas por falsificadores.
13. *Por que* — Para que.
14. *Em estado* — Em [tal] estado.
15. «*Entre lusco e fusco*» — É uma frase portuguesa e galega: o crepúsculo.
A frase atribuída a Públio Cornélio Cipião, o Africano (Tito Lívia, XXXVIII, 53)
é citada certamente em forma humorística. Camilo Castelo Branco (Camões, p. 42),
interpretando-a de forma literal, interrogava-se sobre o que a Pátria deveria então
ao Poeta.
18. *Tres mil [dias]* — Também aqui a interpretação literal de JUROMENHA
levou a atribuir uma data demasiado tardia para a carta. Deve entender-se como
fórmula indeterminada e paralela a «três» dias.
20. *Su amada yedra* — Dois versos da Écloga I de Garcilaso ao Vice-Rei
de Nápoles. A interpretação da citação e do que se segue como alusão às riva-
lidades literárias (A. DE CAMPOS) parece discutível. Seria mais natural supor
que se referissem a um desengano amoroso.
Da qual — A frase anterior ficou aberta, por um anacoluto, e esta continua-a.
23. *Nos couros* — Alude ao costume de chamuscar os porcos.
24. *Aquiles* — Esta fanfarronice, espontânea e familiar, aludindo ao ponto
vulnerável do herói homérico (o calcanhar de Aquiles), afirma que sempre viu

passar os outros diante do seu valor, e parece confirmar a sua fama de espadachim.

26. *Impressão* — Sobre o mesmo? Sobre análogos golpes?

31. *Touros de Merceana* — Frase enigmática e objecto dos mais diferentes comentários. Refere-se, sem dúvida, a uma localidade e não a mercearia ou coisa que se pareça. A Aldeia Galega de Merceana fica situada próximo das famosas manadas em Portugal. Mas a palavra «venerado» sugere-me que se trate de esculturas proto-históricas do tipo dos varrascos e objecto de algum culto popular.

32. *Frade Pregador* — Frade dominicano. A aproximação dos touros e do frade, que STORCK tanto estranhou, e sem dúvida uma antítese humorística.

33. *Madrasta...* — «Frase muito citada pela oposição de então ao governo de D. João III» (A. DE CAMPOS).

34. *Opinião* — Creio que deve interpretar-se como vocação, e não como «sua obrigação de linhagem nobre».

36. *Riberas del Duero...* — Outra citação do romanceiro.

41. *Obra* — O momento de bater-se.

43. *Juan Toscano* — Ao que parece, não foi identificado este passageiro para as Índias.

45. *Su comer* — Mais uma vez, o romanceiro espanhol.

45. *Calisto de Sequeira* — Diogo DO COUTO elogia-o como o melhor fusileiro do seu tempo.

47-48. *Manuel Serrão «que sucit et nos»* — Também não se identificou esta personagem. Camões diz que era vesgo como ele, usando «nos» ironicamente e como plural fictício uma terceira personagem, o destinatário da carta, como supuseram alguns comentadores, imaginando um trio de zarolhos. Quanto ao resto, o parágrafo deve interpretar-se no sentido de que, apesar da sua fama de valentão, o fizeram retratar-se tomando Camões por testemunho.

52. *S. Frei Pero Gonçalves* — S. Pedro Telmo, dominicano confessor de S. Fernando, cujo Corpo Santo, venerado em Tuy, alcançou tal devoção que chegou a ser o patrono dos marinheiros em todo o mundo. No seu culto confluíram e até se ligaram ao seu nome as crenças referentes ao meteoro chamado «fogo dos mastros» ou «de S. Telmo». Ver Filgueira Valverde, *San Telmo y el Cuerpo Santo,* 1941.

54. *Pedaço* — Parece que se exagerou a dificuldade deste parágrafo. O sentido é «não têm remédio», isto é, «não há por onde apanhá-las» e a comparação estabelece-se com a dificuldade de dar os pontos num tecido usando uma corda para pôr um remendo.

55. *Rala* — Desperdícios, alimpas, a casca do grão que a moenda tritura e que o crivo separa: o farelo. Na Galiza, «pán de relón», pão integral.

56. *Petrarca ou de Boscão* — O poeta está habituado ao diálogo de «amor cortês» nos «serões» do paço e põe em destaque o contraste com estas pobres mulheres que não entendem de subtilezas.

57. *Ervilhaca* — Erva ruim das sementeiras; portanto, linguagem colonial, cheia de exotismos.

60. *Rostinho de tauxia* — O elogio é de uma plasticidade e de uma graça insuperáveis e ficou para sempre como o melhor madrigal às lisboetas. *Tauxia* é o mesmo que «marchetado», «embutido», «incrustado» e, por extensão, «esmaltado», «bordado», «matizado».

62. *Salé* — Galicismo: salada.

63. *Las memorias* — Alusão a outra frase castelhana.

Por amor de mim → Como se dissesse «peço-vos que o façais pela minha vida».

65. *Ter alçada com baraço e pregão* — Como a forca e o punhal, quer dizer, se querem reinar.

66. *Seis meses* — A duração média de uma viagem à Índia.

67. *Pontifical* — Com maior solenidade.

68. *Muita idade* — Alude ao «velho mundo» e, ironicamente, à idade das suas «velhas glórias».

69-71. *Soneto y Egloga* — Alude ao soneto «Em flor nos arrancou...» dedicado à morte de D. António de Noronha, filho dos Condes de Linhares e talvez seu discípulo, ocorrida em Ceuta em 1553, com 17 anos, e à Écloga I dedicada «A Morte de D. António de Noronha», que «morreu em África, e à morte de D. João, pai de El-Rei D. Sebastião». Portanto, a carta não pode ser anterior a 1557, ano em que morreu o segundo. Ambos morreram com a mesma idade e tinham combatido em justas em Xabregas.

74-77. *Miguel Dias e Luís de Lemos* — São duas personagens não identificadas.

III.ª

CARTA A UM AMIGO

Escrita em Lisboa (1553?)

Carta entre guevariana e quevedesca, em tema e estilo. Louvor do campo, visto através da literatura bucólica, na esteira de Virgílio, Petrarca, Boscán e Sannazzaro, que no próprio texto são citados. Menosprezo de uma corte, vista globalmente, num clima de «alcoviteiras», soldadeiras, espadachins, tabernas de «Mal-cozinhado» e torres de «Acolheita». No pungente contraste, o poeta sente saudade da quietude do campo, enquanto o amigo ausente suspira pela Corte, enfastiado dos pacíficos trabalhos campestres e do não fingido amor da gente rústica.

Ao serviço desta ideia põe Camões o duplo jogo de um estilo que é cortesão na evocação bucólica e de «mal dizer», picaresco no amargo quadro dos costumes lisboetas. No primeiro, cadência e desenrolar correspondem à moda, já arcaizante, dos ritmos bamboleantes, consagrada nos fins do século XV e que viria a refluir no «enphuismo»; com o segundo encontramo-nos, pelo contrário, num tempo muito posterior ao da data desta carta, depois do *Lazarillo*, pressentindo os requebros caricaturescos do barroco. Porque, assim como o Camões da Écloga Alieuto-Agrário é elo obrigatório entre Garcilaso e Góngora, esta das «Damas de aluguer» e dos Narcisos do amor cortesão abre caminho a Quevedo. Ao grande novelista que também havia em Camões

320

teria bastado pôr em acção estes tipos, que aqui ficam esboçados com quatro palavras tão cheias de ironia como de força evocadora, para preencher o único vazio das letras portuguesas modernas. Desconhecemos todas as circunstâncias que rodearam esta epístola, escrita com extraordinário cuidado, sumamente castigada no estilo, apesar da sua aparente, só aparente, facilidade. Não se sabe, nem pode inferir-se, a quem tenha sido dirigida, a não ser que era um íntimo e que, então, vivia no campo, suspirando pela Corte. Foi sem dúvida escrita da Corte e proporciona preciosos pormenores sobre a sua vida.

Quanto à data, a referência às *Saudades*, de Bernardim RIBEIRO, editadas pela primeira vez, ao que se sabe, em 1557, fornece uma data inquietante, porque havia já cinco anos que o poeta estava na Índia. J. M. RODRIGUES havia dado, razoavelmente, como data possível, a do curto espaço de tempo que mediou entre o regresso de Ceuta e a prisão do poeta. Costa PIMPÃO objecta com a data das *Saudades*. Hernâni CIDADE sugere: «A não ser que a obra de Bernardim, aliás póstuma, tenha sido conhecida antes de publicada e sido designada pelo *Livro das Saudades* pelos leitores muito antes que pelo ed. eborense — que bem podia dar-lhe aquele título pelo facto de ser já corrente»[1]. Nem o estilo nem o tom juvenil correspondem à época do regresso de Camões da Índia. Provisoriamente, teremos que aceitar, através da última interpretação, a data de 1553.

O texto foi conhecido há relativamente pouco tempo; permaneceu inédita até 1904, data em que foi publicada e comentada pela primeira vez por Xavier da CUNHA. Posteriormente apareceu um apócrifo em códice adquirido pela Biblioteca Nacional.

Trata-se, sem dúvida, de uma peça que veio suscitar polémicas sobre possíveis sofisticações.

---

1 Ver Xavier da CUNHA, in «Boletim das Bibliotecas e Arquivos Nacionais», 1904, pp. 26 e segs.; COSTA PIMPÃO, *op. cit.*, e H. CIDADE, *Obras Completas*, vol. III, p. 249, nota.

DE LISBOA, A UM AMIGO

Ũa vossa me deram, a qual, pelo descostume, me pôs em tamanho espanto como contentamento, em saber novas de quem tanto as desejava; mas nem com esta vos forrareis do esquecimento que de mim tivestes em me não escreverdes antes de vos irdes.

5 Entre algũas novas que mandastes, vi que me gabáveis a vida rústica, como são: águas claras, árvores altas, sombrias, fontes que correm, aves que cantam e outras saudades de Bernardim Ribeiro, *quae vitam faciunt beatam.* Não vos nego a inveja que dela vos tenho, nem o pouco conhecimento que dela tendes, pois me dizeis
10 que vos enfada já.

A troco destas novas, vos darei outras desta terra, tão contrárias dessas, como esta vos dirá.

Primeiramente digo que cá vivem os homens na mão do mundo, o que não fazem os de lá; porque, se lá tendes conta com visitar
15 fazenda, enxertar árvores, dispor cravos, ir ver se a lagarta rói a vinha, rir das rústicas palavras dos pastores, ouvir uns tão fingidos amores, os de cá hão-de ter conta com exercitar suas vidas de maneira que floresçam suas obras, porque a lagarta das más línguas não roa a vinha das vidas alheias, e trazer sempre aparadas
20 as palavras pera falar com quem se preza disso, cousa que eu tenho por grande trabalho, — andar à discrição de amores fingidos, que os pastores lá não têm.

E, pera verdes, digo que há cá dama tão dama que, pelo ser de muitos, se a um mostra bom rosto, porque lhe quer bem, aos
25 outros não mostra ruim, porque não lhe quer mal.

Em comparação desta, digo que criou Nosso Senhor o camaleão na arte [de tomar a cor] de qualquer lugar onde o põem. Ao redor de cada ũa destas verei estar ũa dúzia de parvos, tão confiados que cada um jurara que é mais favorecido que todos. Uns
30 vereis encostados sobre as espadas, os chapéus até os olhos, e a parvoíce até os artelhos, cabeça entre os ombros, capa curta, pernas compridas; nunca lhes falta ũa conteira dourada, que luz ao longe. Estes, quando vão pelo sol, miram-se à sombra, e, se vêm bem dispostos, dizem que teve moita rezão Narciso de se
35 namorar de si mesmo. Estes, no andar, carregam as pernas pera fora, torcem os sapatos pera dentro, trazem sempre Boscão na manga, falam pouco, e tudo saudades, enfadonhos na conversação pelo que cumpre à gravidade de amor. Nestes fazem alcoviteiras seus ofícios, como são: palavras doces, esperanças longas, recados
40 falsos. Ou vos falam pela greta da porta: como vos não falou, estava mal disposta, sentiu-a sua mãe. Porque esta é a isca com que Celestina apanhava *las cien monedas de Calixto*, como sua sobrenfusa. [...]

Nestas casas acharão continuamente muitos Cupidos valentes,
45 dos quais suas alcunhas são *Matadores, Matistas, Matarines, Matan-*
tes e outros nomes derivados destes, porque sempre os achareis
com cascos e rodelas — *cum gladiis et fustibus* — como se Nosso
Senhor houvesse de padecer outra vez.
Confesso-vos que estes me fazem fazer o mesmo. Estes, na
50 prática, dir-vos-ão que

«sus arreos son las armas,
su descanso es pelear»

Mas sei-vos dizer que, se

na paz mostran coração,
55 na guerra mostran as costas,
porque aqui torce a porca o rabo.

Como vos parece, Senhor, que se pode viver entre estes, que
não seja melhor essa vida que vos enfada, essa quietação branda,
com um dormir à sombra de ũa árvore, e ao tom de um ribeiro,
60 ouvindo a harmonia dos passarinhos, em braços com os *Sonetos*
de Petrarca, *Arcádia* de Sannazzaro, *Éclogas* de Vergílio, onde
vedes aquilo que vedes?
Se a vós, Senhor, essa vida vos não contenta, vinde trocar pela
minha, que eu vos tornarei o que for bem.
65 E não vos esqueçais de escrever mais, porque ainda me fica que
responder.
Cujas mãos beijo.

NOTAS

2. *Espanto* — assombro.
3. *Forrareis* — Ficareis compensado. À letra, «poupareis».
7. *Outras Saudades...* — Refere-se à *Primeira* e *Segunda Parte das Sau-*
dades de Bernardim Ribeiro, ditadas em Évora entre 1557 e 1558. Costa PIMPÃO
salientou a contradição entre a possível data da carta e a desta edição.
9. *Conhecimento* — Reconhecimento. Bissemia: reconhecer, agradecer.
13. *Na mão,* «à mão», ao alcance; na cidade está-se dependente de todos,
e todos dependentes de cada um.
14. *Lá,* aí. *Visitar* — Usado como vigiar, inspeccionar. *Fazenda,* segundo
A. de CAMPOS, os trabalhos ou o serviço dos trabalhadores. Na Galiza tem o
sentido exclusivo de «o conjunto dos gados», e talvez Camões o tenha empregado
com este sentido.
15. *Cravo* é tanto o prego como a planta e a flor «cravo».
17. *Os de cá hão-de ter conta.* No apócrifo: *os de que hão de ter conta.*
17. *Hão-de ter... (de) trazer... (de) andar...* observe-se a distância dos infi-
nitivos ao verbo principal.
21. *A discrição* — Dependendo de, à vontade de, às ordens.

25. *Lhe* equivale a lhes.

27. *Na arte de* — Falta uma frase nos manuscritos. Pode ser: *na arte de confundir com,* como propõe A. de CAMPOS, ou *de tomar a cor,* segundo H. CIDADE.

31. *Cabeça entre os hombros* — Interpreto «com a cabeça baia». Hernâni CIDADE propõe outra leitura: «ca beca entre os hombros». Não se tratando de colegiais, parece estranho; além disso, a beca usa-se «sobre» os ombros. Por isso, preferimos a leitura que o próprio ilustre camonianista conserva no texto.

33. *Miram-se à sombra* — De tão ufanos e seguros de si que andam.

34. *Bem dispostos* — Elegantes.

36. *Pera dentro* — Por parecerem cavaleiros, pessoas habituadas a montar.
Trazem sempre Boscão na manga. A. de CAMPOS comenta que «ter alguém de manga», segundo MORAIS, é poder dispor de... Hoje «tirar alguma coisa da manga» é apresentá-la rapidamente como num jogo de prestidigitação. A versão actual seria «à mão» ou «na ponta da língua».

40. *Como vos não falou* — «Como me não falou», no apócrifo. A passagem do indirecto ao directo recorda o melhor Arcipreste de Talavera.

42. *Las cien monedas* — Alude à paga de Calixto a Celestina na *Tragicomedia*. *Sobrenfusa* ou gorjeta foi um «fio de ouro».

44. *Casas* — Entenda-se, de má vida.
Cupidos — Não está usado no sentido mitológico, mas antes ironicamente, para denominar os «chulos».

45. *Matadores* — A enumeração inclui invenções verbais camonianas e não a aceitação de uma classificação pré-estabelecida. *Matante* «nos ranchos de vadios que andam de noite é o mais prezado de valente» (BLUTEAU).

47. *Cum gladiis et fustibus* (S. Mateus, XXVI, 47; S. Lucas, XXII, 52): com espadas e garrotes.

50. *Na prática* — Nas palavras, não nas acções.

51. *Sus arreos son las armas* — Do romanceiro castelhano.

54. *Na paz...* Versos dos *Disparates da Índia* do próprio Camões.

60. *Em braços* — Às voltas com... *Sonetos...* O poeta indica os três autores preferidos e as fontes mais directas da sua inipiração na época das Éclogas.

67. *Cujas mãos beijo* — É fórmula de cortesia e, por isso, é inútil procurar, como se pretendeu, um longínquo ou perdido antecedente do relativo.

324

Capítulo XIII

CAMÕES, CLÁSSICO CASTELHANO

Ninguém com melhores títulos do que Camões pode ser chamado «poeta hespanhol». Assim queria ele próprio ser considerado. A sua maior glória é a de encarnar a comunidade dos povos que, com uma clara consciência da sua missão comum na História, convivem na nossa Península. E encarna-a realmente: pela sua ascendência, por se sentir cidadão da «Hespanha», por ter cultivado as duas línguas de expansão ecuménica, pela sua posição axial nas duas literaturas, das quais recebe igualmente uma herança de ideias e de modos de expressão e sobre as quais exerce igualmente influência...

«CANTOR DE HESPANHA»

Camões considera-se membro dessa comunidade e tem como suas todas as glórias ibéricas:

> Eis aqui se descobre a nobre Hespanha,
> como cabeça ali de Europa toda,
> em cujo senhorio e glória estranha
> muitas voltas tem dado a fatal roda;
> mas nunca poderá com força ou manha
> a fortuna inquieta pôr-lhe noda,
> que lh'a não tire o esforço e ousadia
> dos belicosos peitos que em si cria.

(III-17)

Os portugueses são para os deuses ou para os indígenas dos povos descobertos «gente da Hespanha» (VIII-68), ou melhor:

> Hũa gente fortíssima de Hespanha,
>
> (I-31)
>
> gente estranha
> que às suas terras vem da ignota Hespanha.
>
> (VIII-45)

Comum é a dor pela perda dos reinos peninsulares em face do embate maometano (III-101 segs.) e comuns os feitos pelos quais os recuperam os «ínclitos hispanos» (IV-61), as «gentes belligeras da Hespanha» (VII-71), desta Espanha, rica e variada, nesta crónica rimada que é o poema de Camões:

> Tem o Tarragonês, que se fez claro
> sujeitando Parthénope inquieta,
> o Navarro, as Astúrias, que reparo
> já foram contra a gente Mahometa;
> tem o Galego cauto, e o grande e raro
> Castelhano, a quem fez o seu planeta
> restituidor de Hespanha e senhor d'ella,
> Betis, Lião, Granada com Castella.

Num passo elogia-se uma Castela «amiga» como digna de dominar gentes em países remotos:

> Vedes a grande terra que continua
> vai de Callisto ao seu contrário pólo,
> que soberba a fará a luzente mina
> do metal que a cor tem do louro Apollo.
> Castela, vossa amiga, será dina
> de lançar-lhe o collar ao rudo collo...
>
> (X-139)

Num outro exalta-se a sua língua:

> O Capitão abraça em cabo ledo
> ouvindo clara a língua de Castella...
>
> (VII-29)

Não falta até um louvor à sua qualidade poética:

> Quão bem que soa o verso castelhano

> (Écloga I)

E Boscán é chamado «nosso» num dos sonetos.

Nem estes firmes conceitos, nem o substancial tributo de Camões à «língua de Castella» podem ser interpretados como tibieza no seu patriotismo de português. Não se diria «hespanhol» se tivesse sido anexionista. O seu poema é a mais exaltada alegoria a favor da personalidade e da independência de Portugal. Logo na entrada do Canto I (v. 6), ouve-se este «tema condutor»:

> E vós, ó bem nascida segurança
> da Lusitana antiga liberdade...

que vem a condensar-se mais adiante num duríssimo discurso:

> Como! da gente ilustre Portuguesa
> há-de haver quem refuse o pátrio Marte?
> ....
> quem negue a fé, o amor, o esforço e arte
> de Português, e por nenhum respeito
> o próprio Reino queira ver sujeito?

> (IV-15)

E cujo desenvolvimento alcançará plenitude no grande «painel» da batalha de Aljubarrota, quando

> a sublime bandeira castelhana
> foi derribada aos pés da Lusitana.

> (IV-41)

«Sublime» é tanto a exaltação do próprio, ao ponderar o valor do adversário, como o reconhecimento da sua grandeza; «ingente» se chamará em outro passo ao povo castelhano:

> Olha, por seu conselho e ousadia,
> de Deus guiada só e de Sancta estrella,
> Só pode o que impossibil parecia
> vencer o povo ingente de Castella.

> (VIII-29)

Camões orgulha-se da vitória como se dói da luta. Castela não é um povo inimigo que Portugal tem a missão de esmagar, mas antes o irmão poderoso de cujos feitos se orgulha e cujo domínio se teme. Mas, sempre, o irmão.

«OS LUSÍADAS» EPOPEIA IBÉRICA

Aqui, a fecunda ideia de Ramiro de MAEZTU que usamos como lema desta obra — a «nossa» epopeia é o poema de Camões:

«Tem-se, por vezes, perguntado a razão por que esta grande epopeia espanhola não se teria expressado num livro que pudesse comparar-se ao *D. Quixote*. Estas perguntas negativas não têm resposta. Não há razão, por exemplo, para que Garcilaso não escrevesse essa obra. Mas a verdade é que só foi escrita em português. *Os Lusíadas* são a epopeia peninsular, e é sabido que a história espiritual e artística dos povos hispânicos não deve fazer-se separadamente. Em *Os Lusíadas* encontra-se a expressão conjunta do génio hispânico e no seu momento de esplendor. Aí se encontra a sua expansão mundial e a sua característica religiosidade: a divinização da virtude humana. Onde acabam *Os Lusíadas* começa *D. Quixote*» [1].

As gestas, que se tornaram história nas «Crónicas», derramaram-se pela irisada multitude dos romances e acabaram por fecundar a comédia, não desembocaram num grande poema épico erudito castelhano que encarnasse o espírito peninsular. É forçoso reconhecer a existência de um hiato, sem paralelo nos restantes géneros, entre o bloco formado pelas nossas crónicas medievais, pela nossa épica popular e pelo teatro criado por Lope de Vega, por um lado, e a vasta mas monótona série de nossos poemas cultos (*Comedieta, Laberinto, Parthenopea, Conquista de la Bética, Carlo famoso, Austriada, Araucana, Elegías, Monserrate, Dragontea, Restauración de la España, Bernardo, Neapolisea...*), por outro.

---

1 *Don Quijote, Don Juan y la Celestina, op. cit.*

Série enriquecida, como salientou ASENSIO, com numerosas obras portuguesas.

A gesta tornou-se didáctica, ou lírica, ou drama... mas não manteve em castelhano o seu impulso na própria épica; os fracassos contam-se pelos intentos. Nem Ercilla, nem sequer o próprio Lope de Vega conseguem nacionalizar a forma italiana nem actualizar o radical anacronismo do género. Mas a série castelhana não se explica sem a portuguesa, nem *Os Lusíadas* se podem situar na história da Cultura universal independentemente daquela. O que maravilha é que Portugal, sem romanceiro autóctone nem comédia histórica original, estivesse destinado a conseguir o que os nossos poetas não tinham podido conseguir: *Os Lusíadas* são a gesta erudita, a crónica lírica, o poema onde um povo, vencedor do destino, é o protagonista.

CAMÕES, POETA CASTELHANO

Se a história da nossa épica careceria de «chave» sem a obra de Camões, a lírica de Camões não pode explicar-se sem a poesia castelhana. Por três motivos terá de ser incluída na história das Letras castelhanas: pelo que delas recebe, pelo que nelas representa e por toda a influência que nelas exerce.

Antes de mais, as dívidas de Camões a Espanha. É pena que sobre elas exista uma literatura muito escassa, apesar do caminho aberto por H. CIDADE na «Homenaje» a Rubió [2].

Comecemos por afirmar que Camões tinha uma formação literária castelhana, análoga à de qualquer um dos nossos clássicos: citações, alusões e contaminações o demonstram. Até mesmo muitas das suas poesias líricas menores com «base» conhecida partem de precedentes espanholas. Das cento e dezoito «trovas», «voltas» e «glosas» aceites pela edição de COSTA PIMPÃO, treze têm mote castelhano original; três, possível adaptação portuguesa, e, no interior da poesia, incluem-se doze frases castelhanas. As poesias de arte menor,

---

2 *Dívidas de Camões à poesia espanhola,* 1936.

indubitadas, escritas totalmente em castelhano, são onze; as restantes são-lhe atribuídas com escasso ou nenhum fundamento. Quanto aos sonetos, uma crítica apertada separa dois dos muitos que têm vindo a ser considerados como seus.

Se exceptuarmos um, atribuído a Boscán, os «motes» escolhidos por Camões são anónimos e procedem de vilancetes populares ou de vilancetes cultos.

Estes «motes» das composições castelhanas são os seguintes:

30   Ojos, herido me habéis,
acabad ya de matarme;
mas, muerto, volved a mirarme
por que me resucitéis.

35   ¿Qué veré que me contente?

46   ¿Para qué me dan tormento,
aprovechando tan poco?
Perdido, mas no tan loco
que descubra lo que siento.

(Com indicação de «Alheio»)

47   De vuestros ojos centellas
que encienden pechos de hielo,
suben por el aire al cielo,
y, en llegando, son estrellas.

(«Alheio»)

57 e 58   Todo es poco lo posible.

(«Alheio»)

67   Vos tenéis mi corazón.

68   De dentro tengo mi mal
que de fuera no hay señal.

(«Alheio»)

72   Amor loco, amor loco
yo por vos, y vos por otro.

(«Alheio»)

83   Justa fue mi perdición,
de mis males soy contento;
ya no espero galardón,
pues vuestro merecimiento
satisfizo a mi pasión.

(«Trova de Boscán»)

89   Irme quiero, madre,
a aquella galera,
con el marinero,
a ser marinera.

95   ¿Do la mi ventura,
que no veo alguna?

102   — ¿Por qué no miras, Giraldo,
mi zampoña cómo suena?
— Porque no me mira Elena.

(Vilancete pastoril)

As inclusões castelhanas são também muito frequentes nas cartas e no teatro. Eis uma série de exemplos:

a) Procedentes do Romanceiro:

«Volveros por do venistes».

(Banquete na India)

«Villas y castillos tengo

(Disparates, 2)

«Que se matarán con tres
y lo mismo harán con cuatro».

(Disparates, 4)

«Que su padre era de Ronda
y su madre de Antequera».

(Disparates, 6)

«Voyme a tierras extrañas
a do Ventura me guía».

(Enfatriões. Já usado por Gil Vicente,
Don Duardos)

331

«La que yo vi mi mal».

(Enfatriões)

«siete cabezas llevaba de las mujeres que ha hallado».
[Anfatrion] «esforzado bravo va por la batalla»

(Enfatriões)

«Ya cabalga Calaínos
a la sombra de una oliva».

(Rey Seleuco)

«No vais, que dijo en comiendo».

(Filodemo)

«Que yo ni como ni bebo
ni hago vida sin ti».

(Filodemo)

«Afuera, afuera, Rodrigo».

(Carta I)

«A las armas, Mouriscote».

(Carta II)

«Riberas del Duero arriba
cabalgaron zamoranos
que roncos de tal soberbia
entre sí fuesen hablando».

(Carta II)

«Su comer, las carnes crudas;
su beber, la roja sangre».

(Carta II)

«Sus arreos son las armas,

(Carta III)

«Mi cama son duras peñas,
mi dormir siempre velar».

(Filodemo)

«Gritos daba la pasión
aquella reina troyana».
....
«La terrible pena mía».

(*Carta IV*)

b) Procedentes de refrães e ditados:

«Todos somos del merino».

(*Disparates da India* e *Carta III*)

«Pan y vino anda el camino que no mozo garrido».

(*Disparates,* 3)

«Lobo metido en *pele* de oveja».

(*Disparates,* 7)

«De mano en mano».

(*Rey Seleuco*)

«[El cuerpo] en la tierra queda...».

(*Carta I*)

«Algo tiene en el cuerpo que le duele».

(*Carta I*)

«Del dicho al hecho va un gran trecho».

(*Carta I*)

«Por dinero baila el perro».

(*Carta III*)

c) De letras para cantar e indeterminado:

«A donde tienes las mientes». (*Disparates,* 11). Cantiga muito popular no século XV. Aparece glosada no *Cancioneiro de Resende,* por João Ruiz de CASTELBRANCO. MUDARRA inclui-a nos seus *Tres Libros de Música.*

333

«Dejadlos mi madre».

(*Disparates*, 1)

«El dolor que está secreto».

(*Disparates*, 5)

«Que de fuera dormiredes
que no conmigo, amor mío».

(*Enfatriões*)

«De fuera dormiredes, pastorcico».

(*Carta II*)

«Lo mochachos del Obispo
no comen cosa mimosa [no soca ni boca]
ni zanca d'araña, ni cosa mimosa [ni rabo de mosca]».

(*Filodemo*)

«Por hablar con la golosa
de amores, mirad la cosa...».

(*Filodemo*)

«Di Juan, de qué murió Blas...».

(*Carta I*)

«Y muero porque no muero». *Filodemo*. Tinha sido glosado por
JOÃO DE MANESES, Duarte BRITO e pelo comendador ESCRIVÁ).

«Ansias y pasiones [mías]».

(*Enfatriões*)

«Siempre allá miran los ojos».

(*Enfatriões*)

«Oh que del mal del amor
no ha, señor, sanador».

(*Rey Seleuco*)

334

«Y por más tormento quiere
que se sienta y no se diga».

(Rey Seleuco)

«Pues no hay quen le consuele».

(Rey Seleuco)

«A do sube el pensamiento
sería gloria inmensa
si allá fuese quien lo piensa».

(Filodemo)

«Yo sigo tristeza,
remedio de tristes».

(Filodemo)

d) Textos literários de autor conhecido:

De GARCI SÁNCHEZ DE BADAJOZ *(Lamentaciones de Amores).*

«Perdóneme Dios si peco».

(Enfatriões)

De Jorge MANRIQUE:

«Recuerde el alma dormida».

(Carta I)

«Este mundo es el camino».

(Disparates, 1)

«Non son sino corredores [del amor]».

(Filodemo)

«Allegados son iguales,
los que viven por sus manos
y los ricos».

(Carta I)

335

De D. JOÃO MANUEL (o poeta do *Cancioneiro Geral*):

«La terrible pena mía
no la espero remediar».

De *La Celestina:*

«Cómo templará el destemplado».

(Filodemo)

[Celestina apanhava] «las cien monedas»
[a Calixto].

(Carta III)

De GIL VICENTE *(Don Duardos):*

«Amor amor, más te pido
....
que le digáis al oído».

(Filodemo)

Mote de uma glosa de Cristóbal VELÁSQUEZ de MON-
DRAGÓN *(Trobas):*

«Las tristezas no me espantan
porque sus extremos suelen
aflojar, cuando más duelen».

(Filodemo)

DE BOSCÁN:

«Tendré presente a los ojos
porque muero tan contento».
[Donde quiera tendré siempre presentes
los ojos por quien muero tan contento].

(Super Flumina)

«Quien dijo [dize] que la ausencia cause olvido».

(Carta I)

De GARCILASO:

«La mar en medio y tierras he dejado...».

(Carta I)

«...amada yedra
de [mí] si arrancada [y] en otro muro asida».

(Carta II)

Por estes exemplos vemos que a máxima influência da poesia espanhola em Camões não foi, apesar de muito intensa, a que exerceram os poetas petrarquistas, mas antes a popular, a do *Romancero* e a dos refrães. O seu grau é tal que chega a estranhar-se que não se tenha incluído na «novela científica» dos seus biógrafos um episódio espanhol, muito mais fácil de justificar do que alguns dos seus desterros, ou, pelo menos, uma possível amizade e correspondência com espanhóis. Porque, na menção de grupos fraseológicos literários popularizados, é um castelhano mais, entre aqueles a quem brotavam a cada passo versos e ditados, alusões a heróis de romance, ou cantares de vilão.

Camões conhecia os poetas do século XV muito bem, sobretudo Jorge Manrique, de quem usou e glosou reiteradamente versos e de cujas *Coplas* fez uma ilustre paráfrase, incluída na primeira das suas cartas, toda ela cheia do espírito da poesia castelhana. De versos de Garcí Sánchez de Badajoz e do comendador Escrivá faz também menções, que, como as anteriores, omitem o nome do autor. Macías é mencionado com a sua sangrenta história. Possuía um vasto «pensum» das obras castelhanas do *Cancioneiro Geral* e de Gil Vicente, em especial de *D. Duardos*, «pensum» que também afluía naturalmente à língua literária.

Está muito viva em Camões a influência da *Tragicomedia de Calixto e Melibea*. Cita textualmente frases, incorpora outras, utiliza com frequência ideais e faz referência a Celestina, em especial no teatro. Parece supor o conhecimento de algumas das suas derivações imediatas, em especial a *Tragicomedia de Lisandro y Rosalía*.

De Boscán e Garcilaso aceita Camões um magistério cuja autoridade assenta em considerá-los autênticos intérpretes dos dois autores que de mais perto seguia: Virgílio e Petrarca. Tem-se feito notar a subtil apreciação do valor díspar dos dois grandes petrarquistas castelhanos formulada em seus versos. De Boscán capta a capacidade de análise espiritual:

> ...e o nosso Boscão, que disse tudo
> dos segredos que move o cego rei.

> (CLI *Soneto*)

e, numa epístola, iguala-o ao cantor de Laura na teoria do amor: «Farei-me merce que lhe faleis de alguns amores de Petrarca e de Boscão» *(«Desejei tanto...»)*.

Por outro lado, louva em Garcilaso as qualidades formais:

> Passan celebrando o Tejo ufano
> o brando e doce Lasso castelhano.

> (*Oitavas* I)

> «Mais branda que un soneto de Garcilaso»,

afirma-se no *Filodemo*, teve de ficar Dionisa.

E, ao mesmo tempo que dá valor a suas disparidades, pondera que não são feitos para andarem na boca do vulgo profano, quando faz dizer a Duriano, no mesmo Auto:

—Gabam mais Garcilaso que Boscão, e ambos lhe saem das mãos virgens...

Os dois servem-lhe de tema para a mais bela e poética das suas cartas, que começa com passos poéticos de um e de outro (*Carta* I).

Na lírica de Camões abundam as influências de Boscán e de Garcilaso; estabelecê-las de uma maneira completa seria motivo de uma tese tão importante como a que identificasse a origem dos motes nas «redondilhas».

INFLUÊNCIAS DE BOSCÁN

De Boscán procedem, nas composições menores, além de numerosos «conceitos» e frases, a composição *Justa fue mi perdición*, que serve de base a uma das composições mais trabalhadas, e a ideia principal de *Super flumina*, que é outra *Conversión*, embora muito superior na profundidade do pensamento. Entre os *Sonetos*, os mais afins são o XLIII, *Como quando do mar tempestuoso*, que se inspira, sem o traduzir, em *Como después del tempestuoso día;* o XLI, *Seguia aquele fogo que o guiava*, inspira-se em *Pasando el mar, Leandro el animoso*[4], que por sua vez deriva de Marcial; o CXXIII, *Doce sonho...* contém versos inteiros do *Dulce soñar y dulce congojarme;* no III, *Busque Amor novas artes*, traduz o último terceto do *Dulce reposo;* o LXIII, *Sentindose tomada a bela esposa*, recolhe, quase textualmente um verso da *Conversión...* Das *Canções*, as que mais directamente recebem a inspiração de Boscán são a IV, *Vão as serenas águas*, que reflecte, como já dissemos, a que começa *Claros y frescos ríos*, e a X, onde até algumas notas procedem de Boscán, como a referente ao «infausto sino», que chegaram a ser tidas por estritamente autobiográficas; o «commiato» vai buscá-lo também ao poeta castelhano e traduz «Canción si de muy larga te culparen» por «E se acaso, te culparem de larga e de pesada...». H. CIDADE comparou também duas das *Oitavas* em que a distância da expressão é maior, embora partam da mesma ideia.

GARCILASO EM CAMÕES

Surpreende que as dívidas de Camões a Garcilaso[5] ofereçam um carácter diferente das que tem para com Boscán. Paradoxalmente, gosta de seguir com apego textual o poeta cujo penetrante pensamento louva, e, pelo contrário, adopta conceitos mas não frases do que considera modelo da forma.

---

3 H. CIDADE, *op. cit., I*, p. 146.
4 Atribuído também a Garcilaso.
5 Ver Valbuena PRAT, *Camões e Garcilaso*, 1930.

Esta posição revela-se até na citação textual de frases; as de Garcilaso escasseiam no verso e aparecem reiteradas na prosa.

Aparte coincidências com textos discutidos, como a do soneto *Moradoras gentis*, que COSSÍO e H. CIDADE [6] compararam com *Hermosas ninfas*, são seis os sonetos camonianos que seguem, mais ou menos de perto, outros de Garcilaso: o XI, *Tomoume a vossa vista soberana*, com o XXX de Garcilaso, *Sospechas que mi triste fantasía;* o XII, *Vossos olhos senhora, que competem...*, coincide com o VIII do poeta castelhano, *De aquella vista pura y excelente;* o XVI, *Se as penas com que Amor tão mal me trata*, com o II, *En fin a vuestras manos he venido;* o XXXIII, *Se tomar minha pena em penitência*, com o XXVII, *Amor, Amor, un hábito he vestido* e, sobretudo, o XXIV com o XXIII. O cotejo destas duas últimas composições pode revelar bem claramente as afinidades e as divergências de tratamento de um mesmo tema, e, mais do que o conhecimento, a familiaridade que tinha Camões com a obra de Garcilaso. Neste caso, trata-se do «topos» «Collige, virgo, rosas...», a que um e outro poeta souberam dar expressão paralela mas com acento pessoal. Eis um e outro texto:

> En tanto que de rosa y de azucena
> se muestra la color en vuestro gesto,
> y que vuestro mirar ardiente, honesto,
> con clara luz la tempestad serena;
>   y en cuanto que el cabello, que en la vena
> del oro se escogió, con vuelo presto
> por el hermoso cuello blanco, enhiesto
> el viento mueve, esparce y desordena,
>   coged de vuestra alegre primavera
> el dulce fruto, antes que el tiempo airado
> cubra de nieve la hermosa cumbre.
>   Marchitará la rosa el viento helado
> todo lo mudará la edad ligera,
> por no hacer mudanza en su costumbre.

---

6 COSSÍO, *Los sonetos amorosos de Camoens,* in «Cruz y Raya», XIX; e CIDADE, I, p. 155.

De CAMÕES:

Está-se a Primavera trasladando
em vossa vista deleitosa e honesta;
nas lindas faces, olhos, boca e testa,
boninas, lírios, rosas debuxando.

De sorte, vosso gesto matizando,
Natura quanto pode manifiesta
que o monte, o campo, o rio e a floresta
se estão de vós, Senhora, namorando.

Se agora não quereis que quem vos ama
possa colher o fruto destas flores,
perderão toda a graça vossos olhos.

Porque pouco aproveita, linda Dama,
que semease Amor em vós amores,
se vossa condição produze abrolhos.

A mesma «independente dependência» ou «livre servidão» (para usar a antítese grata a ambos), encontramos em
outras formas líricas. O lugar comum do deserto amoroso,
presente em ambos, simbólico em Garcilaso, chega a tornar-se
biográfico em Camões; poderia pensar-se que o português
tinha chegado a viver não só a ideia petrarquista mas também
a poesia do castelhano. Comparem-se, por exemplo, estes
passos da *Canción I* de Garcilaso com os análogos da X de
Camões, tão atraiçoada e excedida nas suas biografias:

Si a la región desierta, inhabitable
por el hervor del sol demasiado,
y sequedad de aquella arena ardiente;
ó a la que por el yelo congelado
y rigorosa nieve es intratable,
del todo inhabitada de la gente,
por algún accidente,
ó acaso de fortuna desastrada,
me fuésedes llevada.
Si aquella amarillez y los sospiros
salidos sin licencia de su dueño;
si aquel hondo silencio no han podido
un sentimiento grande ni pequeño
mover en vos, que baste á convertiros
á siquiera saber que soy nacido:
baste ya haber sufrido
tanto tiempo, a pesar de lo que basto;
que a mí mismo contrasto

Junto de um seco, fero e estéril monte,
inútil e despido, calvo, informe,
da natureza em tudo aborrecido;
onde nem ave voa, ou fera dorme,
nem rio claro corre, ou ferve fonte,
nem verde ramo faz doce ruído;
....
....
me trouxe um tempo e teve
minha fera ventura.
Se de tantos trabalhos se tirasse
saber inda por certo que algua hora
lembrava a uns claros olhos que já vi;
e se esta triste voz, rompendo fora,
as orelhas angélicas tocasse
daquela em cujo riso já vivi
a qual, tornada um pouco sobre si,
revolvendo na mente pressurosa

dándome a entender que mi flaqueza
me tiene en la estrecheza
en que estoy puesto, y no lo entiendo;
así que con flaqueza me defiendo.

os tempos já passados
de meus doces errores,
de meus suaves males e furores,
por ela padecidos e buscados,
tornada (inda que tarde) piadosa,
um pouco lhe pesasse
e consigo por dura se julgasse...

Nas éclogas, a I, ao recolher a ideia virgiliana de *Non ulli pastos illis egere diebus...* fá-lo através de versão de Garcilaso na sua II, que influencia também vários passos de *Os Lusíadas*. Análogos paralelos poderiam estabelecer-se entre o início da I écloga de Garcilaso e a chamada *Dos Faunos* de Camões; entre o louvor do Duque de Alba e o de D. António de Noronha; o diálogo de Alcino e Tirreno e o «despique» ponderativo entre o marinheiro e o campesino, na de Camões, ou entre as liras de cunho novo da *Flor de Gnido* e a sua réplica camoniana na *III Ode:*

Se de meu pensamento
tanta rasão tivera de alegrar-me
quanto de meu tormento
a tenho de queixar-me
puderas, triste lira, consolar-me.

Mas a influência revela-se também em outras zonas do pensamento. A metamorfose do Adamastor recorda a de Anaxarte de Garcilaso; as personagens femininas de *Os Lusíadas* (Inês de Castro ou a «fermosissima Maria») vestem-se de galas garcilasianas; e até as musas do Tejo lisboeta são as mesmas do Tajo Toledano e o nome Dinamene é eco da Diámene da *III Égloga:*

De cuatro ninfas que del Tajo amado
salieron juntas a cantar me ofrezco
Filodoce, Diámene y Climene,
Nise que en hermosura par no tiene.

CAMÕES E HERRERA

Mas Camões não podia ser um garcilasiano, como também não foi um dos muitos mirandinos. Distanciavam-no dos seus antecedentes imediatos, não só o génio, mas também

342

o tempo e o lugar. A cronologia da sua vida e até o ambiente lisboeta dos seus melhores anos aproximam-no de Herrera (1534-1597). É uma nova geração, não conforme de todo com o magistério dos italianizantes da etapa imperial, mas é também a vida brilhante, sumptuosa, atlântica... dos dois portos peninsulares das Índias, que exige um novo tom «grandíloco», uma «fúria grande e sonorosa». Na vida de Camões e de Herrera, o estilo abria caminho ao enriquecimento; as correcções póstumas, após duplos «naufrágios» correspondem à posição já enriquecida da língua poética. Em dois autores coetâneos, e talvez amigos, de temperamento, de certo modo, afim e, sobretudo, de formação equivalente, não é de estranhar o paralelismo que liga Camões e Herrera. Visão e fontes comuns, mútuo conhecimento, talvez até atribuições discutíveis... tudo pode imaginar-se para explicar as coincidências, por certo muito mais salientes na obra tradicionalmente conhecida de Herrera do que nos inéditos dados recentemente por J. M. BLECUA. Para apurá-las sugerimos ao leitor que coteje, sobretudo, esta série de sonetos:

XIII. Alegres campos, verdes arvore- [das...	I. CXII. Alegre fértil vario fresco, pra- [do.
IXXX. Alma minha gentil...	II. LXXVII. Alma bella que en este [oscuro velo...
	I. XCI. Alma que ya en la luz del [puro cielo...
V. Amor é um fogo...	II. XLV. Amor en mí se muestra ar- [diente fuego...
XCIV. Despois que quis Amor que en [só passase.	I. LIX. Después que en mí tentaron [su crudeza.
CXXII. Doce contentamento ja passado.	I. CXLI. Dulces contentos míos ya pa- [sados.
CXLV. Vencido está de Amor meu pen- [samento.	I. CXLVI. Venció mi duro pecho Amor [tirano.

SINTONIA COM HURTADO DE MENDOZA

E, no entanto, por maiores que sejam as afinidades de Camões com os dois fulcros do petrarquismo castelhano, por maior que seja a sua proximidade da ênfase e da eloquência de Herrera (como que ligados pela mesma «llama que crece y arde y crece luego»), nenhum dos nossos três poetas, e

343

ainda menos Castillejo, monofasicamente cancioneril, pode ser tido como paralelo nas nossas Letras. Para encontrarmos uma figura que, antes de Góngora (sem alcançar ainda posição cimeira e genialidade) conjugue, como Camões, sob um mesmo signo, as duas tendências, é forçoso pensar em Diego Hurtado de Mendoza (1503-1575). São tão afins em espírito, embora tão distantes em dotes, que poderia imaginar-se uma correspondência entre eles, como a que se imaginou entre Séneca e S. Paulo. Se se quisesse encontrar um destinatário espanhol para a carta da «candeia», ninguém seria mais apropriado do que o vigoroso embaixador de Carlos V.

A afinidade entre Camões e Hurtado de Mendoza é tal que não se estabelece sobre paralelos textuais, nem sobre identidades temáticas, mas que se reconhece antes numa analogia de situação na encruzilhada das Letras. A familiaridade dos poetas antigos e dos italianos aviva, em Hurtado de Mendoza e em Camões, a sede das fontes ingénuas. Um e outro manejam, igualmente, o metro nobre nas formas novas (Éclogas, Canções, Epístolas, Estâncias, Elegias e Sonetos) e as «redondilhas» tradicionais, as quintilhas ligeiras, os vilancetes com mote alheio ou próprio, as glosas, as endechas e as coplas de pé quebrado; um e outro gostam da fábula clássica, das *Metamorfoses* ovidianas, de inserir a propósito a frase de Virgílio, de comentar o verso de Petrarca...; ambos conhecem perfeitamente a gramática cortesã do platonismo erótico, ambos se entregam também à insignificância do passatempo versificado, ao aproveitamento de circunstâncias, ao puro jogo dos saraus do paço... A própria prosa da *Guerra de Granada,* a meio caminho entre Guevara e Gracián, tem traços comuns com a de Camões, a obra original e a sua réplica versificada por Rufo são, por outro lado, «poesia histórica», que brota de uma atitude literária análoga à que gerou *Os Lusíadas.*

A atitude ecléctica de Hurtado de Mendoza, que desejaria ter sido ao mesmo tempo um Herrera e um Castillejo, é promessa do que viriam um dia a realizar Góngora e Lope de Vega. Mas Hurtado de Mendoza não basta para explicá-los. É apenas um mero intento, frustrado por falta de ímpeto,

ou talvez porque os afazeres de Estado o impediam de gozar
o ócio criador que requer a autêntica poesia. O que nele
aparece esboçado atinge perfeição em Camões.

O arco da épica castelhana fica falho da sua chave se
se prescinde de *Os Lusíadas;* outro tanto acontece nessa vigo-
rosíssima construção que implica o desenvolvimento da nossa
lírica. Hurtado de Mendoza parece amealhar, com frágeis
materiais, o que na realidade encerrou, com dupla e paciente
lavra esse clássico «espanhol» que foi Luís de Camões.

EXEMPLOS DE COMPOSIÇÕES CASTELHANAS

67

VOS TENÉIS MI CORAZÓN

O mote desta glosa tem uma longa história nas letras
hispânicas. O conceito, derivado do platonismo amoroso, é
o seguinte: «tens-me, mas como estás em mim, o mal que
possas fazer-me a ti mesma o fazes». Da poesia amorosa dos
cancioneiros (Airas Nunes, C. V. 463) passou para as letras
para cantar, e destas para o povo, sobretudo na Galiza e
Andaluzia, onde voltaram a recolhê-lo poetas popularizantes
(Rosalía de Castro), que por sua vez o cederam ao intimismo
novecentista (Juan Ramón Jiménez e Antonio Machado).
A copla galega, uma das mais belas de todos os cancioneiros
populares, diz:

> Ti tel-o meu corazón
> e si o queres matar, podes,
> pero como estás ti dentro,
> si o matas, tambén morres.

A composição de Camões é desenvolvida numa única
glosa *(a b a b a c d d c d)*, na qual entra o mote no último
verso. O pensamento dirige-se unicamente à ideia do roubo
do coração do amante e à sua prisão nas graças da mulher
amada.

GLOSA

a este mote:

Vos tenéis mi corazón.

Mi corazón me han robado,
y Amor, viendo mis enojos,
me dijo: fuete llevado
por los más hermosos ojos
que desque vivo he mirado.
Gracias sobrenaturales,
te lo tienen en prisión,
y si Amor tiene razón,
Señora, por las señales
vos tenéis mi corazón.

72

AMOR LOCO, AMOR LOCO...

O mote é um refrão velho utilizado nas letras para cantar. Figura no «Cancionero Classence». Lope de Vega voltou
a tratá-lo em *La bella maridada.*

Camões desenvolve-o em três *voltas,* «metendo» as palavras *otro, loco* ou *otra* e *loca* nos dois versos finais de cada
uma. Coplas octossilábicas de sete versos: *a b b a a c c.* Na
realidade são quintilhas com a cauda do dístico em assonân-
cia, que serve de mote.

CANTIGA

a este mote alheio:

Amor loco, amor loco,
yo por vos, y vos por otro.

VOLTAS

Diome Amor tormentos dos
para que pene doblado:
uno es verme desamado,
otro es mancilla de vos.
¡Ved que ordena Amor en nos!
Porque me vos hacéis loco,
que seáis loca por otro.

Tratáis [a] Amor de manera
que, porque así me tratáis,
quiere que, pues no me amáis,
que améis otro que no os quiera.
Mas con todo, si no os viera
de todo loca por otro,
con más razón fuera loco.

Y tan contrario viviendo
al fin, al fin, conformamos,
pues ambos a dos buscamos
lo que más non va huyendo.
Voy tras vos siempre siguiendo,
y vos huyendo por otro:
andáis loca, y me hacéis loco.

83

JUSTA FUE MI PERDICIÓN

O «mote» desta composição tem uma extensa trajectória
nas letras peninsulares. É talvez criação de Jorge Manrique.
Glosaram-no, além de Boscán, citado por Camões, Gregorio
Silvestre (ao divino), Montemayor e Romero de Cepeda.

Esta é uma glosa muito longa, em cinco estrofes (déci-
mas de dupla quintilha) que vão concluindo com os versos
do mote, pelo sua ordem. Rimas: *a b a b c d d c d.*

O pensamento desenvolvido não é o da quintilha inicial,
mas outro diferente, muito típico da galanteria portuguesa,
à maneira do *Cancioneiro Geral;* o vosso galardão (um olhar)
é a minha morte. Linda maneira de radicar o orgulho que
o amor sente, na própria dádiva; a liberdade do sentimento
em relação aos sentidos que o tornam menos puro, é algo
mais seguro e nobre do que a exaltação do desejo e dos
caprichos do amor: os próprios méritos da amada [6bis].

_____

[6bis] H. CIDADE, idem, pp. 107 e segs.

GLOSA

a esta Trova de Boscán:

Justa fue mi perdición,
de mis males soy contento;
ya no espero galardón,
pues vuestro merecimiento
satisfizo a mi pasión.

Después que Amor me forzó
todo de amor, cual me veo,
en las leyes que me dio,
el mirar me consintió,
y defendióme el deseo.
Mas el alma, como injusta,
en viendo tal perfección,
dio al deseo ocasión:
y pues quebré ley tan justa,
justa fue mi perdición.

Mostrándoseme el Amor
más benigno que cruel,
sobre tirano, traidor,
de celos de mi dolor,
quiso tomar parte en él.
Yo, que tan dulce tormento
no quiero dallo, aunque peco,
resisto, y no lo consiento;
mas si me lo toma a trueco,
de mis males soy contento.

Señora, ved lo que ordena
este Amor tan falso nuestro:
por pagar a costa ajena
manda que de un mirar vuestro
haga el premio de mi pena.
Mas vos, para que veáis
tan engañosa intención,
aunque muerto me sintáis,
no miréis, que, si miráis,
ya no espero galardón.

Pues ¿qué premio (me diréis)
esperas que será bueno?
Sabed, si no lo sabéis,
que es lo más de lo que peno

lo menos que merecéis.
¿Quién hace al mal tan ufano,
y tan libre al sentimiento?
¿El deseo? No, que es vano.
¿El Amor? No, que es tirano.
¿Pues? Vuestro merecimiento.

No pudiendo Amor robarme
de mis tan caros despojos,
aunque fue por más honrarme,
vos sola para matarme
le prestasteis vuestros ojos.
Matáronme ambos a dos;
mas a vos, con más razón,
debe él la satisfación;
que a mí por él, y por vos,
satisfizo mi pasión.

IRME QUIERO, MADRE...

A mais graciosa das composições castelhanas de Camões.
Tem na epígrafe «Cantiga» e não Glosa, denominação que
está bem adequada à origem medieval do «mote». Pertence
este a uma série, rica e variada, de letras para cantar, que
entroncavam numa espécie de velhas canções do mar conhecidas por nós através das «Cantigas de Amigo» que João
Zorro (C. V. 754 ss. C. B. N. 1151 s.) dedicou a um lança-
mento de «barcas novas» no «lez» de Lisboa, no tempo de
Afonso III [7]:

Met' el-rey barcas no rio forte;
quen amig' há que Deus lho amostre...

Naquela série entroncam também: outra copla *Cuyas
son galeras?*, citada por CORREAS [8]; *Galericas de España*,
do «Laberinto Amoroso»; e *Vi los barcos madre*, do Cancioneiro de Upsala. A mesma copla que Camões glosou serviu

---

7 Carolina MICHAËLIS, *Ajuda*, II, 880, e Ferreira da CUNHA, *O Cancioneiro de João Zorro*, Rio de Janeiro, 1949. Ver ainda um pertinente comentário
a esta glosa in Hernâni CIDADE, I, pp. 100-101.

8 CORREAS, *Arte grande de la lengua castellana*.

349

de base a Cristóbal de Castillejo. Mas em Camões surge uma reflexão niveladora, análoga à que inspira a visão da donzela que caminha descalça sobre a neve por ter-se submetido à tirania do amor. A cantiga camoniana, leve, grácil, em ritmo ondeante, desenvolve-se em quatro estrofes de dupla «quadra», em redondilha menor: *a b b a c d d a*. A conexão interna mantém-se, tanto pela fidelidade à ideia inicial da ausência do marinheiro, como pelo vínculo de constantes poliptotes *(quiera-quiero-quiere; muera-muero-muere; puede-podrá)* que são uma réplica do *marinero-marinera* do mote. A última estrofe é uma apóstrofe à maneira tradicional, dirigida às «ondas» do mar, como em Martin Codax.

CANTIGA

a este mote:

> *Irme quiero madre,*
> *a aquella galera,*
> *con el marinero*
> *a ser marinera.*

VOLTAS

Madre, si me fuere,
dó quiera que vó,
no lo quero yo,
que el Amor lo quiere.
Aquel niño fiero
hace que me muera,
por un marinero

Él, que todo puede,
madre, no podrá,
pues el alma va,
que el cuerpo se quede.
Con él por quein muero,
voy, porque no muera;
que, si es marinero,
será marinera.

Es tirana ley,
del Niño Señor,
que por un amor

se deseche un Rey:
pues desta manera
quiere, yo me quiero
por un marinero
hacer marinera.

Decid, ondas, ¿cuándo
vistes vos doncella,
siendo tierna y bella,
andar navegando?
[Pues] más no se espera
daquel niño fiero,
vea yo quien quiero,
sea marinera.

EXEMPLOS DE SONETOS

EL VASO RELUCIENTE E CRISTALINO

CXLVI Soneto

(Edição de 1668)

Este límpido soneto desenvolve a alegoria do corpo como vaso da alma. A «anima pura» da amada é comparada à água contida no riquíssimo vaso cuja visão desenvolve até ao fim do segundo terceto em que se desfaz o metaforismo, para prolongar as comparações com um tópico diferente, o dos cabelos como ligadura de ouro da liberdade do amante. No afã de espiritualizar a «descriptio puellae», Camões atinge aqui, servindo-se de não poucos elementos tardios, uma visão «stilnovística», raramente conseguida na poesia peninsular: «nem nos mais finos poetas daquele século — afirma José Maria DE COSSÍO — são frequentes traços de tão excepcional qualidade, de tão finas e puras cores. Os achados mais maduros do pré-rafaelismo não superaram nunca esta limpidez»[9].

Na literatura espanhola este soneto tem um paralelo; deve-se a Eugenio de Salazar, poeta da mesma geração de

---

9 COSSÍO, *Los sonetos amorosos...*

351

Camões, mas que lhe sobreviveu alguns anos. A ideia é tratada numa perspectiva religiosa:

¡Oh lozanico vaso vidrioso!
¡Oh agua clara, fresca, dulce y pura!
¡Oh rosas delicadas en quien dura
un ser suave, lindo y oloroso!

El claro cielo empíreo glorioso,
¡oh limpio vidrio!, en ti se me figura,
y en esa tu agua dulce, la dulzura
que hinche aquel lugar tan deleitoso.

Las coloradas rosas que en ti veo,
las gloriosas almas representan
que gozan del bien sumo y alegría.

Divinas esperanzas me sustentan:
Padre del cielo, cumple mi deseo:
que sea rosa tal el alma mía.

Já se pôs em dúvida a paternidade do soneto CXLVI; uma análise aturada da construção e dos caracteres expressivos parece confirmar a atribuição tradicional. Costa PIMPÃO aceitou-o na sua escrupulosa selecção das *Rimas* [10].

EL VASO RELUCIENTE Y CRISTALINO

(Edição de 1668)

Soneto n.º 146

El vaso reluciente y cristalino,
de ángeles, agua clara y olorosa,
de blanca seda ornado y fresca rosa,
ligado con cabellos de oro fino,

bien claro parecía el don divino
labrado por la mano artificiosa
de aquella blanca Ninfa, graciosa
más que el rubio lucero matutino.

---

[10] *Sonetos*, n.º 146, p. 205.

Nel vaso vuestro cuerpo se afigura,
raxado de los blandos miembros bellos
y en el agua vuestra ánima pura;

la seda es la blancura, e los cabellos
son las prisiones, y la ligadura
con que mi libertad fue asida delos.

PUES LÁGRIMAS TRATAIS, MIS OJOS TRISTES...

CXLVII Soneto

Um soneto castelhano para a *Antología de las lágrimas*.
Como fonte, uma vez mais, o próprio Petrarca:

Occhi, piangete; accompagnate il core
che di vostro fallir morte sostene...

A apóstrofe aos olhos, que entronca nos velhos *Débats*,
chegou a ter tal difusão na lírica peninsular que nem falta
até em divulgadas letras para canto:

Ojos, mis ojos...

O pranto aparece como tema condutor em outros sonetos camonianos e nos paralelos espanhóis do nosso poeta.
Comparem-se com este cinzelado soneto os de Hurtado de
Mendoza: *Salid lágrimas mías ya cansadas* (XXV) e *Alcé los
ojos de llorar cansados* (XVII); e com os de Herrera: *Estos
ojos no hartos de su llanto* (I, CXXXVIII) e *Si no es llorar
qué pueden ya mis ojos* (CXLIX).

Sem que represente uma tendência para desvalorizar
o puro sentido da composição, parece reconhecer-se nela um
certo tom «de circunstância», como se se tratasse de uma
resposta a algum envio de uma dama. A palavra «lágrima»
seria usada com dois sentidos: o «trocadilho» dos versos finais
parece indicá-lo. O soneto seria então resposta gratulatória
a um dom dela: flor «lágrima», doce ou «cálice» minúsculo
de uma bebida.

PUES LÁGRIMAS TRATÁIS, MIS OJOS TRISTES

(Edição de 1685-1688)

Soneto n.º 147

Pues lágrimas tratáis, mis ojos tristes,
y en lágrimas pasáis la noche y día,
mirad si es llanto éste que os envía
aquella por quien vos tantas vertistes.

5   Sentid, mis ojos, bien ésta que vistes,
y si ella lo es, ¡oh, gran ventura mía!,
por muy bien empleadas las habría
mil cuentos que por ésta sola distes.

Mas una cosa mucho deseada,
10   aunque se vea cierta, no es creída,
cuanto más ésta, que me es enviada.

Pero digo que aunque sea fingida,
que basta que por lágrima sea dada,
porque sea por lágrima tenida.

NOTA

8. *Cuento,* com o sentido, português e castelhano, de *um milhão.*

FRAGMENTO DA ÉCLOGA

(Edição de 1595)

A Écloga I de Camões é a que dedicou à morte de
D. António de Noronha, filho dos condes de Linhares, morto
em África em 1553, e também à do rei de Portugal D. João III
e de seu filho o Infante D. João, avô e pai, respectivamente,
de D. Sebastião. Como este já tinha nascido quando foi
escrita e nela se alude a outros acontecimentos, posteriores
algum tempo à morte das personagens, deve ter-se por bastante tardia em relação aos factos que a motivam; peça memorial para um adversário ou motivada pelo desejo de tornar-se
grato à Corte. Apesar disso, da gravidade do género e do
carácter alegórico da expressão, palpitam no fundo da obra
autênticos sentimentos e vivas emoções.

Os interlocutores são três: Umbrano, Frondélio e Aonia. Esta, que fala em castelhano, é sem dúvida a Infanta D. Joana, esposa do defunto D. João, o pai do Rei Menino. Declara-o o criptónimo e di-lo Frondelio ao apresentá-la, fazendo o elogio do valor militar do seu pai, o imperador Carlos V:

> Esta é por certo Aónia, filha amada
> daquele grão Pastor, que em nossos dias
> Danúbio enfreia e manda o claro Ibero,
> e espanta o morador do Euxino fero,

aludindo aos seus domínios, do Ebro ao Danúbio, e ao facto de ter assombrado o turco, morador do Euxino. Adiante alude à morte do Infante:

> Morreu-lhe o excelente e poderoso
> (que a isso está sujeita a vida humana)
> doce Aónio, de Aónia caro esposo

A fala dela é, acima de tudo, uma belíssima glosa do soneto *Alma minha gentil* que, por sua vez, como ficou dito no capítulo IX, recolhe elementos poéticos de Corregiare, Petrarca e Sannazzaro. Aqui aparecem intensificados o platonismo e o classicismo; o primeiro, através dos pensamentos sobre a «sombra» que regressa ao pátrio mundo das ideias e da Ideia que rege o mundo. Reforçam o ambiente pagão os «votos pela apoteose» do Infante.

Quanto à génese da composição, parece fora de dúvida que Camões aproveitou, para inseri-la aqui, uma elegia ditada por uma emoção muito diferente da que poderiam produzir-lhe as tristes novas da Corte, e que põe na boca da Infanta sentimentos inspirados por uma vivência pessoal: a mesma do famosíssimo soneto.

Esquecida pelos historiadores da nossa literatura, esta obra é, no entanto, peça de excepção na lírica castelhana, não superada pelos mais enaltecidos exemplos de poesia elegíaca. Compartilha com a língua de Garcilaso o singular encanto de *Alma minha gentil*, pela boca de uma Infanta espanhola[11].

---

11 Ver o comentário de *Alma minha gentil*.

FRAGMENTO DA I ÉGLOGA

(Fala Aonia)

¡Alma y primero amor del alma mía
espíritu dichoso, en cuya vida
la mía estuvo en cuanto Dios quería!
    ¡Sombra gentil, de su prisión salida,
5 que del mundo a la patria te volviste,
donde fuiste engendrada y procedida!
    Recibe allá este sacrificio triste
que te ofrecen los ojos que te vieron,
si la memoria dellos no perdiste.
10   Que, pues los altos cielos permitieron
que no te acompañase en tal jornada,
y para ornarse sólo a ti quisieron;
    nunca permitirán que acompañada
de mí no sea esta memoria tuya,
15 que está de tus despojos adornada.
    Ni dejarán, por más que el tiempo huya,
de estar en mí con sempiterno llanto,
hasta que vida y alma se destruya.
    Mas tú, gentil Espíritu, entretanto
20 que otros campos y flores vas pisando,
y otras zampoñas oyes, y outro canto,
    ahora embebecido estés mirando
allá en el Empíreo aquella Idea
que el mundo enfrenta y rige con su mando;
25   ahora te posuya (sic) Citerea
en el tercero asiento, o porque amaste,
o porque nueva amante allá te sea:
    ahora el Sol te admire, si miraste
cómo va por los signos, encendido,
30 las tierras alumbrando que dejaste;
    si en ver estos milagros no has perdido
la memoria de mí, o fue en tu mano
no pasar por las aguas del olvido,
    vuelve un poco los ojos a este llano,
35 verás una que a ti, con triste lloro
sobre este mármol sordo llama en vano.
    Pero si entraren en los signos de oro
lágrimas y gemidos amorosos,
que muevan a supremo y sacro Coro,
40   la lumbre de tus ojos tan hermosos
yo la veré muy presto; y podré verte,
que a pesar de los hados enojosos,
también para los tristes hubo muerte.

NOTAS

16. *Dejará,* nas edições corrigidas.
22. *Embevecido,* por *embebido.*
23. *Idea,* Deus.
25. *Posuya,* por *posca; Citerea,* Vénus de Citeres.
29. *Signos,* os de Zodíaco.
33. Não passar na barca de Caronte o rio do esquecimento.
37. *Signos de oro,* o empíreo.
39. *Santo Coro,* o das Musas.

Posteriormente à primeira impressão desta obra apareceram, entre outros estudos importantes sobre o tema, e além do valiosíssimo trabalho bibliográfico de Coimbra MARTINS para a Exposição espanhola do Centenário:

LEMOS, Vieira de, e ALMOYNA, Martínez, *A obra espanhola de Camões,* Porto, Pax, 1959.

ROSALES, Luís, *Garcilaso, Camões y la lírica española del Siglo de Oro,* Madrid, Editora Nacional, 1972.

ARMENGOL, Pedro Ortiz, *El Tesoro del Luso,* «Panorama», 1972.

ALONSO, Dámaso, *La recepción de «Os Lusíadas» en España,* Madrid, 1972.

E ainda um interessante volume do Prof. VIQUEIRA, *Camões y su hispanismo,* Coimbra, 1972.

Capítulo XIV

O LEGADO DE CAMÕES, SUA FORTUNA

Quanto a Portugal, tem-se excessivamente acentuado o paralelismo entre a desgraça de Camões nos últimos anos de vida e a pretensa frieza com que teria sido acolhido o seu grande poema. Uns versos famosos tornaram-se porta-voz da lenda: «que o nosso claro Tejo/envolto o vejo um pouco e dissonante». Na verdade, a desventura inicial não proveio do fracasso da primeira edição (as suas duas tiragens parecem, pelo contrário, confirmar um acolhimento favorável) mas antes do facto de as três restantes edições do século XVI em Portugal, feitas na oficina de Manuel de Lyra, virem a mutilar, desfigurar e falsificar com acrescentos *Os Lusíadas*. A dos «Piscos» (1584) passou para a história das letras como o cúmulo da inépcia na traição ao sentido de uma obra. Entretanto, saíam das imprensas espanholas três traduções quinhentistas do texto original, as de Caldera, Gómez de Tapia e Garcés.

No século XVII os portugueses dispuseram de dez edições. As notas biográficas de Mariz e os «argumentos» de Franco contribuíram com eficácia para o conhecimento do poeta e da sua obra.

Faria e Sousa, um eruditíssimo português residente em Espanha, cuja craveira como humanista é necessário pôr em

359

relevo, inicia apaixonadamente os grandes escólios à obra de Camões. Outro, formula em 1624 elogiosos juízos: Severim de Faria. Há um momento em que o grande épico encarna a ânsia de independência e os seus versos servirão para rubricar a sua recuperação. Entretanto, as *Rimas* alcançam singular aceitação nos meios cultistas: dez edições precedem a de Faria e Sousa, muito valiosa, embora excessiva em hipérboles e infundadas atribuições. Brito da Veiga e Rodrigues Lobo «seguem-nas», enquanto Corte Real, Luis e Gabriel Pereira, Alvarez do Oriente, Sá de Meneses e Garcián de Mascarenhas imitam o poema. Depois... a aridez do século XVIII em que apenas três edições portuguesas atestam que *Os Lusíadas* continuam a ter vigência, contra os neoclássicos, na Pátria que protagonizam.

No Romantismo, Camões e a sua obra regressam ao seu lugar de símbolos. Foi sem dúvida Garrett, em 1823, quem se antecipou na nova etapa. Desde então multiplicaram-se as obras literárias por ele inspiradas. Primeiro Castilho, Palmeirim, Gomes Leal, Ribeiro, Feijó; já num novo estádio Eugénio de Castro, até aos nossos dias, em que será obra chave «A Mensagem» de Fernando Pessoa.

No campo da erudição, o Visconde de Juromenha, Th. Braga, Oliveira Martins, X. da Cunha, Leite de Vasconcelos, Carolina Michaëlis... e muito em especial José Maria Rodrigues exercem um «magistério camoniano» que os seus contemporâneos recolhem com proveito e que alentará as gerações seguintes. Entretanto, a «Biblioteca Camoneana» de D. Manuel II representa o primeiro esforço bibliográfico acerca do poeta. Citar de forma breve os continuadores daquela tarefa, implica forçosamente omissões: Rebelo Gonçalves, Salgado Júnior, Fidelino de Figueiredo, Ribeiro, Lopes Vieira, António Sérgio, Prado Coelho... Hernâni Cidade, Costa Pimpão... e a escola brasileira, em que sobressaem Nabuco, Afrânio Peixoto, Calmón. Acrescentemos agora a todos estes nomes os de Lopes de Almeida, António José Saraiva, Pina Martins, Jorge de Sena e Coimbra Martins que dão testemunho de continuidade e ao mesmo tempo de renovação, cada vez mais sincera e directa, do que significa Camões

360

nacional e internacionalmente, abonando com eloquência a frase de Fidelino de Figueiredo:

«Pouca literatura, afasta de Camões, mas muita literatura faz-nos segurar a ele.»

CAMÕES EM ESPANHA

Como é lógico, o espanhol é a primeira língua para que se traduz a obra de Camões. Oito anos depois das duas «edições príncipe» de *Os Lusíadas* aparece em Acalá uma primeira versão [1]. É obra juvenil de um português residente em Madrid, Benito Caldera, que depois se fez monge agostinho em S. Filipe Real, e a quem Cervantes dedica uma oitava no Canto de Calíope de *La Galatea*, que é, ao mesmo tempo, um alto elogio do cantor do «peito ilustre lusitano»:

«Tú, que de Luso el singular tesoro
trujiste en nueva forma a la ribera
del fértil río a quien el lecho de oro
tan famoso le hace a donde quiera;
con el debido aplauso y el decoro
debido a ti, Benito de Caldera,
y a tu ingenio sin par, prometo honrarte
y de lauro y de yedra coronarte».

Ao conceber o poema como um oculto e excelente conjunto de riquezas e com frase análoga, coincide com Cervantes o Brocense quando afirma: «Tesouro como este não era justo que só na sua própria língua fosse lido». O privilégio de Filipe II [2] contém uma curiosa valoração extra-estética ao considerá-lo livro proveitoso para os professores de história e de navegação.

No mesmo ano de 1580 saía outra versão de *Os Lusíadas*, em Salamanca; era obra de Luis Gómez de Tapia, próximo

---

1 *Los Lvsiadas de Lvys de Camões. Trad. en octava rima castellana por Benito Caldera, residente en la Corte.* Alcalá, Juan Gracia, 1580.

2 Indicámos já em outro lugar (Cap. IX) que se atribui ao próprio Filipe II a glosa do soneto «Sete anos de pastor...».

361

de Sevilha, e vinha dedicada a Ascensio Colonna, Abade de Santa Sofia [3].

A terceira versão deve-se, tal como a primeira, a um português, Henrique GARCEZ, nascido no Porto, funcionário da Fazenda Real, em Lima, e mais tarde cónego no México, arbitrista e douto em humanidades, que também traduziu Petrarca e Fabrizi [4]. Dele, conforme recordava há pouco Sánchez CANTÓN, disse o navegante galego Sarmiento de Gamboa:

> En este solo Apollo resucita
> gloria y honor de lusitana gente... [5]

O seu livro foi publicado em Madrid, em 1591, e foi a última das traduções publicadas, até à de Lamberto Gil, já no século XIX [6].

Parece que existiram outras duas versões manuscritas feitas por Manuel Corrêa Montenegro e Francisco de Aguiar, «ambos com mais de portugueses do que de castelhanos», no dizer de Faria e Sousa; Nicolás ANTONIO e Pedro MARTÍNEZ citam outra de 1609; nenhuma delas pode figurar na bibliografia camoniana.

Quanto ao valor das traduções editadas no século XVI, o juízo de Faria e SOUSA, geralmente aceite *a priori*, é demasiado duro: «São tão más, que excedem a infelicidade de toda a tradução que se faz de escritura em verso.» Nunca foram estudadas a fundo, nem nas suas características nem na sua repercussão linguística; não sabemos, por exemplo, o papel que exerceram na introdução de cultismos camonianos na língua de Góngora e dos poetas do nosso barroco literário. Até mesmo o cotejo entre elas, iniciado por GOYRI, é breve e puramente superficial [7].

---

3 *La Lvsiada de el famoso poeta Lvys de Camões. Traduzida en verso castellano por Lvys Gómez de Tapia*, vezino de Sevilla. Salamanca, Ioan Perier, 1580.

4 *Los Lvsiadas de Lvys de Camões. Traduzidos de portugués en castellano por Henrique Garcés*. Madrid, Guilhermo Drouy, 1591.

5 Sánchez CANTÓN, *Pedro Sarmiento de Gamboa, poeta*, «El Museo de Pontevedra», VI, 1951, pp. 175 e segs.

6 *Los Lusíadas, poema épico de Luis de Camoens, que tradujo al castellano D. Lamberto Gil, Penitenciario en el Real Oratorio del Caballero de Gracia*. Madrid, Miguel de Burgos, 1818.

7 Nicolás de GOYRI, *Estudio crítico-analítico sobre las versiones españolas de los Lusíadas*. Lisboa, 1880.

Dos três, **CALDERA** costuma ser mais apegado à letra do texto, e **GARCEZ**, como mais erudito e frequentador das fontes poéticas, o que mais se afasta dela. Quanto às inexactidões de Gómez **DE TAPIA**, não devem atribuir-se tanto à erudição como ao desejo de não coincidir com a versão de **CALDERA** que conhecia sem dúvida [8].

Maior interesse do que estas traduções, para o conhecimento de Camões da parte dos grandes escritores espanhóis do Século de Ouro, tiveram os comentários do pontífice dos «idólatras camonianos», o português Manuel de Faria e **SOUSA** (1590-1649), publicados em castelhano e pela primeira vez em 1639 [9], assim como as *Rimas Varias* [10], que se editaram mais tarde.

Figura extraordinária e hoje pouco estudada, apesar de erros, paixões ou notas de mau gosto, deveria ocupar um dos primeiros lugares entre os críticos literários das línguas neolatinas. Os seus estudos continuam a constituir (Fidelino

---

8 Alguns exemplos. Onde Camões escreveu (I-45): «Eis aparecem logo em companhia/huns pequenos bateis...», CALDERA traduz quase literalmente: «Veys que luego parece compañia de bateles pequeños...». Para singularizar-se, TAPIA troca «bateles» por «esquifes», e em vez de «pequeños» vê-se obrigado a usar o indefinido múltiplo «mil»: «Porque le cercan luego en compañía/mil esquifes...». Enquanto GARCEZ, com autêntico sentido poético, mas longe do original, diz: «Que al punto unos esquifes asomaron/a vela y remo, en buena compañía...». Ao falar do Rei de Mombaça (I-103), o epíteto encontrado por Camões foi o «de antiga idade». Nenhum dos três autores consegue captar plenamente o sentido: CALDERA escreve: «Es viejo el Rey...»; TAPIA reforça a ideia: «Es viejo y fuerte...»; e o que se aproxima mais do pensamento camoniano afasta-se totalmente do valor literal: GARCEZ, que lhe chama «noble en su traza...». O afã erudito leva, por vezes, o terceiro dos tradutores a perífrases raras: quando se fala vagamente de um possível perseguidor da Lei de Deus («hum pérfido inimigo» [I-49], e sendo facílima a tradução literal, recorre a «un Maxencio que persiga».

9 *Lusiadas de Luis de Camoens, Príncipe de los poetas de España. Al Rey N. Señor Felipe Quarto el Grande. Comentados por Manuel de Faria y Sousa, Cavallero de la Orden de Cristo y de la Casa Real. Contiene lo más de lo principal de la Historia y Geografia del mundo: i singularmente de España mucha política excelente i católica, Varia moralidad i doctrina: Aguda, i entretenida sátira en común a los vícios: I de professión los lances de la poesia verdadera y grande: i su más alto y sólido pensar, todo sin salir de la idea del Poeta. Tomo primeiro i segundo. Año 1639. Con privilegio. En Madrid. Por Joan Sánchez...*

10 *Rimas varias de Luis de Camoens, Príncipe de los poetas heroycos y lyricos de España... Comentadas por Manuel de Faria y Sousa... Continen la primera, segundo y tercera centuria de los sonetos.* Lisboa, Dámaso de Mello, 1685.

de FIGUEIREDO e Costa PIMPÃO fazem-lhe justiça) a base fundamental de quanto se conhece acerca do épico.

Directamente primeiro, através das traduções impressas ou manuscritas, e dos comentários de Faria e SOUSA, mais tarde, os escritores do Século de Ouro conheceram e imitaram Camões e não lhe pouparam hiperbólicos elogios, nem mesmo quando foi erguido como pregão da independência nacional portuguesa.

De uma antologia de louvores castelhanos em honra de *Os Lusíadas* e do seu autor, seriam as páginas mais expressivas a comparação de Francisco SÁNCHEZ com os poemas precedentes: «Chega à *Eneida*, vence a *Tebaida*, é pouco menos do que a *Ilíada* e a *Odisseia* de Homero», e o de Cervantes que acabamos de citar; Vicente ESPINEL afirmava que Camões «nasceu só para escrever este poema»; Pedro de ESPINOSA inclui-o nas suas *Flores de poetas ilustres de España;* GRACIÁN recolhe nada menos do que doze composições, as mais integralmente citadas, na sua *Agudeza y Arte de Ingenio,* onde parece esgotar os epítetos: «imortal», «célebre», «conceituoso», «subtilíssimo», «sempre agudo»...

Camões acaba por reunir, de forma indiscutível, a admiração dos escritores de todas as tendências. Com igual fervor se acatará o seu magistério entre os «patos da água-chilra castelhana» como nos afastados jardins, «fechados a muitos», do refinamento barroco. Mais do que em Herrera, em cujos versos ressoou o seu eco, sobretudo quando cantou as armas lusitanas, ou nos «poetas de Lepanto», que de boamente ou contra-vontade haviam de seguir o seu magistério (entre outros Pedro da Costa e Corte-Real, portugueses), há que procurar em Lope de Vega e em Gôngora a marca do grande épico peninsular.

Gôngora, reconhecendo as dívidas da sua língua poética e das suas concepções mitológicas à obra de Camões, dedicou-lhe uma *Canción Heroica* escrita para a versão de Gómez de TAPIA:

Suene la trompa bélica
del castelhano cálamo...

O poeta das *Soledades*, depois de evocar as divindades marinhas, detém o seu olhar nos heróis: Pacheco (X, 10-25), Albuquerque (X, 40 a 49), Almeida (X, 26-38)... A selecção, só por si, implica uma perfeita consonância com o espírito do poema. Não alude a Vasco da Gama, como protagonista, nem ao Rei a quem era dedicado, nem sequer aos chefes medievais. Pára a escutar a profecia de Tétis e repete os nomes destes três fortes varões da Índia. Para concluir:

> Cuánto pechos heroicos
> te dan fama clarífica
> ¡Oh Lusitania!, por la tierra cálida,
> tanto versos estoicos
> te dan gloria mirífica
> celebrando tu nombre y fuerza válida;
> dígalo Castálida
> que al soberano Tapia
> hizo que más que en los árboles,
> en bronces, piedras, mármoles,
> en su verso eternice tu prosapia
> dandole el odorífero
> lauro por premio del gran dios Lucífero...

Mas o mais camoniano dos escritores espanhóis do Século de Ouro foi Lope de Vega, que fez do autor de *Os Lusíadas* perfeitas e «reconhecidas» imitações. Os louvores que lhe dedica no *Laúrel de Apolo,* na *Arcadia* e no prólogo do *Isidro* demonstram, como afirma Fernández ALMUZARA [11], que «os dois Lopes» (passe a inatural distinção) o admiravam e seguiam igualmente.

No *Isidro,* lê-se: «são maravilhosas as estâncias do excelente português Camões, mas a melhor não iguala as suas redondilhas»... As de *Sôbolos rios* pareciam-lhe «pérola de toda a poesia».

Além de imitações isoladas, como os versos portugueses de *La Tapada,* «seguidos» directamente, a adopção de uma «atitude lusíada» dá-se em quase toda a épica de Lope: em *La Jerusalem Conquistada* (Lisboa, 1611) está mais próximo

---

11 E. Fernández ALMUZARA, *Relaciones de la épica de Lope de Vega y de la de Camões.* 1936.

365

de Camões do que do próprio Tasso, por se propor uma epopeia nacional-universal, em que Castela preste, com as suas proezas, um serviço «católico» (no sentido etimológico da palavra), análogo ao do Portugal de Vasco da Gama. Como no poema protótipo, percorre-se uma rota marítima, mas pelo Mar Latino. Alguns episódios são projecção directa de outros análogos de Camões: a Tempestade do livro VII, Adamastor, Afonso VIII e Raquel, derivado do de Inês de Castro... Até Nuno Atayde marca uma presença portuguesa. O mesmo sentimento universal, a mesma «poesia da fé», a mesma «diversa unidade» na fábula. Novas afinidades técnicas encontraremos em *La Corona trágica;* rotas marítimas na *Dragontea,* com uma visão épica da vida dos conquistadores. *Filomena, Andrómeda, Circe, La hermosura de Angélica* têm sugestões camonianas de conceito e de forma..., e até no *Isidro* a Inveja é réplica do Baco de *Os Lusíadas.*

Quanto a outros épicos espanhóis, faltaram-lhes, em geral, aquelas duas qualidades principais do verdadeiro poeta heróico que apreciamos tanto em Ariosto como em Camões: «o impulso genial da fantasia e a verdadeira ternura de sentimentos» (PFANDL). Em ambos as encontrariam. Traços comuns como o historicismo ou, melhor ainda, o nacionalismo histórico, o carácter deliberadamente fragmentarista, a comunidade da linguagem... não podem considerar-se influências, mas antes coincidências derivadas de análogas atitudes espirituais e formação semelhante.

Faltam os estudos especiais onde se assinalem as influências concretas. Dos resultados que poderiam obter-se dá-nos conta o testemunho de VAN HORNE sobre as fontes de *Bernardo* em que ficou demonstrada a influência de Camões em Balbuena [12].

A solução de continuidade do rasto de Camões nas Letras espanholas, ocorrida antes de mais por falta de traduções, não deve atribuir-se ao desvio político proveniente da

---

[12] J. van HORNE, *Bernardo de Balbuena, Biografía y crítica.* Guadalajara, México, 1940.

separação de Portugal, mas antes a causas de carácter geral: a decadência das letras, o gosto por leituras de outra índole, a inclusão da Corte na órbita francesa. No entanto, escritores e eruditos como FEIJÓO, SARMIENTO, ISLA... manejaram as suas obras. Depois de uma etapa de escassa influência, os poetas da transição para o Romantismo, sobretudo o grupo «Dos de Mayo», directa ou indirectamente recebem as suas pegadas, em especial as da Épica. É então que voltam a traduzir-se *Os Lusíadas*. Porque para encontrarmos uma nova versão castelhana temos de saltar desde os finais do século XVI para a segunda década do século XIX: em 1818, Lamberto Gil imprime, em Madrid, a sua tradução neoclássica. Esta foi, sem dúvida, a melhor de todas as versões; e não porque possuísse o raro dom da linguagem poética, mas porque se apegou quanto pôde ao ritmo, aproveitou os úteis comentários de Faria e SOUSA e procurou evitar os erros em que caíram os seus antecessores. O mesmo se pode dizer da sua versão da lírica.

As comemorações centenárias de Camões deram oportunidade a uma renovação do interesse dos leitores de língua espanhola pela sua obra. De forma quase simultânea publicam-se três novas traduções: a do conde de Cheste, Juan G. de La PEZUELA y CEBALLOS (Madrid, 1872), a do catedrático estremento Carlos Soler y ARQUÉS (Badajoz, 1872) e a de Manuel Aranda SANJUÁN (Barcelona, 1874). Nenhuma delas consegue ser melhor que as anteriores. Os homens do século XVI, por mais próximos do autor e por possuírem o espírito da época, conseguiram maiores acertos, mesmo no meio de grandes erros; por seu lado, Lamberto Gil possuía uma disciplina humanística que o aproximava deles, e uma linguagem nobre. São estas as razões por que continuam a preferir-se hoje as versões pré-românticas às mais recentes. A única obra em que se inicia o cotejo das cinco versões publicadas até 1890 mostra bem claramente a superioridade de CALDERA em relação a TAPIA e GARCEZ (apesar da fluência poética e da erudição deste último), e de Lamberto Gil em relação a CHESTE.

367

(Quando esta edição entrava na imprensa, Coimbra MARTINS dava a conhecer uma tradução inédita de Gabriel Garcia TASSARA).

E edição de Gómez de TAPIA foi reproduzida em 1913 por Montaner y Simón (Barcelona); a de Lamberto Gil figura na Biblioteca Clássica de Hernando (Tomo C); a de ARANDA, na Colecção Austral. Versões parciais em verso devem-se a Emilio BRAVO, imigrado espanhol em Portugal, e ao P. Luis Gonzaga CABRAL, emigrado português em Espanha.

Em Lisboa publicou-se, por ocasião do centenário, uma Edição Poliglota do episódio de Inês de Castro, que inclui tradução espanhola (1873 e 1880).

A única versão de *Os Lusíadas* feita neste século é em prosa e da autoria de Pedro González BLANCO. A preparada pela de I. M. GIL foi editada em 1955 na *Revista de Occidente*.

Recordemos também, entre as versões da lírica, a edição trilingue de BENOLIEL, continuada por Xavier da CUNHA [13]. Entre os tradutores dos sonetos, José María de COSSÍO atingiu a perfeição máxima. Nas edições da Universidade de Santiago, uma dedicada exclusivamente a Camões e outra aos sonetistas portugueses deram a conhecer os mais belos. Um comentário arguto acompanhou algumas destas versões na revista «Cruz y Raya».

Desde que Camões voltou a ser preferido e imitado pelos poetas pré-românticos, por três vezes voltou a exercer nítida influência nas letras peninsulares. Uma primeira etapa em que sobressaem *La Sigea* de Carolina Coronado, *Morsamor* de Valera, e as poesias que se lhe dedicam por ocasião do seu centenário e do de Calderón. Naquilo a que chamaríamos *fase classicista* das literaturas periféricas, quando, por reacção contra o popularismo, se desejam exercitar as línguas vernáculas na grandeza da linguagem épica. Então, há-de recorrer-se ao magistério indispensável da experiência portuguesa: *L'Atlàntida* de VERDAGUER e, sobretudo, *Os Eoas*

---

13 *Lyricas de Luis de Camões com traduções francesas e castelhanas de José Benoliel, S. S. G. L.* Prefaciadas por Xavier da Cunha. Lisboa, Imp. Nacional, 1898.

de Eduardo PONDAL, cantor do «verbo do gran Camões», devem-lhe tanto como, no apogeu da sua influência, *La Jerusalem Conquistada* ou *Dragontea*. Recentemente, a partir das publicações de COSSÍO, voltou a estar presente, sobretudo no grupo «Garcilaso»; agora é o poeta petrarquista que influencia sonetos que representam um regresso aos valores do século XVI . Esperemos que um melhor e, sobretudo, um mais completo conhecimento de Camões torne fecunda a sua obra, num futuro imediato, para as letras espanholas que tanto lhe ficaram a dever no Século de Ouro. As comemorações do **centenário** de *Os Lusíadas* abrem novos caminhos.

CAMÕES EM FRANÇA

A presença de Camões nas Letras francesas foi estudada especialmente por LE GENTIL e COUTINHO [14]. As versões de *Os Lusíadas* são muito tardias. Além da suposta de 1612, citada por Lecussan VERDIER, as primeiras são do século XVIII. Fragmentárias, dos episódios de *Inês de Castro* (M. M.), *Adamastor* (Suplice de BARAULT) e a *Ilha dos Amores* (FLORIAN); completa, a de Duperron de CASTÉRA (1735), em prosa e com notas em que se misturam erudição e candura ao procurar em tudo ocultos simbolismos. Em 1776 aparece a de HERMILLY e LA HARPE. Seguem-na a do duque de PALMELA (1813), MILLIE (1825), FOURNIER e DESSAULES (1841), REGON (1842), a correcção de MILLIE por DUBEUX (1844), GORIN (1889)... além dos passos traduzidos por P. M. MALEBRANCHE, DUBOIS e F. DENIS. Não faltam as edições portuguesas feitas em Paris: 1759, 1857... BARÉRE traduziu em 1828 as líricas... da infiel versão inglesa de STRANGFORD.

Marcos na história do camonianismo francês são: os comentários já citados de VOLTAIRE, as biografias de Mme. de STAËL e Ch. MABUIN, a presença do poeta em *Les amours épiques* de P. GRANDMAISON, o ensaio de Ferdinand

---

14 Ver o capítulo correspondente da Bibliografia.

DENIS sobre a influência da paisagem na obra (*Scène de la Nature sur les tropiques et de leur influence sur la poésie*, 1824), os romances de Mlle. BRILLAC (1688), Madame GAU-THIER (1827) e LANDELLE (1859) em que Camões é o protagonista; a tragédia de LAMOTE-HOUDART (1723), um drama de PIERRET e DUMESDIL (1845), uma ópera cómica, *Les esclaves de Camoens;* as poesias de LAMARTINE e de VICTOR HUGO, os desiguais juízos de CHATEAUBRIAND (que SAU-NAL, LE GENTIL e AQUARONE largamente comentaram) e o capítulo lisboeta de *Vacances,* de Edgar QUINET, intitulado *La Lisbonne de Camoens* [15]. Obras recentes de inspiração camoniana são as de POIZAT e MONTERLAND sobre Inês de Castro.

Em 1912, ao descerrar-se o monumento que consagra em Paris a memória de Camões, pronunciaram discursos LE JEUNE, BOIS, BRULET, RICHEPIN... Foi um momento de vivo interesse pela epopeia portuguesa, interesse que não diminuiu desde então e que se revela no lugar que ocupam *Os Lusíadas* no ensino e na investigação francesa da Literatura geral.

CAMÕES EM ITÁLIA

Em Itália, cujas Letras tanto influenciaram Camões [16], logo que o poema foi publicado, Torcuato TASSO dedica-lhe um cinzelado soneto:

Vasco, le cui felici ardite antenne
in contro al Sol, che ne riporta il giorno,
spiegar le velle, e fer colá ritorno
dov'egli par, che di cadere accene:
Non più di te per aspro mar sostenne
quel, che fece al Ciclope oltraggio e scorno:
nè chi turbó l'Arpie nel suo soggiorno,
nè diè più bel subietto a colle penne.

---

15 Edgar QUINET, *Mes vacances en Espagne,* in Oeuvres Complètes, Paris, Paguerre, 1857. O capítulo XIX é dedicado integralmente a «Lisbonne de Camoens».
16 Sobre a influência da Itália em Camões, ver os estudos de ROSSI, PADULA, RAMOS, TORRACA, etc., indicados na Bibliografia.

370

Ed or quella del colto e buon Luigi
tan'oltre stende il glorioso volo
che i tuoi spalmati legni andar men lunge.
Ond'aquelli, a cui s'alza il nostro Polo,
ed a chi ferma incontro i suoi vestigi
per lui del corso tuo la fama aggiunge.

No entanto, a primeira versão italiana, muito posterior, é da autoria de C. PAGGI e foi publicada em Lisboa em 1658; seguem-na: a de SAZZANO (1772), a fragmentária do Conde C. de S. RAFFALE, uma anónima, em prosa (1804), a de NERVI (1814, com várias reedições), BRICOLANI (1826), CARRER, incompleta (1850), BONARETTI (1880), PADULA (1908) e PELEGRINI (1933) e ultimamente a de LA VALLE. O episódio de Inês de Castro foi traduzido por Galeano RAVARA (1853). Deve-se ao Professor J. RUGGIERI uma boa selecção para uso de estudantes (1939).

A *Società Luigi Camoens*, que funcionou durante algum tempo, despertou o interesse de filólogos e críticos literários.

CAMÕES E A LITERATURA INGLESA

A projecção de Camões nas Letras inglesas foi objecto de uma sucinta e metódica monografia de Luis CARDIM [17], onde são sistematicamente apresentados os materiais recolhidos por Th. BRAGA, F. PAXECO, Henry THOMAS, WEST, PRESTAGE e BELL. É estranho que a Inglaterra, que tão cedo traduziu BOIARDO, ARIOSTO e TASSO, tardasse tanto em compreender Camões. O primeiro tradutor inglês foi um diplomata que residiu em Madrid, FANSHAW, já em meados do século XVII, em 1655, em oitava rima e apresentando o poema como o achado de um tesouro: «treasure-trove». A sua versão, útil mas infiel, apresentou aos ingleses um Camões muito diferente do autêntico. «Atrevo-me a afirmar que a tradução inglesa de FANSHAW nos proporciona um meio de

---

17 CARDIM, *Projecção de Camões nas letras inglesas*. Lisboa, «Inquérito», n.º 52, e as monografias de Fernandes COSTA, WALTER, etc., indicadas na Bibliografia.

conhecer esses outros *Lusíadas* que Camões não escreveu», «BURTON [pelo contrário] traduziu as suaves harmonias de Camões num inglês tão áspero como as serras arábicas que soube descrever em obra melhor» (ENTWISTLE).

Tem-se discutido o facto de já antes da tradução de FANSHAW existirem vestígios da influência de Camões em Inglaterra. As coincidências de SHAKESPEARE, até mesmo na obra dramática, dependerão, como defendeu BELL, da existência de uma fonte comum. Outras, pelo contrário, parecem revelar já influência directa: a de John FORD (final de *The Broken Heart*) e as de MILTON; a visão do futuro que S. Miguel faz proporcionar a Adão, pode provir das *Profecias de Adamastor e Tétis*, e o final do poema (acrescentado na edição de 1671) relacionar-se-ia com o de *Os Lusíadas*. A novela sentimental de Aphra BEHN sobre tema camoniano (o de Inês de Castro) baseia-se na de BRILLAC.

Apesar dos elogios de FANSHAW e de WYCHE, Camões foi desconhecido da generalidade dos escritores do século XVII em Inglaterra: DAVENANT nem o cita, DRYDEN condena levemente o uso do maravilhoso, misto de cristão e de pagão; ainda em 1727 a primeira edição de *Summer* de THOMSON surge sem nenhuma nota alusiva aos navegantes portugueses. Voltaire, que conheceu *Os Lusíadas* pela versão de FANSHAW, revelou aos ingleses da Ilustração o nome de Camões. A tradução de Duperron de CASTÉRA (1735) divulgada entre eles, suscitou em JOHNSON o desejo de traduzir o grande poema. O encargo foi transmitido por JOHNSON a GOLDSMITH e deste passou a MICKLE, vindo a ser editado em 1776. Esta obra, impressa mais de um século depois da de FANSHAW, alcançou a máxima popularidade, mas, apesar dos bem intencionados comentários biográficos e poéticos, oferecia a perspectiva de um Camões excessivamente submetido às próprias referências de MICKLE. A sua versão é libérrima até ao inconcebível: no Canto IX há trezentos versos do tradutor. Quaisquer que sejam as suas imperfeições, da versão de MICKLE depende a fortuna inglesa de Camões. BOWLES, como MICKLE, imita-o e procura superá-lo; BLAIR coloca-o ao lado dos grandes épicos; HAYLEY descobri-lo-á como poeta lírico; SOUTHEY surpreende nele a «magia da palavra» e considera-o como o apogeu das Letras lusitanas. A fama de Camões entre os românticos foi estudada por G. WEST e F. WALTER; a sua influência nos sonetistas, por Fernandes COSTA.

Durante o século XIX contam-se cinco traduções completas (as de MUSGRAVE [1826], MITCHELL [1854], AUBERTIN [1879], DUFF e BURTON [1880], QUILLINAN [1853]); nenhuma alcançou a fama da de MICKLE, que SOUTHEY considerava «superior ao original» e a quem os ingleses perdoam as infidelidades pelo seu inegável valor poético.

As poesias líricas foram traduzidas livremente por STRANFORD (1803), Felicia HEMANS (1818), ADAMSON (1820), SOUTHEY (1822), AUBERTIN (1881), BURTON (1884), GARNETT (1890) e PRESTAGE com base em BURTON (1924).

MICKLE inicia, na realidade, a série de comentaristas e biógrafos de Camões: Lord STRANGFORD dá, em 1803, uma visão donjuanesca, pré-romântica do poeta; ADAMSON publica em 1820 as suas *Memorias*, que JUROMENHA classificou como estudo «muito consciencioso» só superado pelo *Camoens* de BURTON, publicado sessenta anos mais tarde. Entretanto, os escritores aprenderam a apreciar Camões. Sabemos que BYRON o conhecia (dedicou um exemplar a uma dama). Recordemos a favorável crítica de HALLAM, o soneto de WORDSWORTH, que o cita ao lado de Dante, Petrarca e Tasso. A apologia de LONGFELLOW e os poemas de Isabel e de Roberto BROWNING revelam que a mensagem de Camões tinha chegado ao coração das gentes de letras de língua inglesa. A poetisa, que conhecia bem a sua lírica, cantou os amores de Natércia e evocou o amante em *A Vision of Poets*. Daquele canto amoroso em que Catarina moribunda evoca os versos do apaixonado, derivam os *Sonnets from the Portuguese*, em memória e como «senhal» dos seus amores com o poeta cujo apelido usa. Neles Isabel coloca-se no lugar da amada. Fernandes COSTA consagrou um curioso estudo a esta ficção.

Na erudição inglesa do nosso tempo sobressai o nome de um dos melhores biógrafos de Camões, Aubrey F. G. BELL.

Entre os modernos comentadores devem pôr-se em evidência os nomes de Allison PEERS, ENTWISTLE, VISING, THOMAS, PRESTAGE, BOWRA... Tradutores de fragmentos, mas de indubitável talento: George YOUNG, George WEST e o próprio BELL.

As versões feitas bem cedo, o número de vezes que foram editadas, a continuidade no estudo e até na imitação, revelam até que ponto o legado de Camões foi recolhido com amor em Inglaterra.

CAMÕES NA ALEMANHA

Sobre a fama de Camões na Alemanha corre uma história que pode revelar grande entusiasmo desde muito cedo: diz-se que certo admirador alemão pretendeu trasladar os supostos restos de Camões para colocá-los lá em monumento digno da sua memória. De facto, foi a geração do «Sturm und Drang» a que se interessou pela sua obra [18]. Antes, existe apenas uma versão em fragmentos, a de MEINHARD (1762). Começou então a sua fama: lia-a GOETHE, estudava-a HERDER, comentava-a SCHLEGEL. O Barão SECKENDORF traduziu, em 1782, o Canto I; A. W. SCHLEGEL, o episódio dos *Doze de Inglaterra*. A primeira versão integral é de 1806, feita por HEISE; seguem-na as de F. KUHN e C. T. WINKLE (1808), DONNER (1833), BOOSH-ARKOSSY (1854) e a completíssima, com lírica, dramática e epístolas, comentários e crítica pertinente (1880-1885) de um dos mais científicos camonianistas, o Dr. STORCK, autor de uma excelente biografia do poeta. Uma outra ficou a dever-se a REINHARDSTOETTNER (1879); Carolina MICHAËLIS DE VASCONCELOS era também alemã; poucos eruditos terão conhecido melhor do que ela a lírica de Camões. VON THERY, CHEZY-HORN, SCHMIDT, HALM, TIECK, BUNGE levaram a figura de Camões a obras de ficção.

---

[18] Ver, no capítulo seguinte, a bibliografia sobre a influência de Camões na Alemanha.

Na consideração do poema por parte de românticos alemães e das gerações formadas no Romantismo, existiam não só razões estéticas, como as que moviam SCHLEGEL e HERDER, mas também científicas e morais. HUMBOLDT, por exemplo, comentou *Os Lusíadas* como reflexo da curiosidade e do saber humano no século XVI [19]; MEIER louva-os hoje como o manifesto poético da ética ocidental. Os elogios de ROSENKRANZ e BRINK merecem figurar na «coroa europeia» do poeta.

Encerremos com dois juízos de críticos alemães esta rápida visão da influência e da fama de Camões fora de fronteiras. Um refere-se à lírica, menos conhecida mas transcendental nas Letras do Ocidente: «A colecção das suas poesias breves, compostas em todas as variadas formas do antigo estilo lírico, mostra como... estava ligado à sua pátria... Em algumas destas canções combina-se a ingenuidade e a frescura («Lieblichkeit») da «medida velha» com uma graça tal que umas vezes resistem à crítica mais rigorosa, e outras desarmam toda a crítica» (BOUTERWEK) [20]. O segundo dos elogios que queremos transcrever não se refere já a um aspecto determinado da obra do autor de *Os Lusíadas*, mas ao seu conjunto, vital, raro, variado, cheio de contrastes, pródigo de ideias. Deve-se a Frederico SCHLEGEL [21] e está formulado em duas palavras. Com elas se encerra também esta obra:

Camões é toda uma literatura.

---

[19] Ver a monografia de Silvestre RIBEIRO sobre este tema.
[20] *Geschichte der portugiesischen Poesie und Beredsamkeit.* Gotinga, 1805, pp. 201 e segs.
[21] *Philosophie der Geschichte,* 1828.

BIBLIOGRAFIA

O centenário da publicação de *Os Lusíadas* deu ensejo, felizmente, à publicação de três catálogos de exposições que constituem esplêndidos repertórios bibliográficos e guias eficazes para o leitor e o estudioso de Camões.

— *Os Lusíadas*, 1572-1972. *Catálogo da Exposição Bibliográfica, iconográfica e medalhística de Camões. Biblioteca Nacional de Lisboa.* Prefácio de M. Lopes de Almeida, Introdução, selecção, notas de José V. de Pina Martins.

— *Biblioteca Nacional de Madrid. Fundación Calouste Gulbenkian. IV Centenário de «Os Lusíadas» de Camoens, 1572-1972. Exposición bibliográfica e iconográfica.* Catálogo preparado por A. Coimbra Martins. Introdução de José Figueira Valverde.

— *Fundação da Casa de Bragança. Exposição da Biblioteca Camoniana de Dom Manuel II. Roteiro.* Paço Ducal, Vila Viçosa. MCMLXXII.

Foi feita ainda uma edição facsimilada da *Colecção Camoniana* de José do Canto, com prólogo de Hernâni Cidade.

No que diz respeito ao importante movimento erudito do Brasil, além dos estudos de A. Peixoto *(Camões e o Brasil)* e de Alves das Neves, ver ainda as achegas de Alge, Chaves de Melo e Soares Amora sobre aspectos do seu significado na evolução da história literária.

REPERTÓRIOS BIBLIOGRÁFICOS

ARANHA, Pedro W. de Brito — *A obra monumental de Luís de Camões*. Est. Bibliográficos. Lisboa, Imprensa Nacional, 1887.

BRAGA, Th. — *Bibliografia Camoniana*. Lisboa, 1880.

CANTO, José de — *Collecção Camoneana. Tentativa de um catálogo metódico e remissivo*. Lisboa, 1895.

GENTIL, Georges le — *Publications du Centenaire de Camões*. B. Hi., 1926, XXVIII, 260-268.

RODRIGUES, J. M. — *Dona Carolina Michaëlis e os estudos camonianos*. «Lus», 1927, IV, 45-60.

VALVERDE, José Figueira — *Notas e comentarios. Bibliografía del IV Centenario camoniano*. In «Colóquio/Letras», 20, Lisboa, 1974.

Nas obras de BELL, F. FIGUEIREDO, H. CIDADE e C. PIMPÃO encontram-se também amplas referências bibliográficas.

NOME E LINHAGEM

Além das biografias de Camões e dos nobiliários e genealogias portuguesas, ver:

ALDAO, E. Carré — *Nota sobre el apellido Camoens*. «Diário de Notícias» e «O Século», 6-VI-1925.
AREAL, Justo E. — *Casas solariegas de Galícia. Apuntes para la genealogía de los Camaraño y Camoens*. «La Correspondencia Gallega», 1899, n.º 2752.
BASTO, Magalhães — *Simão Vaz de Camões no Porto*. «A Águia», n.º 59, 1927.
CASTRO, Eugénio de — *Testamento de Simão Vaz de Camões, Almotacé de Coimbra*. Coimbra, «Biblos», VIII, 1932.
RODRÍGUEZ, M. Fernández — *El orígen del apellido Camoens*. Compostela, 1956.
SARMIENTO, Fr. Martín — «Copia del manuscrito sobre el Monasterio de Samos y varios sitios del Reino de Galicia, con explicación geográfica, etc.». Archivo de la catedral de Lugo, Piñeiro, 1.º, fólios 131-133.
SILVEIRA, J. da — Sobre o nome «Camões». Coimbra, «Biblos», 1927, III, 425-446.
VALVERDE, José Figueira — *La ascendencia pontevedresa de Camoens*. Pontevedra, 1968.
VALVERDE, José Figueira — *La oriundez pontevedresa de Camoens*. Pontevedra, «Diario de Pontevedra», 31-XII-1924 e 31-I-1925.
VALVERDE, José Figueira — *No solar galego dos Camoens*. Porto, «O Primeiro de Janeiro», 10-VI-1958.
VASCONCELOS, Miguel Ribeiro de — *Documentos relativos à família de Vaz de Camoens*. Coimbra, Instituto, 1855.
VEGA, José López de la — *Descendencia del ilustre poeta Luis de Camoens*. Galicia, «Revista Universal de este Reino», ano III, n.º 11, 1862.
VILLAMIL, Enrique Fernández — *Los Camoens de Pontevedra. Dos documentos y un comentario*. «Faro de Vigo», número especial do centenário, 1953.

BIOGRAFIAS E ESTUDOS DE CONJUNTO

ADAMSON, John — *Memoirs of the life and writings of Luis de Camoens*. Lisboa, 1820.
ALMEIDA, S. de — *Estudos camonianos*. São Paulo, P. Vieira e Cia., 1925, 8.º, 203 — XIV.
BELL, A. F. G. — *Luis de Camoens*. Oxford, 1923.
BELL, A. F. G. — *Luis de Camoens*. Trad. do inglês por António Álvaro Dória. Ed. Educação Nacional, 1936 (ver Bibliografia nas pp. 119-137).
BERARDINELLI, C. — *Estudos Camonianos*. Rio de Janeiro, 1973.
BRAGA, Theófilo — *Camões. Época e vida*. Porto, Liv. Chardron, 1907.
BRAGA, Theófilo — *História de Camões*. Parte I. Vida de Luís de Camões. Porto, 1873.
BRAGA, Theófilo — *Retrato e biografia de Camões*. Lisboa, 1880.
BRANCO, Camilo Castelo — *Luís de Camões. Notas biográficas*. Porto, 1880.
BURTON, Richard F. — *Camoens: His life and his Lusíadas*. Londres, 1881.
CARDOSO, Maia — *Biografia de Luís de Camões*.
CATANZARO, Carlo — *Don Luis de Camoens. Profilo critico*. Florença, 1881.
CIDADE, Hernâni — *Camões*. «A Águia», 1924, V, 33-34.
CIDADE. H. — *Lições de Cultura e Literatura Portuguesas*, vol. I, séculos XV, XVI e XVII. Coimbra Editora, Limitada, 1951 (ver o capítulo dedicado à poesia de Camões).
CIDADE, H. — *Luís de Camões. I. O Lírico. II. O Épico*. Dois volumes, 2.ª ed., «Revista da Faculdade de Letras de Lisboa», Lisboa, 1952. Reedições ampliadas.
CIDADE, H. — *Luís de Camões. A vida e a obra*. Lisboa, Tip. da Ed. Império, Lda., 1943.
COELHO, Latino — *Luís de Camões*. Lisboa, 1880.
COUTINHO, Xavier — *Camões e as Artes Plásticas. Subsídios para a Iconografia Camoniana*. II. Porto, Livraria Figueirinhas.
DORNELAS, Afonso de — *Iconografia de Camões. Séculos XVI e XVII*. Lisboa, 1924.

FIGUEIREDO, Fidelino de — Camoens. Trad. pelo Marquês de Lozoya. Colección de Manuales Hispania, n.º 3, série B. Madrid, Ed. Voluntad, 1928.

GENTIL, Georges le — Camoens, introduction, traduction et notes. 1924.

GONÇALVES, Cunha — Estudos Camonianos. Porto, 1947.

GONÇALVES, F. Rebelo — Dissertações camonianas. São Paulo.

LOUREIRO, Pinto — Novos subsídios para a biografia de Camões. «Instituto», vol. 89, 2-3, 1895.

LUNARET, H. de — Essai littéraire et biographique sur Luis de Camoens, sa vie et ses oeuvres. Paris, Quentin, 1882.

MACKONELT, J. C. — Breve resumo da vida de Camões... Lisboa, 1867.

MATOS, António de Oliveira — Vida de Luís de Camões. Ensaio sobre documentos, alguns inéditos. Lisboa, Empresa Nacional de Publicidade, 1942.

OLIVEIRA, Luís Guedes de — Sentido e valor poético da obra de Camões. Lição a alunos proferida no Colégio João de Deus no dia 10 de Junho de 1934. Porto, 1935.

PASSOS, Carlos de — Hora camoneana, 4. Edições da Biblioteca do Clube Fenianos Portuenses, Porto, 1941.

PEIXOTO, Afrânio — Ensaios camonianos. Coimbra, Imprensa da Universidade, 1932, 8.º, 426 pp. (Recensão de Rebelo Gonçalves in BdF., 1933).

PIMENTEL, António de Serpa — Camões. Biografia. Lisboa.

RÉGIO, José — Luís de Camões. Introdução, selecção de textos e notas. Livraria Rodrigues, 1944.

RÉGIO, José — Luís de Camões. Lisboa, Ed. SNI, 1946.

RIBEIRO, Aquilino — Luís de Camões. Fabuloso. Verdadeiro. Lisboa, s. d.

RICHTER, E. — Luis de Camões. GRM, 1925, XIII, 295-306. [Camões]. Fascículo camoniano. «Lus», 1925, II, 141-378.

SARAIVA, António José — Luís de Camões. Estudo e Antologia. Ed. rev. Lisboa, 1972.

SILVA, José Maria da Costa e — Ensaio biográfico-crítico sobre os melhores poetas portugueses. Lisboa, 1850-1855.

TEVA, Francisco Silvestre — Luis de Camoens. Su vida y sus obras. Asociación de la Prensa de Ceuta.

VASCONCELOS, Ribeiro de — Apontamentos biográficos sobre o nosso insigne poeta Luís de Camões. Coimbra, 1854.

VISING, Johan — Camõens. 1920.

Actas da I Reunião Internacional de Camonianistas. Lisboa, 1973.

NOTAS BIOGRÁFICAS E BIOGRAFIAS VÁRIAS

ALMOYNA, Martínez e Lemos, Vieira de — A obra espanhola de Camões. Porto, 1972.

ARAUJO, Norberto de — Camões não foi bem como Aquilino o viu. Lisboa, 1941.

BRAGA, Theófilo — Os amores de Camões. Comentário biográfico das suas líricas. Porto, 1917.

BRAGA, Th. — Os dois naufrágios de Camões. Lisboa, 1916.

BURGUETTE, Adrião — A Casa de Camões em Constância. A canção «Oh Pomar Venturoso». Lisboa, 1951.

BURGUETTE, Adrião — Luís de Camões em Constança. Lisboa, 1942.

EÇA, Almeida de — Luís de Camões, marinheiro. Lisboa, 1880.

FREITAS, Jordão de — Camões em Macau. Lisboa, 1911.

FREITAS, Jordão de — O naufrágio de Camões e «Os Lusíadas». Lisboa, 1915.

LOUREIRO, Pinto — Novos subsídios para a biografia de Camões. «O Instituto», 1936.

MATA, João — Em torno de Camões. «Brotéria», XVI, 5.

MAURÍCIO, P. Domingos, S. J. — O elogio fúnebre da Infanta Dona Maria e os amores de Camões. «Brotéria», XVI, 6.

PEIXOTO, Afrânio — Dinamene. In Ensaios Camonianos.

RIBEIRO, Aquilino — Camões, Camilo, Eça e alguns mais. Lisboa, Bertrand.

RODRIGUES, J. M. — Camões e a Infanta D.ª Maria. Coimbra, 1910.

RODRIGUES, J. M. — *O exílio de Camões para as Molucas*. In memoriam de Delfim Guimarães. Lisboa, 1934.
RODRIGUES, J. M. — *A tese da Infanta nas líricas de Camões*. «O Instituto», 1933-1934. LXXXV-LXXXVI.
SÁ, Mário de — *Memórias astrológicas de Camões*.
SÉRGIO, António — *Camões e D. Sebastião*. Lisboa, 1945.
VIEIRA, Afonso Lopes — *O carácter de Camões*. Lisboa, 1940.
A Luís de Camões. Homenagem de A. F. Barata com notas curiosas e três inéditos do Poeta.

LINGUAGEM E ESTILO

BISMUT, R. — *Camões et son oeuvre lyrique*. Paris, 1972.
BISMUT, R. — *La lyrique de Camões*. Paris, Presses Universitaires, 1970.
C., C. — *A naturalidade de Camões*. Lisboa.
CAMPOS, Agostinho de — *Camões lírico*. I-V. Lisboa, Livraria Bertrand (1925, os três primeiros volumes; os restantes, sem data).
CAMPOS, Agostinho de — *«Sete anos de pastor Jacob servia»*. «Biblos», IX.
CARVALHO, José Gonçalo Chorão Herculano de — *Sobre o texto da lírica camoniana*. Sep. da «Revista da Faculdade de Letras de Lisboa», 1949, 56 pp.
CASTRO, Eugénio de — *Les Sonnets de Camões*. Coimbra, 1925.
CIDADE, Hernâni — *O lirismo de Camões*. «Águia», 1927, XXX, pp. 83-103.
CIDADE, Hernâni — *Luís de Camões*. I. *O lírico*. Imprensa Nacional de Lisboa.
COELHO, Jacinto do Prado — *Motivos e caminhos do lirismo camoniano*. Coimbra, 1952.
COSSÍO, José María de — *Los sonetos amorosos de Camoens*. Madrid, «Cruz y Raya», 19, Outubro de 1944.
COSTA, J. da Providência Sousa e — *O trocadilho em Camões e a sua interpretação por G. Storck*. Coimbra, «Biblos», 1927, III, 264-316.
CUNHA, Xavier da — *Pretidão de Amor*. Lisboa, Imprensa Nacional, 1895.
ENTWISTLE, W. — *A sobriedade clássica do autor dos «Lusíadas»*. Coimbra, «Biblios», 1943, XIX, p. 1.
FERREIRA, Joaquim — *Sonetos de Camões*, com prefácio e notas. Porto, 2.ª ed., Barreira, s. d.
FIGUEIREDO, Fidelino de — *Camões as a Lyric Poet*. RRQ, 1925, XVI, 287-305.
FIGUEIREDO, Fidelino de — *O Soneto português*. BBMP, 1924, VI, 259-262.
FREITAS, Maria Múrias de — *Figuras de colorido na lírica de Camões*. BdF., 1934-1935, III, 99-152.
IRAGO, Landeira — *Camoens*, 72. Vigo, «Grial», 1972.
LIMA, Augusto César Pires de — *Bernardim Ribeiro (Egloga I). Sá de Miranda (Carta a António Pereira). Luís de Camões (Canções IV e IX e alguns sonetos)*. Edição Escolar, Porto, s. d.
MARQUES, Francisco da Costa — *Camões, poeta bucólico*. Coimbra, «Biblos», 1930-1940.
MARTINS, Mário — *«Babel e Sião» de Camões e o Pseudo Jerónimo*. «Brotéria», LII, 4, 1951.
MARTINS, Mário — *Divina Saudade*. Lisboa, «Brotéria», LII, 3, 1951.
MAURÍCIO, P. Domingos, S. J. — *A lírica de Camões e a solução de alguns problemas na sua última edição crítica*. «Brotéria», XVII, 1.
MOTTA, J. dos Santos — *Métrica de Camões n'«Os Lusíadas»*. «Biblos», 1928, IV, I-XXIV.
P., A. — *A Língua de Camões*. RFP, 1924, I, 313-316.
PEIXOTO, Afrânio — *Camões lírico*. In *Ensaios Camonianos*, Coimbra, 1932.
PEIXOTO, Afrânio — *Dicionário dos Lusíadas*. Rio de Janeiro.
PIMPÃO, A. J. da Costa — *A lírica camoniana no século XVII. Faria e Sousa e Álvares da Cunha*. «Brotéria», XXXV, 1942.
PIMPÃO, A. J. da Costa — *Três notas críticas a uma edição da lírica de Camões*. «Biblos», XXIII, 1947, p. 409.

380

RODRIGUES, José Maria — *Estudo sobre as Rimas de Camões*. «Biblos», IV, 1928.

SALGADO Júnior, António — *Camões e «Sôbolos Rios»*. Aveiro, 1936.

SENA, Jorge de — *Uma Canção de Camões*. Lisboa, Portugália Ed., 1966.

SENA, Jorge de — *Os sonetos de Camões e o soneto quinhentista peninsular*. Lisboa, Portugália Editora, 1969.

SÉRGIO, António — *Questão prévia de um ignorante aos Prefaciadores da lírica de Camões*. In *Ensaios Camonianos*, vol. IV, e Apêndice ao vol. V.

SILVA, C. E. Corrêa da — *Ensaio sobre os latinismos dos Lusíadas*. Coimbra, Imprensa da Universidade, 1931 (Rec. SANOGUEIRA in BdF., e de BATAILLON in Bhi.).

SILVEIRA, Sousa da — *«Sobolos rios que vão»*. *Anotações*. «Revista de Cultura», Rio de Janeiro, ano XII, n.os 143 e 144 (1938) e ano XIII, n.º 145 (1939).

SOUSA, Faria e — *Rimas várias... comentadas*. Lisboa, Dâmaso de Melo, 1685. Reedição de Lisboa, 1972.

VALVERDE, José Figueira — *Os Lusíadas em si mesmos como monumento*. Lisboa, 1973.

VASCONCELOS, Carolina Michaëlis de — *Investigações sobre Sonetos e Sonetistas portugueses e castelhanos*. RHi., vol. XXII, p. 509.

VASCONCELOS, Carolina Michaëlis de — *Neues zum Buche der kamonianischen Elegien*. ZRPh., vol. VIII, pp. 430-598.

VASCONCELOS, Carolina Michaëlis de — *Neues zum Buche der kamonianischen Lieder und Briefe*. ZRPh., vol. VII, p. 407.

VASCONCELOS, Carolina Michaëlis de — *Neues Elegien Muche der kamonianischen Elegien*. ZRPh., vol. VII, p. 494; vol. VIII, p. 1.

VASCONCELOS, Carolina Michaëlis de — *Notas ao Cancioneiro inédito*. RHi., vol. XXI, p. 362.

VASCONCELOS, Carolina Michaëlis de — *O Texto das Rimas de Camões e os apócrifos*. Rev. Soc. Inst., Porto, 1882, vol. II, pp. 105-125.

VASCONCELOS, Carolina Michaëlis de — *Theófilo Braga, Parnaso de Luís de Camões*. ZRPh., vol. V, p. 393.

VENTURA, Augusta Faria Gersão — *Para entendimento de uma ode de Camões*. 1941.

VIALE, António José — *Selecta Camoneana*. Lisboa, 1863.

A Lírica de Camões. Ed. de António José SARAIVA, Livraria Popular.

Rimas de Luís de Camões. Prefácio, selecção e notas de Álvaro Júlio da Costa PIMPÃO. Lisboa, Liv. Clássica Editora, 1943.

Visages de Luis de Camões. Lisboa, 1972.

FORMAÇÃO, CULTURA, IDEOLOGIA
CAMÕES HUMANISTA

ANDRADE, Miranda de — *O Platonismo de Camões*.

BRASIL, Reis — *O conceito de Amor em Camões. Nova interpretação de tipo psicológico*. Santarém, 1955.

CARVALHO, Joaquim de — *Estudos sobre as leituras filosóficas de Camões*. «Lus», 1925, II, 215-253 (Rec. de COSSÍO in RFE).

DANTAS, M. Emílio — *Paralelo entre Virgílio e Camões*. Porto, 1880.

FARINELLI, A. — *Poesia del agua y del mar en Camoens*. In «Poesía y Crítica», 1954.

FRANCO, Chagas — *Virgílio, Dante, Camoens et l'Expression du Génie Latin*.

LIMA, Sebastião da Rocha — *Influências bíblicas em Camões*. R-G., vol. LVIII, Julho-Dezembro, 1948, n.os 3-4, pp. 306-313.

MOTTA, S. Viana — *Pensamentos extrahidos das obras de Luis de Camões*. «Renascença Portuguesa», Porto, 1919.

NABUCO, Joaquim — *Discursos e conferências nos Estados Unidos*. Tradução de Artur BOMILCAR, Nova Iorque, s. d.

PADULA, António — *Camoens petrarchista*. Nápoles, 1904.

PEIXOTO, Afrânio — *Camões humorista*. «O Instituto», 1928, LXXV, 115-132.

PIMPÃO, A. J. da Costa — *Camões leu Platão*. «Biblos», XV, 1939, e XVIII, 1942.

PIMPÃO, A. J. da Costa — *Teria Camões lido Platão?* (Nótula a um artigo crítico). Coimbra, 1942.

PRAT, Ángel Valbuena — *Camões y Garcilaso.* In «Estudios Eruditos». In Memoriam de Adolfo Bonilla y San Martin, II, 1930.

RAMOS, Feliciano — *As fontes petrarquistas do lirismo de Camões.* NP., 1929, vol. II, 329-344.

RAMOS, Feliciano — *A influência de Petrarca na lírica de Camões.* In «Ensaios de Crítica Literária», Coimbra, 1933.

REMÉDIOS, Mendes dos — *Camões — Poeta da Fé.* 1924.

ROSSI, G. C. — *La poesia del Petrarca in Portugallo.* «Biblios», XXI, 478-488.

RÜEGG, A. — *Das Pindariche in der Poesie des Camoens.* In «Miscelanea científica e literária dedicada ao Doutor José Leite de Vasconcelos», vol. I, 1934.

SILVA, L. Pereira da — *As estrelas nas poesias de Camoens.* «A Águia», 1918-1919, XIV-XV.

TORRACA, Francisco Gil — *Gli imitatori Stranieri di Jacobo Sannazzaro.* Roma, 1882.

VENTURA, Augusta Faria Gersão — *Subsidios para o estudo da flora camoniana.* «Biblos», XI a XII, 1935-1936.

OBRAS COMPLETAS

CAMÕES, Luís de — *Obras completas. Autos e Cartas.* Com prefácio e notas do Prof. Hernâni CIDADE. Lisboa, Liv. Sá da Costa, 1946 (vol. I, *Redondilhas e Sonetos;* vol. II, *Géneros líricos maiores;* vol. III, *Autos e Cartas;* vols. IV e V, *Os Lusíadas*).

JUROMENHA, Visconde de — *Obras de Luís de Camões, precedidas de um ensaio biográfico no qual se relatam alguns factos não conhecidos da sua vida, aumentadas com algumas composições inéditas do poeta.* Lisboa, Imprensa Nacional, 1860-1869.

STORCK, Wilhelm — *Luís de Camões. Sämmtliche Gedichte,* 1880-1885.

STORCK, Wilhelm — *Vida e obras de Luiz de Camões. Primeira parte. Versão do original alemão. Anotada por Carolina Michaëlis de Vasconcelos.* Lisboa, por ordem da Typographia da Academia Real das Sciencias, MDCCCXCVII.

OBRAS LÍRICAS

Líricas. Selecção, prefácio e notas de Rodrigues LAPA, 2.ª ed., correcta e aumentada. Lisboa, R. da Rosa, 1945, 238 pp.

Líricas escogidas. Universidade de Santiago de Compostela, 1933, 8.º, 48 pp. (Publicação do Instituto de Estudos Portugueses).

Líricas de Camões. Edição crítica por... RODRIGUES, J. M. e VIEIRA, Afonso Lopes. Coimbra, Imprensa da Universidade, 1932, 4.º, 385, 74 pp. (Biblioteca de Escritores Portugueses. Série C).

Liriche, a cura di S. Pellegrini. Pisa, Vallerini, 1946.

Rimas de Luís de Camões. Texto estabelecido e prefaciado por Álvaro Júlio da Costa PIMPÃO. Acta Universitatis Conimbrigensis, 1953.

Sonetos de Luís de Camões. Prefácio, selecção, notas e bibliografia de João de Almeida LUCAS. Lisboa, Liv. Clássica Ed., 1942.

Sonetos Portugueses. Seleccionados e traduzidos por J. M. COSSÍO. Prólogo de Fidelino de FIGUEIREDO. Universidade de Santiago de Compostela, 1933.

«OS LUSÍADAS». EDIÇÕES COMENTADAS E ESTUDOS

No texto dos capítulos IV e X, e respectivas notas, encontrará o leitor referências às primeiras edições portuguesas; no capítulo XIV dá-se notícia de todas as edições espanholas e das primeiras ou mais famosas de alguns outros países. Devemos acrescentar a bibliografia editada depois de concluída esta obra:

ABAD, C. M. — *Al margen de «Los Lusíadas»*. RyF., 1925, LII, 164-175.

ABREU, G. de Vasconcelos — *Passos dos Lusíadas estudados à luz da mitologia e do orientalismo*. Lisboa, 1892.

ALBUQUERQUE, A. de — *O herói camoniano*. NP, 1928, I, 37-44.

AMORA, A. Soares — *A crítica feita ao poema no decurso da História Literária*. Lisboa, 1973.

BARBOSA, Jerónimo Soares — *Análise dos Lusíadas*. Coimbra, 1859.

BASTO, A. Magalhães — *Cavalarias dos Doze de Inglaterra*, no livro *Poesia dos Arquivos*. Porto, 1935.

BETTENCOURT, J. Barbosa de — *Subsídios para a leitura dos Lusíadas*. Lisboa, 1904.

BOWRA, C. M. — *From Virgil to Milton*. Londres, 1945. Versão portuguesa com o título *Virgílio, Tasso, Camões e Milton (Ensaio sobre a epopeia)*. Trad. do inglês por António Alvaro Dória. Porto, Liv. Civilização, composto e impresso na Tip. Portuense, 1950.

BISMUT, R. — *Une tentative de rénovation épique*. Lisboa, 1973.

BISMUT, R. — *Les thèmes lyriques dans les Lusiades de Camoens*. Paris, 1970.

CALDAS, Ofélia Milheiro — *«Os Lusíadas»: Significado epocal e estrutura do poema*. Lisboa, 1973.

CALMÓN, Pedro — *O Estado e o Direito n'«Os Lusíadas»*. Rio de Janeiro, 1945.

CAMOENS, Luis de — *Los Lusíadas*. Traducción, prólogo y notas de I. Manuel Gil. Madrid, Rev. de Occidente, Cavileño, 1955.

CAMÕES, Luís de — *Os Lusíadas*. Edição organizada por C. Basto. Porto, Ed. «Maranus», 1930, 8.º, XV, 456 pp.

CAMÕES, Luís de — *Os Lusíadas*. Ed. organizada por Em. P. Ramos. Porto Editora, 1952.

CHAPOUTIER, F. — *La prétendue origine grecque du nom de Lusíadas*. BHi, 1934, XXXVI, 441-443.

CHAVES, L. — *Terras de Portugal nas Estâncias dos Lusíadas*. NP (1939), Série VI, t. I, 134-141.

CIDADE, Hernâni — *O estilo épico n'Os Lusíadas*. «Revista Portuguesa de Filologia», vol. II, t. I e II, 1948.

CIDADE, Hernâni — *Luís de Camões*. II. *O Épico*. 2.ª ed. melhorada. Lisboa, 1953.

COELHO, Jacinto do Prado — *O problema da génese d'Os Lusíadas* (A propósito dum livro de Fidelino de Figueiredo). RP, vol. XV, n.º 90, 1950, pp. 351-354.

CORRÊA, Manuel — *Os Lusíadas do grande Luís de Camões*. Lisboa, 1613.

CORREIA, Maximino — *A medicina nos Lusíadas*. Coimbra.

COUTINHO, Bernardo Xavier — *As Lusíadas e Os Lusíadas. História do título da epopeia de Camões*. Porto, Lopes da Silva, 1938.

COUTINHO, Bernardo Xavier — *Origine, histoire et signification du mot «Os Lusíadas»*. BHi, 1934, XXVI, 432-440.

COUTINHO, Carlos Viegas Gago — *Rota única de Vasco da Gama nos Lusíadas*. «Biblos», vol. VII, X, 1931-1934.

DIAS, A. Epifânio da Silva — *Os Lusíadas*. Porto, 1910.

ENTWISTLE, W. Y. — *The «Lusíadas», Da Gama and Modern Criticism*. «Lus», 1927, IV, 69-88.

FIGUEIREDO, A. C. Borges de — *A Geografia dos Lusíadas*. Lisboa, 1883.

FIGUEIREDO, Antero de — *Dom Pedro e Dona Inês*.

FIGUEIREDO, E. — *Ainda a épica portuguesa*. Homenagem a A. M. Huntington, 1952.

FIGUEIREDO, E. — *A épica portuguesa no século XVI*. Lisboa, Edições Pátria Gaia, 1932, 4.º, 79 pp.; reedição ampliada de São Paulo (Brasil), 1950 (Recensão de G. de FREITAS, «O Instituto» e BELL, RFE).

FICALHO, Conde de — *Flora dos Lusíadas*. Lisboa, 1880.

FORD, J. D. M. — *Os Lusíadas*. Cambridge, 1946. Haward Studies in Romance Languages, XXII (Recensão de BATAILLON, in Bhi).

GONÇALVES, F. Rebelo — *Nótula Camoniana*. «Revista de Portugal», n.º 17, vol. XVIII. Lisboa, Julho, 1953.

GONÇALVES, Luís da Cunha — *Estudos camonianos*. I. *Estado actual do problema da identificação da Ilha Namorada*. II. *Emendas inexactas de um verso exacto de «Os Lusíadas»*. III. *O retrato de Camões na miniatura de Goa*. Porto, Domingos Barreira, 1947.

GOUVEIA, António Aires de — *Apontamentos sobre «Os Lusíadas»*. *Ensaio de crítica do Poema Nacional por um curioso obscuro*. Porto, s. d.

GUIMARÃES, A. J. Gonçalves — *Os Lusíadas segundo o texto da 1.ª edição de 1572*. Coimbra, 1919.

IRAGO, J. Landeira — *Elucidário de Camões*. Rio de Janeiro, 1963.

JIRMOUNSKI, M. M. — *Quelques notes sur l'art de Camoens dans «Les Lusiades»*. RSS, 1931, XVIII.

LENCASTRE, Francisco de — *Os Lusíadas de Luís de Camões*. Edição anotada para leitura popular. Lisboa, 1915, 2 vols.

LEONI, Francisco M. — *Camões e Os Lusíadas*. Lisboa, 1872.

LIMA, A. C. Pires de — *Interpretação de um passo dos Lusíadas*. Porto, 1928, I, 34-35.

LIVERMORE, H. V. — *Epie and History in the Lusiads*. Lisboa, 1973.

LOPES, David — *A «Ilha dos Amores» num conto oriental árabe*. Portucale, vol. III, n.º 14.

LOURO, M. F. do Estanco — *Os Lusíadas e o povo português*. I: *No vocabulário*. Lisboa, Liv. Pacheco, 1927. II: *Princípios e críticas*. Lisboa, Sá da Costa, 1934.

MACEDO, P. José Agostinho de — *Censura dos Lusíadas*. 4.ª ed., 1820.

MARTINS, Oliveira — *Os Lusíadas* — *Ensaio sobre Camões e sua obra em relação à sociedade portuguesa, ao movimento da Renascença*. Porto, 1872.

McCALL, J. V. — *The Doña Inês de Castro Legend in Spanish and French Literature*. 1926.

MONTEIRO, Campos — *Os Lusíadas de Luís de Camões, anotados e parafraseados*. Porto, 1921.

NOZOCK, Martin — *The Inês de Castro Theme in Europan Literature*. Comparative Literature, 1951, pp. 330-341.

ORTIGÃO, Ramalho — *Luís de Camões, a Renascença e Os Lusíadas*. Lisboa, 1880.

PEIXOTO, Afrânio — *Medicina de «Os Lusíadas»*. Rio de Janeiro, 1924.

PEIXOTO, Afrânio — *Notas camonianas*. *Versos d'«Os Lusíadas»*. RFP, 1924, I, 207-221.

PIERCE, F. — *The structure and the style of «Os Lusíadas»*. Lisboa, 1973.

PIMPÃO, Álvaro Júlio da Costa — *O significado dos Lusíadas*. Boletín de la Universidade de Santiago, n.ºs 55-56.

RAMALHO, Américo da Costa — *A Ilha dos Amores e o Inferno virgiliano*. Lisboa, 1973.

RAMALHO, Américo da Costa — *Sobre o nome de Adamastor*. Lisboa, 1973.

RAMALHO, Américo da Costa — *A tradição clássica em «Os Lusíadas»*. Lisboa, 1973.

RECKERT, Stephen — *Mudanças e enganos*. Lisboa, 1973.

RIBEIRO, Aquilino — *Camões e o Frade da Ilha dos Amores*. Lisboa, 1946.

RODELGO, Lillo — *Geografía y didáctica en «Os Lusíadas» de Camoens*. «Revista Nacional de Educación», Madrid, 1948, n.º 83, pp. 29-35.

RODRIGUES, J. M. — *De algumas inexactidões e enigmas de «Os Lusíadas» e da sua proveniência*. ALP, 1930-1931, II, 125-138.

RODRIGUES, J. M. — *O campo «já dito Eliseo» dos Lusíadas*. Coimbra, Universidade, 1913.

RODRIGUES, J. M. — *Dous versos dos Lusíadas*. *Tentativa de reconstituição do texto primitivo*. Lisboa, Imprensa Nacional.

RODRIGUES, J. M. — *Dupla rota de Vasco da Gama em «Os Lusíadas»*. «Biblos», 1929-1934, V, X.

RODRIGUES, J. M. — *Estudos sobre «Os Lusíadas»*. RLP, 1925, IV, 69-101.

RODRIGUES, J. M. — *Fontes dos Lusíadas*. Coimbra, 1905.

RODRIGUES, J. M. — *Os Lusíadas*. Exposição Portuguesa em Sevilha, 1927.

RODRIGUES, J. M. — *Os movimentos da 8.ª Espera em «Os Lusíadas»*, X, 87. «Biblos», 1930, VI, 528-537.

RODRIGUES, J. M. — *Notas para uma edição crítica e comentada dos Lusíadas*. Lisboa, 1920.

RODRIGUES, J. M. — *Sobre a interpretação de um passo de «Os Lusíadas».* (I, 6, 7). ALP, 1930-1931, II, 15-24, 58-64.

ROSA, Maria Helena Correia — *Camões e Os Lusíadas.* Alenquer, 1931, 23 pp.

RÜEGG, A. — *Luís de Camões und Portugals Glanzzeit im Spiegel Seines Nationalepos.* Basileia, Helbing e Lichtenhahn, 1925 (Recensão GIESE, in LGRPh).

SALGADO JÚNIOR, António — *Os Lusíadas e a viagem do Gama. O tratamento mitológico duma realidade.* Porto, Biblioteca do Clube Fenianos, 1939.

SARAIVA, António José — *Os Lusíadas e o ideal renascentista da epopeia.* In *Para a História da Cultura em Portugal* (ensaios). Centro Bibliográfico, imp. Freitas Mega (1946).

SENA, Jorge de — *Aspectos do pensamento de Camões através da estrutura linguística de «Os Lusíadas».* Lisboa, 1973.

SENA, Jorge de — *A estrutura de «Os Lusíadas» e outros estudos camonianos e de poesia peninsular do século XVI.* Lisboa, Portugália Ed., 1970.

SEQUEIRA, Eduardo — *Fauna dos Lusíadas.* Lisboa, 1887.

SILVA, L. Pereira da — *A Astronomia dos Lusíadas.* Lisboa, 1918, 4.º, XIV, 230 pp. e 18 ilustrações.

SILVA, V. Manuel de Aguiar e — *Significado e estrutura de «Os Lusíadas».* Lisboa, 1973.

SILVEIRA, Sousa da — *Um verso obscuro dos «Lusíadas».* RPhH, 1934, II, 374-377.

SOUSA, Manuel de Faria e — *Lusíadas de Luis de Camoens...* Madrid, 1639.

VASCONCELOS, A. de — *Inês de Castro.* Porto, 1928.

VASCONCELOS, José Leite de — *O Plano dos Lusíadas.* In Artur Viegas. Anotadas para uso das escolas. Porto, 2.ª ed., 1926.

VENTURA, A. Faria Gersão — *As flores hiacintinas de Camões.* «O Instituto», 1928, LXXV, 397-408.

VIEGAS, Artur — *Os Lusíadas de Luís de Camões.* Anotadas para uso das escolas. Porto, 1926.

VITALESSI, G. — *I Lusíadi.* Colombo, 1927, II, 297-308.

Diário da Viagem de Vasco da Gama. Facsímile do códice original. Transcripção e versão. BH. Série Ultramarina, Livraria Civilização Editora.

Os Lusíadas, edição da Biblioteca Românica (dirigida e prefaciada pela Sr.ª D.ª Carolina Michaëlis de VASCONCELOS). Estrasburgo, 1908.

Os Lusíadas de Luís de Camões, com prefácio e notas de Cláudio BASTO. Reprodução facsimilada, 1.ª edição de 1572. Ed. da Revista de Portugal, 1943.

Relação ou Crónica breve das cavalarias dos Doze de Inglaterra. Ms. quinhentista da Biblioteca Pública Municipal do Porto. Precedida de um estudo de A. de Magalhães BASTO... e com uma Advertência Preliminar de Joaquim COSTA, 1935. Imprensa Portuguesa.

Para as edições de «Os Lusíadas» dos anos 1972-73 ver o Repertório de *Edições Comemorativas*, atrás citado.

A DRAMÁTICA E O EPISTOLÁRIO

ALMEIDA, Vieira de — *Teatro camoniano.* Prefácio e notas de... Ed. Oriente, Lisboa.

ALMEIDA, Vieira de — *Le Théâtre de Camões dans l'histoire du théâtre portugais.* «Bulletin d'histoire du théâtre portugais», I-II, Lisboa, 1950.

ASENSIO, Eugenio — *Sobre el «Rei Seleuco» de Camões.* «Miscelânea», Lisboa, Centro de Estudos Filológicos, 1949, vol. II.

BRAGA, Marques — *Luís de Camões. Autos.* Lisboa, Impr. Nacional, 1928.

CAMÕES, Luís de — *Comédias.* Edição organizada por P. VIEIRA. São Paulo, Impr. «Nova Era», 1923.

CIDADE, Hernâni — *Luís de Camões. Os autos e o teatro do seu tempo. As cartas e o seu conteúdo biográfico.* Lisboa, Bertrand, 1956.

RODRIGUES, J. M. — *O auto de El Rei Seleuco: quando e com que intuito o escreveu Camões.* BASL, 1929, I, 45-53.

RODRIGUES, J. M. — *Introdução aos Autos de Camões*. Coimbra, Universidade, 1930.
(Para as CARTAS, ver *Obras Completas*, ed. de Hernâni CIDADE; três delas foram comentadas por RIBEIRO).

FORTUNA DE CAMÕES NAS LETRAS EUROPEIAS

ESPANHA

Além da bibliografia de traduções citada no capítulo XIV:

ALMUZARA, E. Fernández — *Relaciones de la épica de Lope de Vega y la de Camoens*. 1936.
ALONSO, Dâmaso — *La recepción de «Os Lusíadas» en España*. In «Homenage a Luis de Camoens de la R. A. E.». Madrid, 1972.
BRAGA, Theófilo — *Um soneto dedicado a Camões por Filipe II*. Lisboa, 1889.
CAMPOS, Agostinho de — *Camoens, España y Suramérica*. Lisboa, 1972.
CIDADE, Hernâni — *Dívidas de Camões à poesia espanhola*. Homenaje a Rubió y Lluch, II, 347-404, 1936.
GOYRI, Nicolás de — *Estudio crítico-analítico sobre las versiones españolas de Os Lusíadas* (Canto I). Lisboa, Typographia de J. J. Verde, 1880.
MARIN, F. Rodríguez — *Discurso en el IV centenario del nacimiento de Camoens*. Inst., 1925, LXXII, 70-86.
MARTN, A. Bonilla y San — *Camões e Hespanha*. RHist., 1925, XIV, 106-111.
MONTOLÍN, Manuel de — *Camoens y Cervantes*. In *Elucidario crítico*. Barcelona, Montaner y Simón.
ORICO, Oswaldo — *Camoens y Cervantes*. Madrid. Ed. E. Nacional, Santarém, 1948.
VIQUEIRA, J. M. — *Camões y su hispanismo*. Coimbra, 1972.
VITERBO, Sousa — *Camões em Espanha*. Porto, s. d., «Círculo Camoniano».

ALEMANHA

BEAU, Albin Eduard — *Goethe e a Cultura Portuguesa*. «Biblos», XXV, 1949.
BERTRAND, J. J. A. — *Camoëns en Allemagne*. RL. Comp., 1925, V, 246-263.
COSTA, João da Providência Sousa e — *O Conde Augusto de Platen, Tradutor de Camões*. «Biblos», IX, 1933.
KORNER, J. — *Nochmals Camoëns in Deutschland*. «Revue de Littérature Comparée», Paris, 1947, XXI, 261-262.
MEIER, H. — *Luis de Camões «Lusíadas» Portugiesische Nationalepos im Deutschen geistesleben*.
RIBEIRO, José Silvestre — *Os Lusíadas e o Cosmos ou Camões considerado por Humboldt como admirável pintor da Natureza*. Lisboa, 1853.
STORK, W. — *Camões na Alemanha*. Círculo Camoniano, Porto, 1891.
VASCONCELOS, Joaquim de — *Camões na Alemanha*, 1880.
Camões na Alemanha. Lisboa, 1973.

FRANÇA

AQUARONE, J. B. — *Chateaubriand e Camões*. Mélanges Le Gentil.
AZEVEDO, R. — *O culto de Camões em França...* Paris, 1972.
AZEVEDO, R. Ávila de — *O culto de Camões em França no primeiro quartel do séc. XIX*. «Arq. do Centro Cultural Português», Paris, 1971.
COUTINHO, Fernando Xavier — *Bibliographie Franco-Portugaise*. Porto, Lopes de Silva, 1939.
COUTINHO, Fernando Xavier — *Camoens en France ou XVIIème siècle*, «Revue de Littérature Comparée», 17, 1939.

GALLUT, Anne — *Camoens en France, 1600-1860.* Paris, 1972.
GENTIL, Georges le — *Camões e a Literatura Francesa.* «Biblios», 4, 1942.
SAUNAL, D. — *Chateaubriand et le Portugal.* «Revue de Littérature Comparée», n.ᵒˢ 90-91, 1949.

HUNGRIA

BAUMGARHEM, Sander — *Camoëns et la sensibilité hongroise.* «Bulletin des études portugaises», t. 13, Coimbra, 1949.
HANKIS, H. — *A vida de Camões num romance húngaro do século XIX.* RG, vol. LIX, n.ᵒˢ 1-2, Junho de 1949, pp. 77-112.

INGLATERRA

ATKINSON, William C. — *British Contributions to Portuguese and Brazilian Studies.* Publicação do British Council.
CARDIM, Luiz — *Projecção de Camões nas letras inglesas.* Editorial «Inquérito», Lda., Lisboa.
COSTA, Fernandes — *Camões, exemplar e modelo de modernos sonetistas ingleses. Elisabeth Browving e Catarina de Ataíde.* Boletim da 2.ª classe da Academia das Ciências de Lisboa, vol. XVI.
DAVRIL, R. E. — *John Ford and La Cerda's «Inês de Castro».* Modern Language Notes, vol. LXVI, 1951.
NUÑEZ, E. — *Camoens en el Perú.* Lima, 1972.
WALTER, Félix — *La littérature portugaise en Angleterre à l'époque romantique.* Paris, 1927.
Instituto Britânico em Portugal. IV Centenário da publicação dos «Lusíadas». Camoniana Inglesa da Biblioteca do Instituto Britânico. Catálogo. Lisboa, 1972.

ITALIA

FARINELLI, A. — *Camões e i poeti di Italia.* In *Relazioni Storiche fra l'Italia e il Portugallo.* Roma, 1940.
MANUPPELLA, G. — *Camoniana Itálica.* Coimbra, 1972.
MARTINENGO, A. — *La fortuna del Camoens in Italia.* Studi mediolatini, 2, 1954.

OUTROS PAÍSES

Camões na República Argentina. Lisboa, 1972.
AMORA, António Soares — *A crítica feita ao poema no decurso da História Literária —* Lisboa, 1973.
BISMUT, R. — *Camões et la Grèce.* Atenas, Boletim de Informação da Embaixada de Portugal.
JONG, Marcus de — *Quelques notes sur Camões et les Lusíades en Holland.* «Neophilologus», Groninga, XIX, 1934.
MUNTHE, Ake Wison — *Camões en Suède.* Círculo Camoniano, I, 1891.
SALOMON, A. — *Camões dans la littérature russe.* Círculo Camoniano, 1891.

ÍNDICE

		Páginas
I.	PORTUGAL, c. 1524-1579 ...	9
II.	OS CAMÕES ...	23
III.	O REAL E O IMAGINÁRIO NA VIDA DE CAMÕES ...	29
IV.	A OBRA DE CAMÕES ...	45
V.	CAMÕES NA ENCRUZILHADA: MEDIEVALISMO, HUMA-NISMO, EXOTISMO ...	55
VI.	OS TEMAS CONDUTORES: O AMOR, A NATUREZA, A HISTÓRIA ...	65
VII.	CAMÕES, LÍRICO: AS FORMAS TRADICIONAIS ...	77

	Páginas
Menina dos olhos verdes ...	82
Pastora da serra ...	84
Deus te salve, Vasco amigo ...	87
Saudade minha ...	88
Aquela cativa	92
Campos bem-aventurados	97
Descalça vai para a fonte ...	100
Descalça vai pela neve ...	104
Na fonte está Leanor ...	106

		Páginas
VIII.	O MORALISTA DO «SUPER FLUMINA» ...	111
IX.	A LÍRICA DE ARTE MAIOR ...	133
	a) Sonetos ...	136

	Páginas
O fogo que na branda cera ardia ...	138
Transforma-se o amador na cousa amada ...	141

389

Páginas

Um mover de olhos, brando e piadoso 143
Mudam-se os tempos, mudam-se as vontades 145
Aquela triste e leda madrugada 148
Alma minha gentil que te partiste 151
Está o lascivo e doce passarinho 157
Sete anos de pastor Jacob servia 159

b) Canção IX. Junto de um seco, fero e estéril monte 167
Canção IV. Vão as serenas águas 162
c) A Écloga II dedicada ao Duque de Aveiro 173

X. CAMÕES, ÉPICO: OS LUSÍADAS 185

O início do poema 229
Inês de Castro 241
O Velho do Restelo 257
Adamastor 265
Os Doze de Inglaterra 275
A Ilha dos Amores 289

XI. CAMÕES, DRAMATURGO 297

Auto de Filodemo. Diálogo entre Duriano e Filodemo 300

XII. O EPISTOLÁRIO DE CAMÕES 311

Esta vai com a candeia 312
Desejei tanto ũa vossa 315

XIII. CAMÕES, CLÁSSICO CASTELHANO 325

Algumas poesias castelhanas de Camões 325

XIV. O LEGADO DE CAMÕES, SUA FORTUNA ... ...

Camões em Espanha 361
Camões em França 369
Camões em Itália 370
Camões na literatura inglesa 371
Camões na Alemanha 374

BIBLIOGRAFIA 377

Execução gráfica
da
TIPOGRAFIA LOUSANENSE
Lousã — Junho/1982